针药结合治疗妇产科疾病

主　审　牛　阳

主　编　杜小利　李晓荣

科学出版社

北　京

内容简介

针药结合治疗妇产科疾病，是通过应用中草药、中成药、毫针、艾灸、耳针、浮针、火针、小针刀、三棱针、皮肤针等手段内服外治，达到治疗妇产科疾病目的的治疗方法，是中医治疗妇产科疾病的特色疗法之一，也充分体现了中医特色疗法在治疗妇产科疾病方面具有的独特优势。本书全面总结了妇产科疾病的中医治疗思路和方法，突出了中医特色，为中西医临床妇产科医师提供治疗上的参考。

本书可供中医临床医生阅读使用，也可供中医学生和中医爱好者参考。

图书在版编目（CIP）数据

针药结合治疗妇产科疾病 / 杜小利，李晓荣主编. —北京：科学出版社，2023. 12

ISBN 978-7-03-076787-5

Ⅰ. ①针… Ⅱ. ①杜… ②李… Ⅲ. ①妇产科病-针刺疗法②妇产科病－中药疗法 Ⅳ. ①R271

中国国家版本馆 CIP 数据核字（2023）第 203297 号

责任编辑：刘 亚 / 责任校对：刘 芳

责任印制：徐晓晨 / 封面设计：陈 敬

科学出版社 出版

北京东黄城根北街 16 号

邮政编码：100717

http://www.sciencep.com

北京虎彩文化传播有限公司 印刷

科学出版社发行 各地新华书店经销

*

2023 年 12 月第 一 版 开本：787×1092 1/16

2023 年 12 月第一次印刷 印张：13 1/2

字数：311 000

定价：88.00 元

（如有印装质量问题，我社负责调换）

编 委 会

主　审　牛　阳

主　编　杜小利　李晓荣

副主编　何　瑞　冯亚宏

编　委（按姓氏笔画排序）

王春红　山东省德州市中医院
王峻榕　宁夏医科大学
马　琼　宁夏医科大学
马英锋　宁夏医科大学
邓玉娥　宁夏彭阳县中医医院
冯亚宏　宁夏中医医院暨中医研究院
朱宁娃　宁夏隆德县中医医院
苏　莉　宁夏银川市中医医院
杜小利　宁夏医科大学
李　娜　宁夏银川市妇幼保健院
李若晨　内蒙古乌海市人民医院
李秀美　宁夏医科大学
李晓荣　宁夏医科大学总医院
吴晓婷　宁夏中卫市中医医院
何　瑞　宁夏医科大学
张凯宁　宁夏医科大学
张艳春　宁夏中医医院暨中医研究院
张晓静　宁夏中医医院暨中医研究院
陈　苗　陕西省榆林市定边县中医院
陈　静　宁夏医科大学
赵文杰　宁夏固原市妇幼保健院

前　言

妇产科疾病作为女性临床常见病和多发病，直接影响女性的生殖健康和身心健康，严重者会影响到一个家庭的和谐性和社会的稳定性，寻求其最佳治疗方法是临床妇产科医生的职责和使命。

中医特色疗法在治疗妇产科疾病方面具有独特的优势，针药结合治疗妇产科疾病，是针对妇产科疾病发生的病因与环境、情绪、饮食及工作、学习压力等有关，通过中药内服外治与针灸相结合的方法，达到治疗的目的，是中医治疗妇产科疾病的特色疗法之一。

本书分为上、下两篇。上篇为基础理论，重点介绍了女性生殖系统解剖和生理特点，妇产科疾病的病因病机、治法及妇产科常用针灸穴位。下篇介绍妇产科常见疾病，以现代医学妇产科学病名为纲，重点介绍妇产科常见病和多发病的中医辨证治疗、中成药治疗、外治法、毫针针刺治疗、艾灸法，耳针、浮针、火针、小针刀、三棱针、皮肤针、刺血疗法等。所论疾病后皆附病案举例，案例均为编者临证经验中的典型案例。本书适合中西医临床妇产科医师参考阅读。

本书为“宁夏医科大学支持学术著作”，是宁夏科技惠民项目“补肾法助孕安胎防治复发性流产技术应用与推广”（编号 2023CMG03028）专项经费支持的学术著作，是在宁夏少数民族医药现代化教育部重点实验室及宁夏区域高发病中西医结合防治研究重点实验室平台上形成的科研成果，在编写过程中得到了实验室全体同仁的大力支持和帮助，得到了实验室主任牛阳教授的指导和主审，在此表示感谢！本书的出版得到了科学出版社的大力支持，并提出了宝贵的意见和建议，在此表示深切的感谢！

写作的过程，是作者学习和提升的过程，由于编者水平有限，不足之处，敬请同道批评指正！

杜小利

2023 年 7 月于银川

目 录

上篇 基础理论

第一章 女性生殖系统解剖和生理特点……2
第一节 女性生殖系统解剖……2
第二节 女性生殖系统生理……4
第三节 中医学女性的生理特点……10
第二章 妇产科疾病的病因病机……20
第一节 病因……20
第二节 病机……22
第三章 妇产科疾病的治法……26
第一节 内治法……26
第二节 外治法……31
第四章 妇产科常用针灸穴位……42
第一节 常用穴位解析……42
第二节 特殊时期针灸注意事项……58

下篇 临床实践

第一章 生殖内分泌疾病……62
第一节 异常子宫出血……62
第二节 闭经……70
第三节 多囊卵巢综合征……76
第四节 痛经……79
第五节 经前期综合征……82
第六节 绝经综合征……85
第七节 高催乳素血症……89
第八节 早发性卵巢功能不全……93
第二章 生殖系统炎症……98
第一节 阴道炎……98
第二节 慢性子宫颈炎……103
第三节 盆腔炎性疾病……106
第三章 子宫内膜异位症及子宫腺肌病……113
第四章 子宫肌瘤……121

第五章　不孕症及辅助生殖技术……125
　第一节　不孕症……125
　第二节　辅助生殖技术……134
第六章　女性性功能障碍……138
第七章　盆底功能障碍……142
　第一节　盆腔器官脱垂……142
　第二节　压力性尿失禁……147
第八章　外阴色素减退性疾病……150
　第一节　外阴慢性单纯性苔藓……150
　第二节　外阴硬化性苔藓……153
第九章　妊娠病……156
　第一节　流产……156
　第二节　异位妊娠……165
　第三节　妊娠剧吐……171
第十章　产褥期疾病……175
　第一节　产后缺乳……175
　第二节　产褥期抑郁症……177
第十一章　子宫颈肿瘤……180
　第一节　子宫颈鳞状上皮内病变……180
　第二节　子宫颈癌……183
第十二章　卵巢肿瘤……189
第十三章　乳腺疾病……195
　第一节　急性乳腺炎……195
　第二节　乳腺囊性增生病……199
　第三节　乳房良性肿瘤……201
　第四节　乳房恶性肿瘤……204

上篇

基础理论

第一章　女性生殖系统解剖和生理特点

第一节　女性生殖系统解剖

女性生殖系统包括内、外生殖器及其相关组织与邻近器官。中医学中女性生殖脏器包括阴户、阴道、子门和胞宫。中医古籍中早有对人体解剖的记载，汉代《养生方》载有“女阴图”，是现存最早的女性外生殖器图，对女性生殖脏器的名称、位置、形态及功能均有记载。

一、外生殖器

女性外生殖器（external genitalia）指生殖器官外露部分，位于两股内侧间，前为耻骨联合，后为会阴，包括阴阜、大小阴唇、阴蒂和阴道前庭，统称为外阴（vulva）。中医古籍中称外生殖器为阴户，又名四边、产户。

1. 阴阜

阴阜为耻骨联合前面隆起的脂肪垫。青春期该部皮肤开始生长阴毛，分布呈倒置的三角形，其阴毛疏密、粗细、色泽存在种族及个体差异。阴毛在古代称为“毛际”。

2. 大阴唇

大阴唇为两股内侧隆起的一对皮肤皱襞，前接阴阜，后连会阴。大阴唇外侧面为皮肤，有阴毛及色素沉着，内含皮脂腺和汗腺；内侧面湿润似黏膜。皮下为疏松结缔组织和脂肪组织，含丰富的血管、淋巴管和神经，外伤后易形成血肿。

3. 小阴唇

小阴唇为位于大阴唇内侧的一对薄皮肤皱襞。表面湿润，色褐，无毛，富含神经末梢。两侧小阴唇前端融合，并分为前后两叶包绕阴蒂，前叶形成阴蒂包皮，后叶形成阴蒂系带。两侧小阴唇后方与大阴唇后端汇合，在正中线形成阴唇系带。

4. 阴蒂

阴蒂位于两侧小阴唇顶端下方，与男性阴茎同源，是一种海绵体组织，可勃起。阴蒂分为三部分，前端为阴蒂头，富含神经末梢，是性反应器官；中为阴蒂体；后为附着于两侧耻骨支上的两个阴蒂脚。

5. 阴道前庭

阴道前庭指两侧小阴唇之间的菱形区，前为阴蒂，后为阴唇系带。此区前方有尿道外口，后方有阴道口，阴道口与阴唇系带之间有一浅窝，称为舟状窝，又称阴道前庭窝。在此菱形区内有前庭球、前庭大腺、尿道外口及阴道口和处女膜，处女膜可因性交或剧烈运动而破裂，并受分娩影响，产后仅残留处女膜痕。

阴户一词最早见于《校注妇人良方》：“登厕风入阴户，便成痼疾。”又名“四边”“产户”。《妇人大全良方》曰：“玉门、四边，主持关元，禁闭子精。”女性外生殖器官是生育胎儿，排出月经、带下、恶露的关口，也是“合阴阳”的出入口。

玉门一词最早见于《脉经》，又名“龙门”“胞门”。关于玉门位置，《备急千金要方》云：“在玉泉下，女人入阴内外之际。”即位于尿道口后面，是阴道的入口，相当于外生殖器的阴道口及处女膜的部位。《诸病源候论》：“胞门子户主子，精神气所出入，合于中黄门、玉门、四边。”其文义应指阴道口外前后左右四边，即前至阴蒂，后至大小阴唇系带，左右应是指两侧大小阴唇，是以小阴唇为主的部位，相当于女性阴蒂、大小阴唇、阴唇系带及阴道前庭的部位。

二、内生殖器

女性内生殖器（internal genitalia）位于真骨盆内，包括阴道、子宫、输卵管、卵巢。

1. 阴道

阴道（vagina）位于真骨盆下部中央，呈上宽下窄的通道。是性交器官，也是月经血排出及胎儿娩出的通道。中医古籍中“阴道”一词最早见于《诸病源候论》，又名子肠、产道，是连接胞宫与阴户的通道。

2. 子宫

子宫（uterus）是孕育胚胎、胎儿和产生月经的器官。子宫位于骨盆腔中央，前方为膀胱，后方为直肠，呈倒置的梨形，为空腔肌性器官。子宫上部较宽，称宫体，其顶部为子宫底，子宫底两侧为子宫角，与输卵管相通。子宫下部较窄呈圆柱状，称子宫颈。子宫的正常位置依靠子宫韧带及骨盆底肌和筋膜的支托，任何原因引起的盆底组织结构破坏或功能障碍均可导致子宫脱垂。

3. 输卵管

输卵管（fallopian tube，oviduct）为一对细长而弯曲的肌性管道，内侧与宫角相连，外端游离呈伞状，与卵巢相近，是卵子和精子结合的场所，受精后的卵子由输卵管向宫腔运行。根据输卵管的形态，由内向外分为4部分：①间质部：潜行于子宫壁内的部分，管腔最短，长约1cm。②峡部：在间质部外侧，细而较直，管腔较窄，长2～3cm。③壶腹部：在峡部外侧，壁薄，管腔宽大而弯曲，长5～8cm，内含丰富皱褶，受精常发生于此。④伞部：为输卵管的末端，长1～1.5cm，开口于腹腔，游离端有许多指状突起，有“拾卵”作用。

4. 卵巢

卵巢（ovary）为一对扁椭圆形性腺，位于输卵管伞部附近，外侧以骨盆漏斗韧带与盆壁相连，内侧以卵巢固有韧带与子宫相连。是产生并排出卵子及分泌甾体激素的性器官。卵巢的大小、形状随年龄的变化而有差异。

子宫、输卵管、卵巢均属中医学“胞宫”的范畴。胞宫一词，始见于《女科百问》，又名女子胞、子处、子宫、子脏、血室、胞室等。胞宫位于带脉以下，小腹正中，前邻膀胱，后有直肠，下口连接阴道。《景岳全书》又进一步描述胞宫的形态：“阴阳交媾，胎孕乃凝，所藏之处，名曰子宫，一系在下，上有两歧，中分为二，形如合钵，一达于左，一达于右。”明确了胞宫除了包括子宫的实体之外，还包括两侧的附件（输卵管、卵巢）。《黄帝内经》云女子胞为“奇恒之腑”，《类经》说：“女子之胞，子宫是也，亦以出纳精气而成胎孕者为奇。”

由此可知，胞宫作为奇恒之腑，其功能亦泻亦藏，藏泻有时，它行经、蓄经，育胎、分娩，藏泻分明，各依其时，充分表现了胞宫功能的特殊性。

第二节 女性生殖系统生理

一、女性一生各时期的生理特点

女性从胎儿形成到衰老是生理上渐进的过程，具有不同的生理特点，其中生殖系统从发育、成熟到衰退的变化最为显著。根据年龄和生理特点将此过程分为七个阶段，每个阶段并无截然界限，可因遗传、营养、环境等因素影响而呈现出不同的个体差异。

1. 胎儿期

父母精卵结合形成受精卵是妊娠的开始。《灵枢·决气》曰："两神相搏，合而成形。"从卵子受精至分娩前期称为胎儿期（fetal stage）。胎儿期为人生之始，中医有"慎始""胎教"理论，是胎儿期的早期教育。

2. 新生儿期

婴儿出生后4周内称为新生儿期（neonatal period）。女婴在母体内受到胎盘及母体卵巢所产生的性激素影响，出生时女婴乳房可略隆起或有少许泌乳，外阴较丰满；出生后脱离母体环境，血中女性激素水平迅速下降，极少数女婴可出现阴道少量出血。上述症状短期内会自然消失。

3. 儿童期

出生4周至12岁左右为儿童期（childhood）。儿童期又可分为儿童前期和后期。儿童前期即8岁之前，是肾气始盛的时期，齿更发长，身体持续增长和发育，但生殖器官仍为幼稚型；8～12岁为儿童后期，第二性征开始发育，逐渐呈现女性体态特征。

4. 青春期

月经初潮至生殖器官逐渐发育成熟的阶段称青春期（puberty，adolescence）。世界卫生组织将青春期规定为 10～19 岁，约为"二七""三七"。此期显著的生理特性为：身体迅速发育，身高、体形已渐发育为女性特有的体态；生殖器从幼稚型变为成人型；第二性征发育呈现女性特有的体态；月经来潮；具有生育能力。

初潮是青春期开始的一个重要标志。初潮 1～2 年内，神经中枢对雌激素的正反馈机制尚不成熟，月经周期不规律，经 2～3 年月经周期才会逐渐规律。月经可或迟或早，或多或少，或停闭几个月等，此属生理现象。

5. 性成熟期

性成熟期（sexual maturity period）又称生育期。是卵巢生殖功能与内分泌功能最旺盛的时期。一般自18岁左右开始，历时30年。此期女性肾气、脏腑、天癸、冲任、气血具有相应的节律性变化，月经有规律地、周期性来潮。生殖功能经历成熟、旺盛及开始衰退的生理过程。

6. 绝经过渡期

绝经过渡期（menopausal transition period）是从开始出现绝经趋势直至最后一次月经的

时期。80%的绝经期妇女年龄在44～54岁之间，据现代调查，中国妇女平均绝经年龄为49.5岁，与两千多年前《黄帝内经》提出的“七七”（49岁）经断年龄是一致的。

7. 绝经后期

绝经后期（postmenopausal period）一般指60～65岁以后。此期肾气虚，天癸已衰竭，生殖器官萎缩老化，骨质疏松而易发生骨折，心、脑功能亦随之减退，全身功能处于衰退期。

二、月经及月经周期的调节

1. 月经

月经（menstruation）指伴随卵巢周期性变化而出现的子宫内膜周期性脱落及出血，是生育期妇女重要的生理现象。规律月经的出现是生殖功能成熟的重要标志。月经第一次来潮称月经初潮。初潮年龄多在13～14岁，可早至11岁或迟至16岁。月经初潮早晚主要受遗传因素控制，营养、体重也起重要作用。近年初潮年龄有提前趋势。

2. 月经血的特征

月经血呈暗红色，除血液外，还有子宫内膜碎片、宫颈黏液及脱落的阴道上皮细胞。月经血中含有前列腺素及来自子宫内膜的大量纤维蛋白溶酶，后者可溶解纤维蛋白，使月经血不凝，出血多时可有血凝块。

3. 月经的临床表现

月经典型特征是周期性。出血的第1日为月经周期的开始，两次月经第1日的间隔时间为一个月经周期，一般是21～35日，平均28日。每次月经持续时间称经期，一般为2～8日，平均4～6日。经量指一次月经的总失血量，正常为20～60mL，若超过80mL为月经过多。一般月经期无特殊症状，有些妇女出现下腹及腰骶部不适，并可出现腹泻等胃肠功能紊乱症状。少数妇女可有头痛及轻度神经系统不稳定症状。

三、卵巢功能及周期性变化

（一）卵巢功能

卵巢是女性生殖内分泌腺，具有周期性排卵和分泌性激素两大功能。

（二）卵巢周期性变化

1. 卵泡的发育与成熟

人类卵巢中卵泡的发育开始于胚胎期，胎儿期的卵泡不断闭锁，出生时约剩200万个，儿童期多数卵泡退化，至青春期只剩下30万个。进入青春期后，卵泡由自主发育至成熟的过程依赖促性腺激素的刺激。性成熟期每月发育一批（3～11个）卵泡，经过募集、选择，一般只有一个优势卵泡可达完全成熟并排出卵子。其余的卵泡发育到一定程度通过细胞凋亡机制而自行退化，称为卵泡闭锁。女性一生中一般只有400～500个卵泡发育成熟并排卵（图1-1-1）。

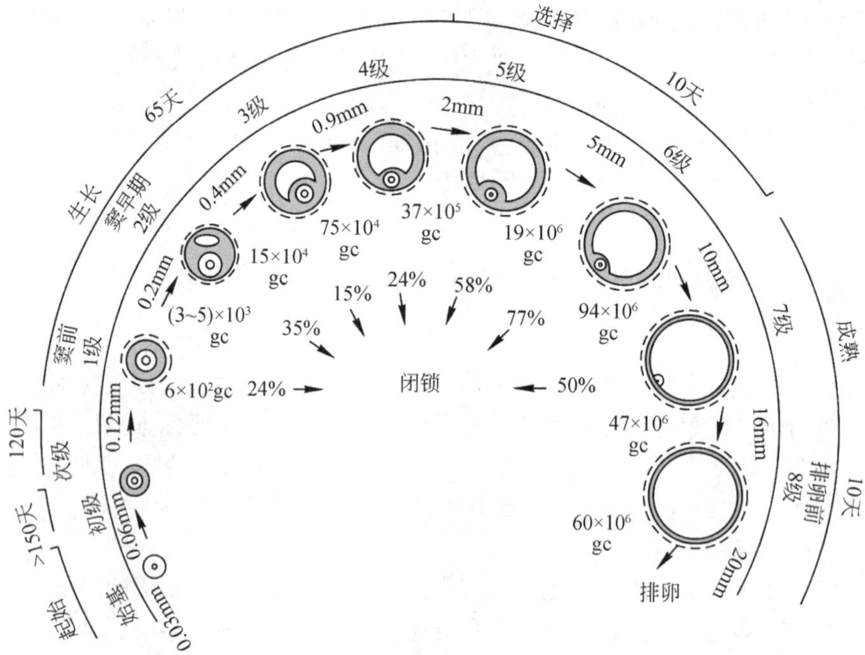

图 1-1-1 成人卵巢内卵泡的生长发育及各级生长卵泡出现的比例

gc：颗粒细胞

根据卵泡的形态、大小、生长速度和组织学特征，其生长过程主要分为以下阶段（图 1-1-2）。

（1）始基卵泡 又称原始卵泡，由停留于减数分裂双线期的初级卵母细胞及环绕其周围的单层梭形前颗粒细胞组成。

（2）窦前卵泡 始基卵泡的梭形前颗粒细胞分化为单层立方形颗粒细胞之后称为初级卵泡。初级卵泡颗粒细胞增殖为 6～8 层，卵泡增大，形成次级卵泡。颗粒细胞内出现卵泡刺激素（follicle-stimulating hormone，FSH）、雌激素（estrogen，E）和雄激素（androgen，A）三种激素的受体。卵泡基底膜附近的梭形细胞可形成卵泡内膜和卵泡外膜。卵泡内膜细胞出现了黄体生成素（luteinizing hormone，LH）受体。窦前卵泡具备合成甾体激素的能力。

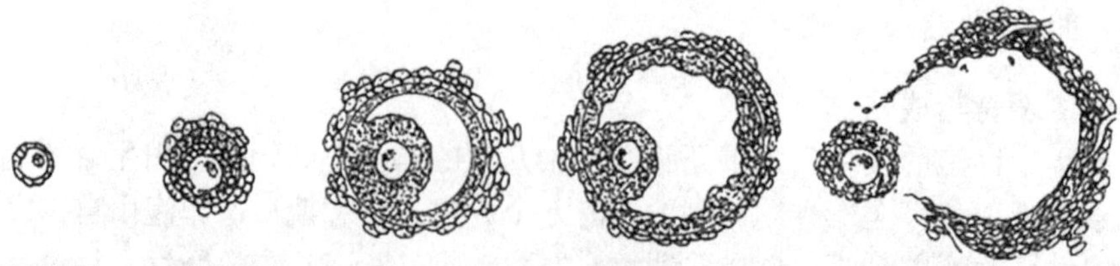

图 1-1-2 不同发育阶段的卵泡形态示意图

（3）窦状卵泡 在雌激素和 FSH 协同作用下，颗粒细胞间积聚的卵泡液增加，形成卵泡腔，卵泡增大直径达 500μm，称为窦状卵泡。窦状卵泡发育的后期，相当于前一卵巢周期的黄体晚期及本周期卵泡早期，血清 FSH 水平及其生物活性增高，超过一定阈值后，卵巢内有一组窦状卵泡群进入生长发育轨道，称为募集。约在月经周期第 7 日，在被募集的发育卵泡群中，FSH 阈值最低的一个卵泡优先发育成优势卵泡，其余的卵泡逐渐退化闭锁，称为选择。月经周期第 11～13 日，优势卵泡增大至 18mm 左右，在 FSH 刺激下，颗粒细胞内又出现了 LH 受体及催乳素（prolactin，PRL）受体，此时便形成了排卵前卵泡。

（4）排卵前卵泡　又称成熟卵泡或格拉夫卵泡，是卵泡发育的最后阶段。卵泡液急骤增加，卵泡腔增大，卵泡体积显著增大，直径可达 18～23mm，卵泡向卵巢表面凸出。

2. 排卵

卵细胞及其周围的透明带、放射冠和卵丘共同形成的卵冠丘复合体一起排出的过程称排卵。排卵过程包括卵母细胞完成第一次减数分裂和卵泡壁胶原层的分解及小孔形成后卵子的排出活动。排卵前，成熟卵泡分泌的雌激素峰值持续 48 小时以上时，对下丘脑产生正反馈，下丘脑释放大量促性腺激素释放激素（gonadotropin-releasing hormone，GnRH），刺激垂体释放促性腺激素并出现 LH/FSH 峰。LH 峰平均持续约 48 小时，是即将排卵的可靠指标，出现于卵泡破裂前 36 小时。LH 峰使初级卵母细胞完成第一次减数分裂，排出第一极体，成熟为次级卵母细胞。次级卵母细胞随即进入第二次减数分裂，并停滞于第二次减数分裂中期（metaphase Ⅱ，MⅡ）成为成熟卵子，具备了受精能力。在 LH 峰作用下，排卵前卵泡黄素化，产生少量孕酮。LH/FSH 排卵峰与孕酮协同作用，激活卵泡液内蛋白溶酶活性，使卵泡壁隆起尖端部分的胶原消化形成小孔，称排卵孔。排卵前卵泡液中前列腺素显著增加，排卵时达高峰。前列腺素促进卵泡壁释放蛋白溶酶，有助于排卵。排卵时，随卵细胞同时排出的有透明带、放射冠及小部分卵丘内的颗粒细胞。排卵多发生在下次月经来潮前 14 日左右。卵子可由两侧卵巢轮流排出，也可由一侧卵巢连续排出。

3. 黄体形成及退化

排卵后卵泡液流出，卵泡腔内压下降，卵泡壁塌陷，卵泡颗粒细胞和卵泡内膜细胞向内侵入，周围有卵泡外膜包围，共同形成黄体。卵泡颗粒细胞和卵泡内膜细胞在 LH 排卵峰作用下进一步黄素化，分别形成颗粒黄体细胞及卵泡膜黄体细胞。排卵后 7～8 日（月经周期第 22 日左右），黄体体积和功能达到高峰，直径 1～2cm，外观呈黄色。若排出的卵子受精，黄体在胚胎滋养细胞分泌的人绒毛膜促性腺激素（human chorionic gonadotropin，HCG）作用下增大，转变为妊娠黄体，至妊娠 3 个月末退化，由胎盘分泌甾体激素维持妊娠。

若卵子未受精，黄体在排卵后 9～10 日开始退化，黄体功能限于 14 日。黄体退化时黄体细胞逐渐萎缩变小，周围的结缔组织及成纤维细胞侵入黄体，逐渐由结缔组织所代替，组织纤维化，外观色白，称白体。黄体衰退后月经来潮，卵巢中又有新的卵泡发育，开始新的周期。

（三）卵巢性激素及其生理作用

卵巢合成及分泌的性激素主要有雌激素、孕激素和少量雄激素，均为甾体激素。

1. 雌激素

卵泡开始发育时，雌激素分泌量很少。至月经第 7 日卵泡分泌雌激素量迅速增加，排卵前达高峰。排卵后黄体开始分泌雌激素，在排卵后 7～8 日黄体成熟时，循环中雌激素形成第二个高峰。其后黄体萎缩，雌激素水平急剧下降，月经期达最低水平。雌激素可以促进第二性征发育，使阴唇发育、丰满，色素加深，乳腺管增生，乳头、乳晕着色；子宫肌细胞增生和肥大，使肌层增厚；增进血运，促使和维持子宫发育；增加子宫平滑肌对缩宫素的敏感性；使子宫内膜腺体及间质增生、修复；使宫颈口松弛、扩张，宫颈黏液分泌增加，性状变稀薄，富有弹性易拉成丝状；促进输卵管肌层发育及上皮分泌活动，并可加强输卵管肌节律性收缩的振幅；使阴道上皮细胞增生和角化，黏膜变厚，增加细胞内糖原含量，使阴道维持酸性环境。并通过对下丘脑和垂体的正负反馈调节，控制促性腺激素的分泌协同 FSH 促进卵泡发育，维持和促进骨基质代谢。

2. 孕激素

卵泡期不分泌孕酮，排卵后黄体分泌孕酮逐渐增加，至排卵后 7～8 日黄体成熟时分泌量达最高峰，以后逐渐下降，月经来潮时降到卵泡期水平。孕激素通常在雌激素作用的基础上发挥效应：降低子宫平滑肌兴奋性及其对缩宫素的敏感性，抑制子宫收缩，有利于胚胎及胎儿宫内生长发育，使增生期子宫内膜转化为分泌期内膜，为受精卵着床做准备；使宫颈口闭合，黏液分泌减少，性状变黏稠；抑制输卵管肌节律性收缩的振幅；加快阴道上皮细胞脱落；促进乳腺腺泡发育。孕激素在月经中期具有增强雌激素对垂体 LH 排卵峰释放的正反馈作用，在黄体期对下丘脑、垂体有负反馈作用，可抑制促性腺激素分泌。兴奋下丘脑体温调节中枢可使基础体温在排卵后升高 0.3～0.5℃。临床上据此作为判定排卵日期的标志之一，促进水钠排泄。

3. 雄激素

女性雄激素主要来自肾上腺，卵巢也能分泌部分雄激素，包括睾酮、雄烯二酮和脱氢表雄酮。排卵前循环中雄激素升高，可促进非优势卵泡闭锁并提高性欲。从青春期开始，雄激素分泌增加，可促使阴蒂、阴唇和阴阜的发育，促进阴毛、腋毛的生长；与性欲有关。但雄激素过多会对雌激素产生拮抗，如减缓子宫及其内膜的生长、增殖，抑制阴道上皮的增生和角化。长期使用雄激素可出现男性化的表现。雄激素能促进蛋白合成，促进肌肉生长，并刺激骨髓中红细胞的增生。在性成熟期前，促使长骨骨基质生长和钙的保留；性成熟后可导致骨骺关闭，使生长停止。雄激素还可促进肾远曲小管对水、钠的重吸收并保留钙。

四、子宫内膜的周期性变化

卵巢周期可使女性生殖器发生一系列周期性变化，尤以子宫内膜的周期性变化最显著。

子宫内膜结构上分为功能层和基底层。基底层直接与子宫肌层相连，在月经后再生并修复子宫内膜创面，重新形成子宫内膜功能层；功能层靠近宫腔，是胚胎植入的部位，受卵巢性激素的调节呈现周期性变化，若未受孕，功能层坏死脱落形成月经。一个正常月经周期以 28 日为例，其组织学变化分为 3 期。

1. 增殖期

月经周期第 5～14 日，与卵巢周期中的卵泡期相对应。在雌激素作用下，子宫内膜表面上皮、腺体、间质、血管均呈增殖性变化，内膜厚度由 0.5mm 增生至 3～5mm。

2. 分泌期

月经周期第 15～28 日，与卵巢周期中的黄体期相对应。雌激素使内膜继续增厚，孕激素使内膜呈分泌反应。此期内膜厚且松软，含有丰富的营养物质，有利于受精卵着床发育。

3. 月经期

月经周期第 1～4 日。雌、孕激素水平下降，致使子宫内膜海绵状功能层从基底层崩解脱落，脱落的内膜碎片与血液一起从阴道流出，形成月经。

五、月经周期的调节

月经周期的调节是个复杂过程，主要涉及下丘脑、垂体和卵巢。下丘脑分泌 GnRH，通过调节垂体促性腺激素的分泌，调控卵巢功能。卵巢分泌的性激素对下丘脑-垂体又有反馈调节作用。下丘脑、垂体与卵巢之间相互调节、相互影响，形成完整而又协调的神经内分泌系统，称为下丘脑-垂体-卵巢轴（hypothalamic-pituitary-ovarian axis，HPO）。除下丘脑、垂体和卵巢激素之间的相互调节外，抑制素-激活素-卵泡抑制素系统也参与对月经周期的调节（图 1-1-3）。

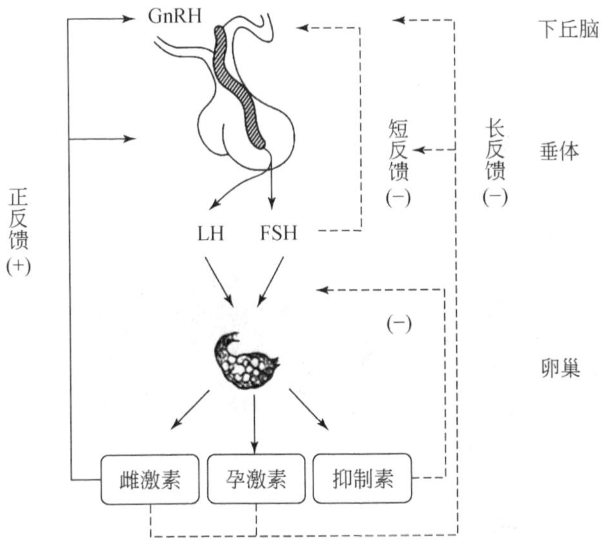

图 1-1-3　下丘脑-垂体-卵巢轴之间的相互关系

+：正反馈；−：负反馈

（一）卵泡期

在前一月经周期的黄体萎缩后，雌、孕激素和抑制素 A 水平降至最低，对下丘脑和垂体的抑制解除，下丘脑又开始分泌 GnRH，使垂体 FSH 分泌增加，促进卵泡发育，分泌雌激素，并使子宫内膜发生增生期变化。随着雌激素逐渐增加，其对下丘脑的负反馈作用增强，抑制下丘脑 GnRH 的分泌，加之抑制素 B 的作用，使垂体 FSH 分泌减少。随着卵泡逐渐发育成熟，卵泡分泌的雌激素达到 200pg/mL 以上并持续 48 小时，即对下丘脑和垂体产生正反馈作用，形成 LH 峰和 FSH 峰，两者协同作用可促使成熟卵泡排卵。

（二）黄体期

排卵后循环中 LH 和 FSH 急剧下降，在少量 LH 和 FSH 作用下，黄体形成并逐渐发育成熟。黄体主要分泌孕激素，也分泌雌二醇，使子宫内膜发生分泌期变化。排卵后第 7～8 日循环中孕激素达到高峰，雌激素达到又一高峰。由于大量孕激素、雌激素及抑制素 A 的共同负反馈作用，又使垂体 LH 和 FSH 分泌相应减少，黄体开始萎缩，雌、孕激素分泌减少，子宫内膜失去性激素支持，发生剥脱而致月经来潮。雌、孕激素和抑制素 A 的减少解除了对下丘脑和垂体的负反馈抑制，FSH 分泌增加，卵泡开始发育，下一个月经周期重新开始，如此周而复始（图 1-1-4）。

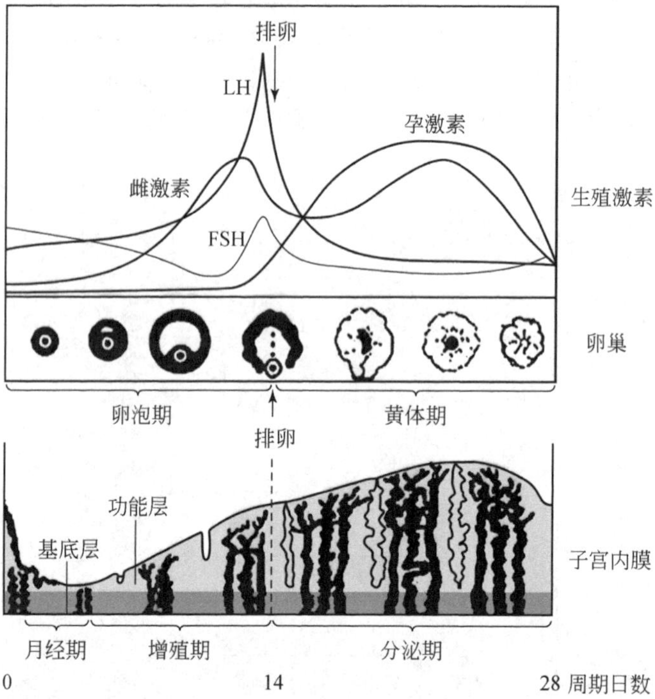

图 1-1-4　卵巢及子宫内膜周期性变化与激素水平关系

HPO 的生理活动受到大脑皮质神经中枢的影响，如外界环境、精神因素等均可影响月经周期。大脑皮质、下丘脑、垂体和卵巢任何一个环节发生障碍，都会引起卵巢功能紊乱，导致月经失调。

第三节　中医学女性的生理特点

人体以脏腑、经络为本，以气血为用。脏腑、经络、气血的活动，男女基本相同。但是女性具有不同于男性的生殖脏器——胞宫，在生理上有月经、带下、胎孕和产育等，这些与男性的不同点便构成了女性的生理特点。

女性的月经、带下、胎孕和产育等特殊功能，主要是脏腑、经络、气血乃至天癸的化生功能作用于胞宫的表现。清代徐灵胎《医学源流论》曰："凡治妇人，必先明冲任之脉……冲任脉皆起于胞中，上循背里，为经脉之海，此皆血之所从生，而胎之所由系，明于冲任之故，则本原洞悉，而后其所生之病，千条万绪，可以知其所从起。"胞宫为奇恒之府，是行经和孕育胎儿的脏器，与脏腑无表里配属的关系，不能直接接受脏腑化生的气血，只能通过奇经中起源于胞宫的冲、任、督三脉与十二正经相交会，与脏腑间接发生联系，从而使脏腑化生的气血供养胞宫。因此，研究女性的生理特点，必须以脏腑、经络为基础，深入了解脏腑、经络、气血、天癸与胞宫的整体关系，尤其要着重了解肾、肝、脾、胃和冲、任二脉在妇女生理上的作用。这样才能系统阐述中医妇科学的月经、带下、胎孕和产育等理论。

一、女性的生理基础

（一）冲、任、督、带与胞宫

冲、任、督、带是奇经八脉中的四脉，奇经纵横交错于十二经脉之间，与十二正经别道奇行，不与五脏六腑直接相通，无表里配属，但与十二经脉有穴位交会，或在循行中与其脉气相通，奇经借助正经、胞宫借助奇经与脏腑相连。

1. 冲脉与胞宫

冲脉起于胞中，与胞宫有直接的经络联系。有上行、下行支，有体内、体表支，其体表循行支出于气街（气冲穴）。上行支与诸阳经相通，使冲脉得以温化；又一支经气冲穴与足阳明胃经会于“气街”，并且关系密切，故有“冲脉隶于阳明”之说，冲脉得到胃气的濡养；下行支与足少阴肾经在腹部相并上行，得肾中真阴滋养又其“渗三阴”，与肝、脾经脉相通，故取肝、脾之血以为用。另外，足阳明胃为多气多血之腑，冲脉受到先天肾气的资助与后天水谷精微的滋养，合而大盛，故称为“太冲脉”。

冲脉与十二经相通，为十二经气血汇聚之所，具有涵蓄十二经脉气血的作用，是全身气血运行的要冲，而有“十二经之海”“血海”之称。《灵枢·海论》说：“冲脉者，为十二经之海。”《灵枢·逆顺肥瘦》说：“夫冲脉者，五脏六腑之海也。”王冰称“冲为血海”。因此，冲脉之精血充盛，且“起于胞中”，才能使胞宫完成行经、胎孕的生理功能。

2. 任脉与胞宫

任脉与冲脉同起于胞中，下出会阴，向前沿腹正中线上行，至咽喉上行环唇，分行至目眶下，任脉与胃脉交会于承浆；肝足厥阴之脉过阴器，抵少腹，与任脉交会于曲骨；脾足太阴之脉上膝股内前廉，入腹，与任脉交会于中极；肾足少阴之脉上膝股内后廉，贯脊属肾络膀胱，与任脉交会于关元。故任脉与肝、脾、肾三经分别交会于曲骨、中极、关元，取三经之精血以为养。

任脉，主一身之阴，凡精、血、津、液等均为任脉总司，故称“阴脉之海”。王冰说：“谓之任脉者，女子得之以妊养也。”故任脉又为人体妊养之本而主胞胎。任脉之气通，才能使胞宫有行经、带下、胎孕等生理功能。

3. 督脉与胞宫

督脉亦起于胞中，下出会阴，沿脊柱上行，至项风府穴处络脑，并由项沿头正中线向上、向前、向下至上唇系带龈交穴处。督脉与肾相通，而得肾中命火温养；又其脉上贯心入喉，与心相通，而得君火之助。且督脉起于目内眦与足太阳膀胱经相通，行身之背而主一身之阳，又得相火、命火、君火之助，故称“阳脉之海”。

任、督二脉互相贯通，即二脉同出于会阴，任脉行身前而主阴，督脉行身后而主阳，二脉于龈交穴交会，循环往复，维持着人体阴阳脉气的平衡，从而使胞宫的功能正常。《素问·骨空论》称督脉生病，“其女子不孕”，可见督脉与任脉共同主司女子的孕育功能。

4. 带脉与胞宫

《难经》云："带脉者，起于季胁，回身一周。"横行之带脉，如束带之状，与纵行之冲、任、督三脉交会，并通过冲、任、督三脉间接下系胞宫。此外，足太阳与督脉相通，督带相通，则足太阳借督脉通于带脉；带脉与任、督相通，也能与肝、脾相通。由此，带脉与足三阴经和足三阳经相通，故带脉可取上下行诸经的气血以为用，从而约束冲、任、督三脉维持胞宫生理活动。

以上叙述，说明冲、任、督三脉下起胞宫，上与带脉交会，冲、任、督、带又上联十二经脉，而与脏腑相通，从而把胞宫与整体经脉联系在一起。正因为冲、任、督、带四脉与十二经相通，并存蓄十二经之气血，所以四脉支配胞宫的功能是以脏腑为基础的。

（二）脏腑与胞宫

胞宫的行经、胎孕功能与脏腑功能密切相关，脏腑所化生的气、血、津、液、营、卫、精、神等精微物质和功能活动是人体一切生命活动的基础，脏腑通过经络作用于胞宫，以助胞宫行使功能。

1. 肾与胞宫

《素问·奇病论》云："胞络者，系于肾。"肾与胞宫有一条直通的经络相连。《灵枢·经脉》云："肾足少阴之脉……上股内后廉，贯脊属肾络膀胱。"与任脉交会于关元；足少阴肾经脉从横骨至幽门共 11 个穴位与冲脉脉气相通；与督脉同是"贯脊属肾"。可见，肾通过足少阴经脉与冲、任、督三脉相连进而与胞宫发生联系。

在功能上，肾藏精、主生殖，为先天之本，元气之根，内寓元阴元阳。《素问·六节藏象论》说："肾者主蛰，封藏之本，精之处也。"《素问·金匮真言论》说："夫精者，身之本也。"肾精能生血，血能养精，即肝肾同源，精血互生，为女性生殖生理提供物质基础。肾为天癸之源，冲任之本。肾气盛则天癸至，天癸能使任脉通，冲脉盛，月事以时下，阴阳和而能有子。肾主骨、生髓，脑为髓海，为"元神之府"，肾脑相通，共同促成胞宫生理功能。

2. 肝与胞宫

《灵枢·经脉》云：足厥阴肝之脉循股阴，入毛中，过阴器，抵小腹，与任脉交会于曲骨；足厥阴肝脉与督脉会于颠，交会于百会；与冲脉交会于三阴交。又因"一源三歧"，肝通过足厥阴经脉与冲、任、督三脉相通而与胞宫发生联系。

在功能上，肝为藏血之脏，主气机疏泄，体阴而用阳，具有贮存与调节血液、疏导气机的作用，喜条达而恶抑郁。肝为血脏，冲脉为血海。女性的经、孕、产、乳生殖生理均以血为用，肝所藏之血有余，则冲脉血海满盈肝气条达，则人体气机调畅；胞宫才能正常行使其生殖功能。故叶天士在《临证指南医案》中有"女子以肝为先天"之说，此言意在强调肝对胞宫有重要的调节作用。

3. 脾胃与胞宫

《灵枢·经脉》云，足太阴脾之脉上膝股内前廉，入腹，与任脉交会于中极，与冲脉交会于三阴交。足阳明胃经与冲脉交会于气街，与任脉交于承浆。可见，脾胃通过足太阴和足阳明经脉与冲、任二脉相连而与胞宫发生联系。

在功能上，胃主受纳和腐熟水谷，乃多气多血之腑，脾主运化水湿和转输水谷精微，主中气和统血。脾与胃相表里，处人体中焦，脾主升清，胃主降浊，为气机升降之枢纽。脾胃为后天之本，气血生化之源。脾胃所化和统摄之血，直接为胞宫行月经、主胎孕提供物质基础。《景岳全书·妇人规·经脉之本》云："故月经之本，所重在冲脉，所重在胃气，所重在心脾，生化之源耳。"又《女科经纶》引程若水之言"妇人经水与乳，俱由脾胃所生"，都说明了脾胃为胞宫提供物质基础。

4. 心与胞宫

《素问·评热病论》曰："月事不来者，胞脉闭也。胞脉者属心而络于胞中。今气上迫肺，心气不得下通，故月事不来也。"又《素问·骨空论》说督脉"上贯心入喉"，可见心又通过督脉与胞宫相联系。

在功能上心主血脉，胞宫以血为本，而血的运行和统摄则由心、肝、脾三脏共同调节。此外，心居于上焦而主火，肾居于下焦而主水，心肾相交，水火既济，是维持人体阴阳平衡的重要环节，也是维持胞宫生理功能正常的必要因素。

5. 肺与胞宫

《灵枢·营气》言督脉"上额，循颠，下项中，循脊入骶……络阴器，上过毛中，入脐中，上循腹里，入缺盆，下注肺中"。可见，任、督二脉与肺相通，胞宫借助任、督二脉而与肺发生联系。

在功能上，肺主宗气、朝百脉，输布精微于全身，调节一身气机；通调水道，下输膀胱，若雾露之溉。肺气输布正常，在天癸的作用下，任脉所司之精、血、津、液旺盛畅通而达于胞宫，使胞宫得以行使其生殖功能。心肺同处于人体上焦，心主血脉，肺主宗气，共同调节气血之运行，为胞宫行月经、主胎孕提供能源和动力。

（三）天癸与胞宫

天癸，最早见于《素问·上古天真论》："女子七岁，肾气盛，齿更发长；二七，而天癸至，任脉通，太冲脉盛，月事以时下，故有子；三七，肾气平均，故真牙生而长极……七七，任脉虚，太冲脉衰少，天癸竭，地道不通，故形坏而无子也。丈夫八岁，肾气实，发长齿更；二八，肾气盛，天癸至，精气溢泻，阴阳和，故能有子；三八，肾气平均，筋骨劲强，故真牙生而长极……七八，肝气衰，筋不能动；八八，天癸竭，精少，肾脏衰，形体皆极，则齿发去。"此说明天癸不仅是男女皆有的，并且直接参与男女的生殖生理活动，是一种促进人体生长、发育和生殖的物质。人体发育到一定时期，肾气旺盛，肾中真阴不断得到充实，天癸逐渐成熟，在妇女生理活动中，天癸始终对冲任、胞宫起作用。

明代马莳说："天癸者，阴精也，盖肾属水，癸亦属水，由先天之气蓄极而生，故谓阴精为天癸也。"指明天癸来源于先天，禀受于父母，藏之于肾，受肾中精气资助。另《素问·上古天真论》说："肾者主水，受五脏六腑之精而藏之。"所以肾中之天癸也受后天水谷之精的滋养。对天癸属阴精的物质性来说，可以理解为"元阴"，对天癸的功能上的动力作用，可以理解为"元气"，明确了天癸是物质与功能的统一体。

（四）气血与胞宫

气血是人体一切生命活动的物质基础，胞宫的经、孕、产、乳无不以血为本，以气为用。气血二者之间也是互相依存、互相协调、互相为用的，月经为气血所化，妊娠需气血养胎，分娩靠血濡气推，产后则气血随冲、胃之脉上化为乳汁以营养婴儿。气血由脏腑化生，通过冲、任、督、带、胞络、胞脉运达胞宫，在天癸的作用下，为胞宫的行经、胎孕、产育及上化乳汁提供基本物质，完成胞宫的特殊生理功能。

二、女性的特殊生理

（一）月经

胞宫周期性地出血，月月如期，经常不变，称为月经。因它犹如月亮的盈亏、海水之涨落，有规律和有信征地一月来潮一次，故又称它为“月事”“月水”“月信”等。明代李时珍曰：“女子，阴类也，以血为主。其血上应太阴，下应海潮。月有盈亏，潮有朝夕，月事一月一行，与之相符，故谓之月水、月信、月经。”

1. 月经的生理现象

女子 14 岁左右，月经开始来潮。第一次月经的来潮称为初潮。一般初潮年龄在 13～15 岁，可因地域、气候、营养等因素的影响而有差异，11～16 岁均属正常范围。健康女子一般到 49 岁左右月经闭止，称为“绝经”或“断经”。绝经年龄一般在 44～54 岁，受体质、营养等因素的影响，也可早至 40 岁或晚至 57 岁。

从初潮到绝经，中间除妊娠期、哺乳期外，月经均应有规律地按时来潮。正常月经周期，一般为 28 日左右，21～35 日属正常。经期，指每次行经持续时间，一般为 3～7 日，多为 4～5 日。经量，指经期排出的血量，一般行经总量为 50～80mL；经色，指月经的颜色，一般多为暗红色。经质，指经血的质地，正常经血不稀不稠，不凝结，无血块，无特殊气味。经期一般无明显不适，或经前和经期仅有轻微不适，如腰酸，小腹发胀，情绪变化等，以不影响正常活动为度。

此外，月经惯常两月一至的，称为“并月”；三月一至的，称为“居经”或“季经”；一年一行的，称为“避年”；终身不行经而能受孕的，称为“暗经”。若受孕之初，按月行经而无损于胎儿的，称为“激经”“盛胎”“垢胎”。

2. 月经的产生机制

月经的产生机制是女性生殖生理的重要理论。在了解女性生殖脏器（胞宫）、冲任督带与胞宫、脏腑与胞宫、天癸等理论基础上，据《素问·上古天真论》“女子七岁，肾气盛，齿更发长；二七而天癸至，任脉通，太冲脉盛，月事以时下”的记载，可以明确月经产生机制的主要环节轴，即“肾气-天癸-冲任-胞宫”轴。

（1）肾气盛　肾藏精，主生殖。女子到了 14 岁左右，肾气盛，则先天之精化生的天癸，在后天水谷之精的充养下成熟，同时通过其作用，月经出现。所以在月经产生的机制中，肾气盛是起主导作用和决定作用的。

（2）天癸至　“天癸至”则“月事以时下”，“天癸竭，则地道不通”，说明天癸是促成月经产生的重要物质。“天癸至”指天癸自肾下达于冲任，并对冲任二脉发挥重要生理作用。

（3）任通冲盛　“任脉通，太冲脉盛”，是月经产生的中心环节。“任脉通”是由于天癸达于任脉，则任脉在天癸的作用下，所司精、血、津、液旺盛充沛。“太冲脉盛”，是冲脉承受诸经之经血，血多而旺盛。天癸通并于冲脉，冲脉在天癸的作用下，广聚脏腑之血，使血海盛满。至此，由于天癸的作用，任脉所司精、血、津、液充沛，冲脉广聚脏腑之血而血盛。冲任二脉相资，血海按时满盈，则月事以时下。

（4）血溢胞宫，月经来潮　月经的产生是由于“血海满盈、满而自溢”，因此血溢胞宫，月经来潮。除主要环节外，其他脏腑、气血和督带二脉也参与了月经产生的生理活动。

3. 月经的调控机制

肾脉通过冲、任、督、带四脉与胞宫相联系，同时冲、任、督、带四脉是相通的。肾所化生的天癸能够作用于冲、任，同样可以作用于督、带，即在天癸的作用下，督脉调节任、督二脉阴阳的盛衰与平衡；带脉约束冲、任、督三脉气血的多少和流量。可见督、带二脉调节和约束冲任及胞宫的功能，使月经按时来潮。

4. 与月经产生机制有关的因素

（1）气血是化生月经的基本物质　气血充盛，血海按时满盈，才能经事如期。月经的成分主要是血，而血的统摄和运行有赖于气的调节，同时气又要靠血的营养。输注和蓄存于冲任的气血，在天癸的作用下化为经血。因此在月经产生的机制上，气血是最基本的物质。

（2）脏腑为气血之源　气血来源于脏腑。在经络上，五脏六腑十二经脉与冲、任、督、带相连，并借冲、任、督、带四脉与胞宫相通。在功能上，脏腑之中心主血；肝藏血；脾统血，胃主受纳腐熟，与脾同为气血生化之源；肾藏精，精化血；肺主一身之气，朝百脉而输布精微。故五脏安和，气血调畅，则血海按时满盈，经事如期。可见脏腑在月经的产生机制上有重要作用。

综前所述，在“肾气-天癸-冲任-胞宫”这一月经产生的机制中，肾气化生天癸为主导；天癸是元阴的物质，表现出化生月经的动力作用；冲任受督带的调节和约束，受脏腑气血的资助，在天癸的作用下，广聚脏腑之血，血海按时满盈，满溢于胞宫，化为经血，使月经按期来潮。

5. 月经周期的气血变化特点

在月经周期中，肾阴阳消长、气血盈亏具有周期性的消长变化，形成胞宫定期藏泻的节律，并以每月一行的月经来潮为标志。通常将每个月经周期划分为四个阶段，即行经期、经后期、经间期和经前期。

（1）行经期　又称为月经期。在肾中阳气司开阖的作用下，胞脉畅达，冲脉血海由满而溢，胞宫泻而不藏，血室正开，经血排出，气亦随血而泄。此期的“泻”是为了下一个周期的“藏”而做准备，故气血均以下行为顺。

（2）经后期　月经期经血排出，经后胞脉和冲脉血海相对空虚，阴血不足。此期血室已闭，胞宫藏而不泻，通过肾司封藏的作用，蓄养阴精，使精血渐长，充盛于冲任二脉，此为“阴血长养”阶段。

（3）经间期　经过经后期的蓄养，肾中阴精逐渐充沛至“重阴”，冲脉血海阴血旺盛，在肾中阳气的鼓动下，阴精化生阳气，出现氤氲乐育之变化。此重阴转阳、阴盛阳动之际，又称为“真机期”“氤氲期”，正是种子受孕之“的候”。

（4）经前期　在经间期后阳气生长一段时间达到“重阳”状态，肾中阴精与阳气皆充盛，冲任、胞宫、胞脉皆气血满盈，已为种子育胎做好充分的物质准备。如真机期男女交媾、胎元形成植入子宫，则肾司封藏之职，胞宫继续藏而不泻。如无胎元形成，则肾中“重阳”之气随之衰微，胞宫泻而不藏，除旧布新，经血下泄而月经来潮。如此循环往复，肾中阴精和阳气周而复始地消长变化，胞宫又开始下一个周期的定期藏泻，其目的皆是种子育胎。

中医学“肾气-天癸-冲任-胞宫”的月经机制与西医学“下丘脑-垂体-卵巢-子宫”的调控作用相对应。这为中西医结合治疗月经病提供了理论根据。从西医角度看，一些属下丘脑-垂体-卵巢轴调节障碍的功能性疾病，如月经不调、功能失调性子宫出血、闭经等月经疾病，运用中医的“补肾气，调冲任”的方法治疗，可收到较好的治疗效果。

（二）带下

带下一词，首见于《素问·骨空论》。带下有广义和狭义之分。广义带下泛指妇女经、带、胎、产诸病；狭义带下专指妇女阴中流出一种黏腻液体。狭义带下之中又分生理性带下和病理性带下。

1. 带下的生理现象

《沈氏女科辑要》说：“带下，女子生而即有，津津常润，本非病也。”健康女子，润泽于阴户、阴道内的无色无臭、黏而不稠的液体，称为生理性带下。

（1）带下的量　生理性带下量不多，润滑如膏，不致外渗。至于经间期、氤氲之时，阳生阴长，冲任气血正盛，带下量也可稍有增加，像月经一样有周期性改变。另外，妊娠期血聚冲任以养胎元，如雾露之溉，润泽丰厚，带下量可有增多。

（2）带下的色　《景岳全书》说：“盖白带出于胞宫，精之余也。”生理性带下无色透明，略带白色。

（3）带下的质地　生理性带下黏而不稠，滑润如膏，无异臭气味。

（4）带下的功能　生理性带下是肾精下润之液，具有濡润、补益的作用，充养和濡润前阴孔窍。

2. 带下的产生机制

在中医学的典籍中已经明确带下的产生与任、督、带等奇经的功能有直接关系。任脉在带下的产生上有重要作用，任脉主一身之阴，凡人体精、血、津、液都由任脉总司。其中的阴精、津液下达胞宫，流于阴股而为生理性带下。若任脉所司之阴精、津液失去督脉的温化就要变为湿浊；任脉所主之阴精、津液失去带脉的约束就要滑脱而下，成为病态。因此任脉化生生理性带下这一过程又与督脉的温化、带脉的约束有关。

生理性带下是精液，是肾精下润之液。《素问·逆调论》说：“肾者水脏，主津液。”《灵枢·口问》说：“液者，所以灌精濡空窍者也。”《灵枢·五癃津液别》说：“五谷之津液和合而为膏者，内渗入于骨空，补益脑髓，而下流于阴股。”其明确指出液为肾精所化，润滑如膏，流于阴股而为带下。《血证论》说：“而胞中之水清和，是以行经三日后，即有胞水……乃种子之的候，无病之月信也。”生理性带下在月经初潮后出现，在绝经后明显减少，而且随着月经的周期性变化，带下的量也呈周期性改变，进一步说明带下的产生与肾气盛衰、天癸至竭、任督带功能正常与否都有重要而直接的关系。根据月经产生机制的外延及上述经典论述，生理性带下的产生机制是：肾气旺盛，并化生天癸，在天癸作用下，任脉广聚脏腑所化水谷之精津，则任脉所司的阴精、津液旺盛充沛，下注于胞中，流于阴股，生成生理性带下，此过程又得到督脉的温化和带脉的约束。

（三）妊娠

从怀孕到分娩这个阶段，称为“妊娠”，也称“重身”“怀子”或“怀孕”。

1. 妊娠机制

《灵枢·本神》说“两精相搏谓之神”。《灵枢·决气》说“两神相搏，合而成形，常先身生，是谓精”，提出了先天之精的概念。《女科正宗·广嗣总论》又说：“男精壮而女经调，有子之道也。”说明古人对构成胎孕生理过程的必备条件已有认识，男子必须精气溢泻，女子必须月经调畅。另外，受孕还需有适合的时机，《证治准绳·胎前门》引袁了凡语：“凡妇人一月经行一度，必有一日氤氲之候，于一时辰间……此的候也……顺而施之，则成胎矣。”这里所讲的“氤氲之候”“的候”，相当于西医学之排卵期，是受孕的良机。由此可见，妇女受孕的机制为肾气充盛，天癸成熟，冲任二脉功能协调，胞宫藏泻有期，男女氤氲之时，两精相合，构成胎孕。

2. 妊娠生理现象

（1）生理特点　妊娠期间胞宫行使藏而不泻功能，月经停闭。脏腑、经络之血下注冲任胞宫以养胎元，因此妊娠期间孕妇机体可出现“血感不足，气易偏盛”的生理特点。

（2）临床表现　妊娠初期，即妊娠3个月以内，由于血聚于下，冲脉气盛，易夹胃气及肝气上逆，出现饮食偏嗜、恶心呕吐、晨起头晕、倦怠乏力等现象，一般不影响生活和工作，妊娠3个月后多自然消失。随妊娠月份的增加，孕妇乳房增大隆起，乳头、乳晕着色，妊娠中期白带可稍增多。妊娠 4～5 个月，孕妇可自觉胎动，小腹逐渐膨隆，出现面部褐色斑、腹壁妊娠纹等现象。妊娠6个月后，胎儿增大，易阻滞气机，水道不利，出现轻度肿胀。妊娠末期，由于胎儿先露部压迫膀胱与直肠，可见小便频数、大便秘结等现象。

（3）脉象　《素问·阴阳别论》指出：“阴搏阳别，谓之有子。”妊娠期六脉平和滑利，按之不绝，尺脉尤甚。王冰注释为：“阴，谓尺中也；搏，谓搏触于手也。尺脉搏击，与寸脉殊别，阳气挺然，则有妊之兆也。”《脉经·平妊娠分别男女将产诸证》说：“尺中肾脉也，尺中之脉，按之不绝，法妊娠也。”因尺脉属肾，胞络系于肾，妊娠后肾气旺盛，故诊尺脉按之不绝。需要注意的是早孕女性不一定都表现出明显的滑脉，故不能单凭脉象诊断妊娠，必须结合妊娠试验或超声等相关检查协助诊断。

（4）胎儿发育情况　胎儿发育情况最早记载于《黄帝内经》。《灵枢·经脉》说：“人始生，先成精，精成而脑髓生，骨为干，脉为营，筋为刚，肉为墙，皮肤坚而毛发长。”《备急千金要方》卷二所载之“妊娠一月始胚，二月始膏，三月始胞，四月形体成，五月能动，六月筋骨立，七月毛发生，八月脏腑具，九月谷气入胃，十月诸神备，日满即产矣”，说明前人对胎儿的发育、成熟进行过详细观察。

（四）产育

产育包括分娩、产褥、哺乳。

1. 分娩

怀孕末期，即孕280日左右，胎儿及胎衣自母体阴道娩出的过程，称为分娩。马王堆《胎产书》比较详细地描述了胎儿在母体中的发育变化和产妇的调摄，其后《备急千金要方》也描述了胚胎发育的过程，妊娠后经十月怀胎，则“瓜熟蒂落”，足月分娩。只要时机一到便是自然之事，无须过多干预。

（1）预产期的计算方法　中医学有明确记载。《妇婴新说》说：“分娩之期或早或迟……大约自受胎之日计算，应以 280 日为准，每与第十次经期暗合也。”与西医学计算为 280 日已基本一致。现在预产期的计算方法是：从末次月经第 1 日算起，月份数加 9（或减 3），日数加 7。如按农历计算，月数算法同上，日数加 14。若孕妇记不清末次月经日期或哺乳期尚未转经而受孕者，可根据早孕反应开始出现时间、胎动开始时间、手测宫底高度、尺测子宫长度和超声测得胎头双顶径值推算出预产期。

（2）分娩先兆　孕妇分娩又称临产，分娩前多有征兆，如胎位下移，小腹坠胀，有便意，或“见红”等。《胎产心法》说：“临产自有先兆，须知凡孕妇临产，或半月数日前，胎胚必下垂，小便多频数。”此外，古人还有“试胎”“试月”“弄胎”的记载。《医宗金鉴》说：“妊娠八九个月时，或腹中痛，痛定仍然如常者，此名试胎……若月数已足，腹痛或作或止，腰不痛者，此名弄胎。”这说明妊娠末期常可出现子宫收缩，应与真正分娩相区别。

（3）分娩的生理现象　在临产时出现腰腹阵阵作痛，小腹重坠，逐渐加重至产门开全，阴户窘迫，胎儿、胞衣依次娩出，分娩结束。《十产论》说：“正产者，盖妇人怀胎十月满足，阴阳气足，忽腰腹作阵疼痛，相次胎气顿陷，至于脐腹痛极甚，乃至腰间重痛，谷道挺进，继之浆破血出，儿遂自生。”产讫胞衣自当萎缩而下。《达生篇》说：“渐痛渐紧，一阵紧一阵，是正产，不必惊慌。”同时还总结了“睡、忍痛、慢临盆”的临产调护六字要诀。因此，应当帮助产妇正确认识分娩，消除恐惧心理和焦躁情绪，也不宜过早用力，以免气力消耗，影响分娩的顺利进行。

（4）产程　晋代王叔和《脉经》说“怀娠离经，其脉浮，设腹痛引腰脊，为今欲生也”“又法，妇人欲生，其脉离经，夜半觉，日中则生也”，明确表示分娩必腰痛，从规律宫缩至分娩大致为 12 小时，即所谓“子午相对”，这与现代统计的第一、第二、第三产程的时间基本一致。此外，中医学强调产室要寒温适宜，安静整洁，不能滥用催产之剂，这些论述现在仍有实用价值。

2. 产褥

新产后 6 周内称产褥期。由于产时用力汗出和产创出血，损伤阴液，整个机体的生理特点是“阴血骤虚，阳气易浮”。因此在产后 1～2 日内，常有轻微发热、自汗等阴虚阳旺的症状，如无其他致病因素，一般短时间内会自然消失。

产后数日内，胞宫尚未复常而有阵缩，故小腹常有轻微阵痛。在产后 2 周内腹部可触及尚未复旧的子宫。大约产后 6 周，胞宫才能恢复到孕前大小，这段时间称产褥期。同时自阴道不断有余血、浊液流出，称为“恶露”。恶露先是暗红的血液，以后血液逐渐由深变浅，其量也由多变少，一般在 2 周内淡红色血性恶露消失，3 周内黏液性恶露断绝。

3. 哺乳

母乳喂养对母婴健康均有益。新产妇一般产后第 2 日可以挤出初乳，约持续 7 日后逐渐变为成熟乳。分娩后 30 分钟内可令新生儿吮吸乳头，以刺激乳房尽早分泌乳汁，让婴儿吃到免疫价值极高的初乳，增强抗病能力，促进胎粪排出。世界卫生组织将保护、促进和支持母乳喂养作为母婴卫生工作的重要环节，并提倡产后 4～6 个月纯母乳喂养，之后以母乳喂养并添加适当的补充食品的方式进行喂养，直至 2 岁或更长。

母乳由产妇气血所化。《胎产心法》说：“产妇冲任血旺，脾胃气壮则乳足。”在哺乳期要使产妇保持精神舒畅，营养充足，乳房清洁，按需哺乳，这对保证乳汁的质和量有重要意义。产后脾胃生化之精微除供应母体营养需要外，另一部分则随冲脉之气循胃经上行，生化为乳汁，以供哺育婴儿的需要。薛立斋云：“血者，水谷之精气也，和调于五脏，洒陈于六腑，妇人则上为乳汁，下为月水。”故在哺乳期，气血上化为乳汁，一般无月经来潮，也比较不易受孕。

母亲不良的分娩体验、分娩及产后疲劳、会阴或腹部伤口的疼痛、乳头疼痛及乳腺炎造成的哺乳困难，或因母亲焦虑、抑郁而缺乏母乳喂养信心，均可影响乳汁分泌，造成缺乳。心脏病产妇如心功能为Ⅲ、Ⅳ级，高血压产妇如合并心、肾功能障碍，哺乳会增加母亲负担，造成病情加重，故不宜实行母乳喂养；母亲患艾滋病、母亲为“大三阳”且肝功能异常者，不宜进行母乳喂养；因病需使用某些药物如麦角新碱、可待因、安乃近、地西泮、巴比妥类及放射性药物者，应暂停母乳喂养。极低体重儿、超低体重儿多数不会吸吮，不必强调母乳喂养；有代谢缺陷的婴儿，如苯丙酮尿症、半乳糖血症、枫糖尿病者，应根据病情合理选择喂养方式。

月经、带下、妊娠、产育是妇女的生理特点，这都是脏腑、经络、气血乃至天癸的化生功能作用于胞宫的结果，特别是与肾气、天癸的主导作用分不开。

第二章 妇产科疾病的病因病机

第一节 病 因

一、西医学对病因的认识

1. 生物因素

生物因素为最常见的致病因素。引起妇产科疾病的常见病原体有需氧菌、兼性厌氧菌、厌氧菌、结核分枝杆菌、淋病奈瑟球菌、真菌、原虫及各种病毒、衣原体、支原体、螺旋体等。病原体感染人体后引起的妇产科疾病主要是内、外生殖器官炎症。

2. 精神因素

长期的精神紧张、焦虑，过度忧郁、悲伤、恐惧，强烈的精神刺激，均可导致大脑皮质、丘脑下部、垂体前叶的神经-内分泌功能失调甚至紊乱而发生月经不调、闭经、妊娠剧吐、流产、妊娠期高血压疾病、难产等。

3. 营养因素

严重的营养不良引起体重急剧下降可引发闭经；脂肪缺乏，影响脂溶性维生素 E、维生素 K 的吸收和利用，以致维生素 E 缺乏引起子宫发育不良、不孕、流产等，维生素 K 缺乏引起月经量增加；营养过剩常引起生殖内分泌功能紊乱，而导致月经失调、闭经。其他无机盐、微量元素、维生素缺乏也可引起妇产科疾病。

4. 理化因素

妇产科手术不当所致机械性创伤，如人工流产、诊断性刮宫损伤子宫内膜基底层，可引起月经量减少、继发性闭经；化学药物对卵巢功能、生殖内分泌调节系统造成影响，可形成继发性闭经；放射线破坏子宫内膜、卵巢功能，可引起闭经。

5. 免疫因素

免疫功能主要表现在生理防御、自身稳定和免疫监视三个方面，具有抵御外邪入侵、促进疾病自愈和促使机体恢复健康的作用。免疫功能异常可引起妇产科疾病，如复发性流产、妊娠期高血压疾病、不孕症等。

6. 先天及遗传因素

各种先天或遗传因素可导致生殖器官发育异常、原发性闭经（如两性畸形、先天性无子宫、始基子宫、生殖道闭锁等）；染色体异常可引起性发育异常、闭经、早发性卵巢功能不全、流产等妇产科疾病。如特纳综合征染色体核型为 45,XO、45,XO 的嵌合型、X 短臂和长臂缺失、47,XXX 等。另外，基因突变及其相关的遗传因素是多种妇科恶性肿瘤发生的相关因素。

二、中医学对病因的认识

（一）淫邪因素

风、寒、暑、湿、燥、火是自然界的气候变化，正常情况下为“六气”。若非其时有其气，则成为致病因素，称为“六淫邪气”。因其从外而侵，又称外邪。另一方面，体内阴阳之偏盛、偏衰，脏腑、气血调节之失常，亦可产生风、寒、湿、燥、热等内生之邪。六淫皆能导致妇产科疾病，但妇女“以血为本”，寒、热、湿邪更易与血相结而引发妇产科疾病。

1. 寒邪

寒为阴邪，易伤阳气；寒主收引、凝滞，易使气血运行不畅。寒邪，从来源上有内寒、外寒之分；从性质上有虚寒、实寒之别。外寒者，为外感寒邪；内寒者，为素体阳气不足，寒自内生，或过食生冷、过服寒凉泻火之品，损伤阳气，阴寒内生而致。阳气受损，失其温煦、推动与气化的功能，可致脏腑、经络、气血的功能衰退；血为寒凝，血行不畅，可致冲任、胞宫、胞脉阻滞而发生多种妇产科疾病。

2. 热邪

热为阳邪，其性亢奋炎上，易耗气伤津，迫血妄行。热邪有外热、内热之分，实热、虚热之别。实热者，为素体阳盛、感受热邪、过食辛辣、过服辛热药品、六淫遏而化火、五志过极化火而致；虚热者，为素体阴虚、失血伤阴、吐泻伤阴、温燥伤阴、利湿伤阴而阴虚生内热所致。热邪可扰动冲任，血海不宁，迫血妄行；可煎熬津血，使血行不畅或瘀滞；热盛蕴毒，热极生风，均可引起多种妇产科疾病。

3. 湿邪

湿为阴邪，其性黏滞重着，易困阻气机，滞碍阳气，滞涩血行。湿有外湿、内湿之分。外湿者，多因久居湿地，或经期冒雨涉水，外感湿邪而致；内湿者，多因脾失健运，水湿不化，湿浊内盛，或肾阳不足，蒸腾气化功能失常，水湿内停而致。湿聚成痰，则为痰湿；湿从热化而为湿热；湿从寒化而为寒湿。水湿、痰湿、湿热壅塞胞宫，阻滞冲任，或浸淫任带，或湿溢肌肤，均可引起多种妇产科疾病。另外，湿邪还常与毒邪合并致病。

（二）情志因素

喜、怒、忧、思、悲、恐、惊统称“七情”，是人类对外界刺激的情绪反应，也是脏腑功能活动的表现形式之一。《医宗金鉴·妇科心法要诀》说：“妇人从人，凡事不得专主，忧思、忿怒、郁气所伤，故经病因于七情者居多，盖以血之行止顺逆，皆由一气率之而行也。”《傅青主女科》有“郁结血崩”“多怒堕胎”“大怒小产”“气逆难产”“郁结乳汁不通”“嫉妒不孕”等记载。

情志致病主要影响脏腑之气机，使气机升降失常，气血紊乱，继而累及血分，导致妇女气血、脏腑、冲任功能失调而发生妇产科病证。妇产科常见情志致病因素为怒、思、恐。怒伤肝易气郁、气逆，进而引起血分病变，可致月经后期、闭经、痛经、经行吐衄、不孕、癥瘕等；忧思气结伤脾，可致月经失调、闭经、胎动不安等；惊恐伤肾，每使气下、气乱，可致月经过多、崩漏、胎动不安、堕胎、小产等，甚或闭经。

（三）生活失调

生活失于常度，或生活环境突然改变，在一定条件下也可使脏腑、气血、冲任的功能失调而导致妇产科疾病。常见的有房劳多产、饮食不节、劳逸失常、跌仆损伤等。

（四）体质因素

体质形成于胎儿期，受之于父母，受到后天环境、生活条件等因素的影响而逐渐形成。明代张景岳称之为“禀赋”。清代《通俗伤寒论》始有“体质”之词。人体由于先天禀赋不同，后天条件（如环境、年龄、饮食、营养、疾病、工作生活条件、药物等）各异，形成了不同类型的体质，如素体阳虚、阴虚、脾虚、血瘀等。体质因素直接决定着机体的抗病能力，是疾病产生的内在因素。在妇产科疾病的发生中，阴虚者易出现月经先期、经期延长、漏下、胎漏等病；阳虚者易出现月经后期、痛经、不孕症等；脾虚者易见月经过多、经行泄泻、妊娠恶阻、子肿；肝郁者常见月经先后无定期、经行情志异常、缺乳、癥瘕。同样感受湿邪，由于体质的不同，有从热化形成湿热与从寒化形成寒湿之别。体质强健者往往病轻、易愈；体质虚弱者常病重、难愈。

总之，体质因素在疾病的发生、发展、转归和预后的整个过程中起着重要作用。在疾病的发生、发展、转归及辨证论治过程中，体质因素均不可忽视。

第二节　病　　机

一、妇产科疾病的病理生理特点

（一）自稳调节功能紊乱

妇女的特殊生理活动是在神经、内分泌、体液的调节下进行的，并能在正常情况下保持相对稳定，称为自稳调节下的自稳态。当机体遭受内、外各种致病因素的影响时，可致机体的自稳调节功能紊乱，从而引起妇产科疾病。如精神过度紧张、环境改变、营养不良等因素，通过大脑皮质的神经传递，影响下丘脑-垂体-卵巢轴的协调性，引起卵巢的生殖和内分泌功能失调、排卵功能异常和性激素分泌异常，使子宫内膜不能如期发生相应变化，终致出现一系列月经紊乱之象。

（二）损伤与抗损伤反应

致病因素造成的损伤包括组织结构损伤、功能障碍和代谢紊乱。病情的轻重及预后的好坏与损伤的程度及抗损伤能力的强弱有直接关系。如生殖系统防御功能下降，细菌经阴道黏膜上行感染子宫内膜，当细菌毒力较强时，可形成严重的宫内感染，并迅速波及输卵管、卵巢、盆腔腹膜及盆腔结缔组织，甚至导致脓毒血症或败血症的发生。若能及时发现并采取合理的治疗措施，提高患者的抗损伤能力，疾病则趋向缓解或痊愈。反之，则疾病发展或恶化。

（三）疾病过程中的因果转化

在疾病过程中，有时原始病因使机体发生病变后形成某些病理产物，这些病理产物反过来又成为新的致病因素，即反果为因引起新的病变，并使病情不断加重。

（四）疾病过程中局部与全身的关系

人是一个有机整体，局部病变可以累及全身，全身病变也可影响局部。如肺结核患者，病变虽在肺部，但结核分枝杆菌可随血行感染输卵管和子宫，使其遭受不同程度的破坏，引起月经不调（早期量多，晚期量少，甚至闭经）和不孕；由于不孕，患者心理负担加重，情绪不良，反过来又会影响大脑皮质和神经-内分泌调节，加重月经紊乱；不良情绪也可使机体抗病能力下降，使结核病情进一步恶化。

二、中医学对妇产科疾病发病机制的认识

（一）脏腑功能失常

脏腑生理功能的紊乱和脏腑气血、阴阳的失调均可导致妇产科疾病，其中与妇产科疾病关系最密切的是肾、肝、脾。

1. 肾的功能失常

肾精所化之气为肾气，概指肾的功能活动。肾气的盛衰直接影响天癸的至与竭，从而影响月经与胎孕，故肾气虚可致闭经、不孕。肾气不足，封藏失职，冲任不固，胞宫藏泻失常，可致月经先期、月经过多、崩漏；胎失所系，胎元不固，可致胎漏、胎动不安、滑胎；任带失固，可致子宫脱垂等。肾阴亏虚，精亏血少，冲任不足，血海不能按时满盈，可出现月经后期、月经过少、闭经；冲任亏虚，不能摄精成孕，则出现不孕；阴虚生内热，热扰冲任，血海不宁，迫血妄行，可致月经先期、经间期出血、崩漏等。肾阳虚弱，不能温暖胞宫，可致妊娠腹痛、胎萎不长、不孕症等；肾阳不足，封藏失职，冲任不固，可致崩漏；肾阳亏虚，蒸腾气化失职，不能温化水湿，可致带下过多、经行浮肿、子肿、经行泄泻。肾阴肾阳相互依存、相互制约，阴损可以及阳，阳损可以及阴，病久可致肾阴阳俱虚，常见于绝经前后诸证。

2. 肝的功能失常

若情志内伤，肝气郁结，冲任不畅，可致痛经、月经后期、闭经、经行乳房胀痛、妊娠腹痛、不孕症等；冲任血海蓄溢失常，可致月经先后无定期。若肝气郁结，郁而化热，热伤冲任，血海不宁，迫血妄行，可致月经先期、月经过多、崩漏、经行吐衄、胎漏、产后恶露不绝等。若肝阴不足，肝阳偏亢，经前或孕后阴血下聚冲任，肝阳上亢，可引起经行眩晕、经行头痛、子晕；阴虚阳亢，肝风内动，发为子痫。若肝气犯脾，肝郁化热，脾虚生湿，肝经湿热蕴结，下注冲任，浸淫任带，可致带下过多、阴痒等；湿热蕴结胞中，阻滞冲任，则发生不孕、带下病、癥瘕等。

3. 脾的功能失常

脾为中土，主运化，司中气而统血，与胃同为后天之本、气血生化之源。若脾气虚弱，血失统摄，冲任不固，可致月经先期、月经过多、崩漏；胎失气载，可致胎漏、胎动不安、

堕胎、小产；脾虚气陷，升举无力，可致子宫脱垂。若脾虚血少致使血海不能按时满溢，可致月经后期、月经过少、闭经；胎失血养，可致胎动不安、胎漏、堕胎、小产、胎萎不长等。若脾阳虚损，运化失职，水湿内停，水湿泛溢肌肤，可致妊娠水肿；湿浊下注，浸淫任带，使任脉不固、带脉失约，可致带下病；湿浊内停，夹饮上逆，可致妊娠呕吐。

4. 心的功能失常

心藏神，主血脉；胞脉者属心而络于胞中。若忧思不解、积念在心，暗耗阴血，心血不能下达胞宫，可致月经过少、闭经；心阴不足，心火偏亢上炎，可致经行口糜。

5. 肺的功能失常

肺主气，主肃降。素肺阴虚，经期阴血下注冲任，肺阴愈虚，虚火伤及肺络，可致经行吐衄。

（二）气血失调

1. 气分病机

（1）气虚　素体虚弱，或劳倦过度，或大病久病，均可引起气虚。气虚则冲任不固，可致月经先期、月经过多、崩漏、产后恶露不绝等；气虚则胃气不固，摄纳无权，故乳汁自出；气虚则卫外不固，可出现经行感冒、产后自汗等。

（2）气陷　气虚升举无力而下陷，无力载胎系胞，可致胎漏、胎动不安、子宫脱垂。肝气郁结，气机阻滞，冲任、胞宫、胞脉不畅，可致月经后期、痛经、闭经、经行乳房胀痛；气行不畅，津液停滞，水津不布，可见经行浮肿、子肿。

（3）气滞　引起血瘀，冲任胞脉不通，可致癥瘕、不孕。

（4）气逆　怒则气上，经行冲气旺盛，夹肝气上逆，损伤阳络，可致经行吐衄；孕后冲气偏盛，夹胃气、肺气上逆，胃失和降，引起恶阻，肺失肃降，可致子嗽。

2. 血分病机

（1）血虚　大病、久病之后，经、产耗血失血过多，劳神思虑太过伤脾，或素体脾胃虚弱，化源不足而成血虚。血虚者血海不盈，冲任亏虚，可致月经后期、月经过少、痛经、闭经、妊娠腹痛、胎萎不长、产后身痛、缺乳、不孕症等。

（2）血瘀　气滞、寒凝、热灼、气虚、外伤等均可引起血瘀，瘀血阻滞胞脉、胞络、冲任，使经隧不通，可致月经后期、月经过少、闭经、不孕等；瘀血阻络，气血不通，“不通则痛”，可见痛经、经行头痛、产后腹痛、产后身痛；瘀血阻滞，旧血不去，新血难安，血不归经，可致月经过多、崩漏、恶露不绝等；瘀血与痰饮、湿浊相互胶结于下腹部胞中，可形成癥瘕。

（3）血热　外感热邪，或过服辛辣温燥之品可导致阳盛血热，或素体阴虚内热，热邪与血相互搏结，热扰冲任，血海不宁，迫血妄行，可致月经先期、月经过多、崩漏、胎漏、胎动不安、产后恶露不绝等。

（4）血寒　外感寒邪，或过服寒凉药物、食物，损伤人体阳气；或素体阳虚阴盛，寒邪与血相互搏结，血为寒凝，冲任、胞脉阻滞，可致月经后期、月经过少、痛经、闭经、妊娠腹痛、产后腹痛、产后身痛、不孕症等。

（三）冲、任、督、带损伤

1. 冲任损伤

冲任二脉皆起于胞中，“冲为血海”“十二经脉之海”，能调节十二经的气血；“任主胞胎”，为阴脉之海，与足三阴经均有交会，对人体的阴经有调节作用。天癸对人体的生长、发育与生殖及衰老的影响，主要通过冲任二脉以实施，因此冲任损伤必然导致妇产科诸疾。冲任损伤的主要病机有冲任不足、冲任不固、冲任失调、冲任阻滞、寒凝冲任、热蕴冲任等。

2. 督脉虚损

督脉与肾、心、肝的关系密切，督脉行背，与足太阳相通，“贯脊属肾”，得命火温养“上贯心入喉”，得心火之助又与肝脉“会于巅”，得肝阳以为用。故称督脉为“阳脉之海”，总督诸阳。督脉与任脉同起于胞宫，交会于龈交穴，二脉协同调节人身阴阳脉气的平衡，维持胞宫的生理功能。督脉虚损、阴阳平衡失调可致闭经、崩漏、经断前后诸证、绝经妇女骨质疏松症。

3. 带脉失约

带脉束腰一周，约束诸经。《血证论》指出：“带脉下系胞宫……属于脾经。”从循行路径看，横行之带脉与纵行之冲、任、督间接相通并下系胞宫。带脉的功能主要是健运水湿，提摄子宫，约束诸经。故带脉失约可导致带下病、胎动不安、滑胎、子宫脱垂等。

（四）胞宫、胞脉、胞络受损

胞宫借经络与脏腑相连，与胞脉、胞络协调完成其主月经、胎孕的生理功能，除脏腑功能失常、气血失调、冲任督带损伤可间接影响胞宫的功能，或病邪客于胞宫后，使胞宫或子宫闭塞或阻滞而产生妇产科疾病外，也可由跌仆闪挫、外伤（宫腔手术创伤）、经期不节房事等直接损伤胞宫，引起胎漏、胎动不安、堕胎、小产、月经失调、痛经、闭经、带下病等。或由于子宫形质异常（幼稚子宫、子宫畸形、子宫肌瘤、宫腔术后部分粘连等）影响其生理功能，引发妇产科疾病。

（五）肾-天癸-冲任-胞宫轴

肾-天癸-冲任-胞宫轴，以肾为主导，由天癸调节，通过冲任的通盛、相资，督带的调约，在胞宫主司下由子宫表现出经、带、胎、产的生理活动特点。其中任何一个环节障碍，尤其是“五脏之伤，穷必及肾”时，都会引起生殖轴功能失调，发生崩漏、闭经、不孕症等。所以肾-天癸-冲任-胞宫轴失调是妇产科疾病的主要发病机制。

妇产科疾病的病机是错综复杂的，既有脏腑功能失常和气血失调的病机间接损伤冲任督带、胞宫、胞脉、胞络或生殖轴为病，又有冲任督带、胞宫、胞脉、胞络直接损伤，或肾-天癸-冲任-胞宫轴失调发为妇科病证，这是妇科病区别于其他科疾病的病机特点。同时又要认识到病因与病机之间、各病机之间不是孤立的，而是相互联系、相互影响的。临证时，必须“辨证求因”“审因论治”，“谨守病机，各司其属”，把握该病病因病机的关键所在，才能做出正确的诊断，为论治提供可靠的依据。

第三章　妇产科疾病的治法

妇产科疾病的治疗遵循《黄帝内经》“谨察阴阳所在而调之”的治疗原则，目的在于“以平为期”，恢复机体正常功能。针对妇产科疾病主要的病因病机，调补脏腑、调理气血、调治冲任督带、调养胞宫、调控肾-天癸-冲任-胞宫轴，是中医妇产科学治法的主线。

第一节　内　治　法

治疗妇产科疾病要本着“治病必求于本”的原则，首先要分清先病后病，因他病而致妇产科疾病者，应先治他病；其次要分清标本缓急，“急则治其标，缓则治其本”。临床上应根据不同的病证，结合妇女的生理、病理特点，“虚则补之”“实则泻之”“寒者热之”“热者寒之”，因时、因地、因人确定治疗原则，拟定治疗方法，正确选用药物，以达到最佳疗效。由于妇女血常不足，气常有余，故治疗时要注意时时固护精血。

一、调理脏腑

（一）滋肾补肾

肾为先天之本，主藏精，对天癸的“至”及冲任二脉的通盛有着重要的作用。若肾阳虚衰，或肾阴亏损，或阴阳两虚，则肾气虚惫，精血不充，可致天癸、冲任功能失调，而发生经、带、胎、产诸疾。因此，滋肾补肾是治疗妇产科疾病的常用治疗方法。

1. 补益肾气

若肾气不足，封藏失司，可致月经失调、崩漏、闭经、胎动不安、滑胎、子宫脱垂等，治宜补肾固肾。常用药物有菟丝子、杜仲、巴戟天、覆盆子、益智仁、续断、桑寄生等，代表方如寿胎丸、补肾固冲丸。

2. 温补肾阳

若肾阳不足，命门火衰，可致月经后期、月经过少、痛经、闭经、崩漏、绝经前后诸证、带下病、不孕症等，治宜温补肾阳。常用药物有淫羊藿、补骨脂、巴戟天、鹿角霜、鹿角胶等，代表方如肾气丸、内补丸等。若肾阳不足不能温煦脾土，治宜温肾培脾。可于温肾药中加温脾之药，如高良姜、吴茱萸、干姜等，代表方如健固汤、真武汤等。补阳药多温燥，易耗损阴精，故补阳方中宜少佐益阴之品，使“阳得阴助而生化无穷”。

3. 滋养肾阴

若肾阴不足或肾精亏损可致月经失调、绝经前后诸证、不孕症等。常用药物有熟地黄、山茱萸、枸杞子、首乌、阿胶、龟甲胶、女贞子、墨旱莲等，代表方剂如六味地黄丸、养精种玉汤等。若阴不敛阳，阳失潜藏，阴虚阳亢，可致妊娠期高血压疾病等，治宜滋阴潜阳，于滋阴药中加潜阳之品，如生牡蛎、珍珠母、龟甲、鳖甲等。若肾水不能上济，心肾不交，心火偏亢可致经行口糜、经行失眠、绝经前后诸证等，治宜滋阴降火、交通心肾。常用药有知母、麦冬、五味子、黄连、莲子心、夜交藤等，代表方如黄连阿胶汤等。若肾水不足，虚火上炎，肺失宣润可致经行吐衄、妊娠咳嗽等，治宜滋肾润肺宣气。常用药物有生地黄、知母、玄参、沙参、麦冬、天冬、百合等，代表方如百合固金汤等。若肾水不能涵养肝木，使肝肾不足，冲任损伤，可致崩漏、闭经、痛经、月经不调、滑胎、胎萎不长、不孕、阴痒等，治宜滋肾养肝。可于滋肾药中加养肝之品如当归、白芍、枸杞子、女贞子等，代表方有调肝汤、一贯煎等。滋阴药多滞腻，故在滋肾阴药中宜少佐温阳及运脾化滞之品。

4. 阴阳双补

若肾阴阳俱虚可致崩漏、闭经、绝经前后诸证、滑胎、不孕症等，治宜阴阳双补。上述药物可参合使用，其代表方如归肾丸、二仙汤等。在运用滋肾补肾法中，应始终注意调节肾中阴阳的平衡，正如《景岳全书·妇人规》所说："善补阳者，必于阴中求阳，则阳得阴助而生化无穷；善补阴者，必于阳中求阴，则阴得阳升而泉源不竭。"

（二）疏肝养肝

肝主疏泄、藏血，体阴而用阳，喜条达而恶抑郁。女性有余于气不足于血，若情志不舒，或忿怒伤肝，致肝失条达，疏泄失司，冲任失调，可致经、带、胎、产、杂诸病。因此，疏肝养肝也是妇产科疾病的重要治法之一。

1. 疏肝解郁

若肝郁气滞，疏泄失常，使冲任气血失调可致月经不调、痛经、闭经、经行乳房胀痛、妊娠腹痛、妊娠期高血压疾病、缺乳、不孕症等。常用药物有柴胡、香附、郁金、川楝子、青皮等，代表方如逍遥散、下乳涌泉散。若肝郁气盛，克伐脾土，可致月经不调、崩漏、经行泄泻、妊娠肿胀等，治宜疏肝实脾。常于上述疏肝之品中配伍健脾之药如党参、白术、怀山药、薏苡仁、茯苓等，代表方剂如逍遥丸、痛泻要方。

2. 清肝泻火

若肝郁化火，热扰冲任可致月经不调、崩漏、胎漏等。治宜疏肝清热。常用药物如川楝子、青蒿、牡丹皮、栀子、黄芩等，代表方剂如丹栀逍遥散。若肝经湿热下注冲任，可致经期延长、经间期出血、带下病、阴痒等，治宜清热利湿。常用药如龙胆、野菊花、栀子、黄芩、夏枯草、黄柏等，代表方剂如龙胆泻肝汤、清肝止淋汤。

3. 养血柔肝

若肝阴不足，肝血衰少可致月经不调、闭经、绝经前后诸证等，治宜养血柔肝。常用药物有熟地黄、白芍、当归、制首乌、枸杞子、墨旱莲等，代表方剂如杞菊地黄丸、二至丸。若肝血不足，肝阳上亢，甚至肝风内动而致妊娠眩晕、妊娠痫证、经行头痛、绝经前后诸证等，治宜平肝潜阳，或镇肝息风。于养阴补血药中加平肝之品如赭石、白芍、龙骨、牡蛎、刺蒺藜等，或配伍镇肝息风之品如羚羊角、地龙、钩藤、僵蚕、天麻、龟甲等，代表方剂如天麻钩藤饮、镇肝熄风汤。

（三）健脾和胃

妇人以血为本。脾胃为气血生化之源，而冲脉隶于阳明。妇女脾胃健运，血海充盈，则经候如期，胎孕正常，乳汁充沛。若脾胃失调，影响冲任，则可发生妇产科病证。因此，健脾和胃，资其化源亦为妇产科疾病的重要治法。

1. 健脾益气

若脾胃虚弱，化源不足，血海不盈，可致月经后期、月经过少、闭经、胎漏、胎动不安、胎萎不长、缺乳等，治宜健脾益气。常用药物有人参、党参、白术、黄芪、怀山药，代表方剂如四君子汤等。若脾虚中气下陷，甚或统摄无权，可致月经过多、崩漏、经期延长、胎动不安、子宫脱垂等，治宜补中益气、升阳举陷。常用药物如党参、黄芪、升麻、柴胡、桔梗等，代表方剂如补中益气汤、固本止崩汤。若中阳不振，脾失健运，水湿泛溢，可致经行浮肿、经行泄泻、带下病、妊娠水肿等，宜温补脾胃、升阳除湿。常用药物如茯苓、苍术、白术、薏苡仁、赤小豆、砂仁、大腹皮、车前子、吴茱萸等，代表方剂如理中丸、完带汤。

2. 健脾和胃

若脾胃素弱，胃失和降，或肝旺伐胃，冲气上逆，可致妊娠恶阻，治宜健脾和胃、降逆止呕。代表方剂如香砂六君子汤、苏叶黄连汤。因热而上逆者，宜清热降逆。常用药物如麦冬、石斛、玉竹、沙参、竹茹、黄连等，代表方剂如加味温胆汤。因寒而上逆者，宜温中降逆。常用药物如砂仁、吴茱萸、干姜、苏梗、半夏等，代表方剂如小半夏加茯苓汤、干姜人参半夏汤。

二、调理气血

《灵枢·五音五味》曰："妇人之生，有余于气，不足于血，以其数脱血也。"妇人以血为本，经、孕、产、乳以血为用，女性机体常处于气血相对不平衡状态，形成了致病因素易于侵扰气血的病理特点。因此，调理气血是治疗妇产科疾病的重要法则。调理气血的原则，在于辨清病在气或在血，调气者必佐理血，理血者必兼调气。

（一）理气

气病者有气虚、气陷、气郁、气逆之不同。气虚、气陷可致月经先期、月经过多、崩漏、胎漏、胎动不安、滑胎、恶露不绝、子宫脱垂等，治宜健脾益气，或补脾升陷。常用药物如人参、党参、黄芪、白术、柴胡、升麻、桔梗等，代表方剂如补中益气汤、举元煎。气郁、气逆可致月经后期、月经先后无定期、闭经、痛经、妊娠腹痛、妊娠恶阻、缺乳、癥瘕、不孕症等，治宜理气行滞或顺气降逆。常用理气药如香附、乌药、柴胡、青皮、陈皮、川楝子、小茴香、郁金、佛手等，代表方剂如加味乌药汤、柴胡疏肝散。

（二）调血

血病者有血虚、血瘀、血寒、血热之别。

1. 补血养血

血虚可致月经过少、闭经、妊娠腹痛、胎漏、胎动不安、产后腹痛、产后身痛等，治宜补血养血。常用药物如当归、熟地黄、首乌、阿胶、龙眼肉、山茱萸、鸡血藤、黄精等，代表方剂如四物汤、胶艾汤。

2. 活血化瘀

血瘀冲任，可致月经不调、闭经、崩漏、痛经、异位妊娠、产后腹痛、产后恶露不绝、癥瘕等。治宜活血化瘀、行气活血或破瘀散结。代表方剂如血府逐瘀汤、少腹逐瘀汤等，重在行气活血。常用药物有红花、牛膝、乳香、没药、益母草、王不留行、丹参、泽兰等。

3. 温经活血

实寒或虚寒使经脉凝滞，冲任受阻，可致月经后期、月经过少、闭经、痛经、产后腹痛、恶露不下等，治宜温经活血。常用药如艾叶、乌药、小茴香、吴茱萸、炮姜、肉桂等，代表方剂如温经汤、艾附暖宫丸。

4. 清热凉血

实热或虚热，伏于冲任，血海不宁可致月经先期、月经过多、经期延长、崩漏、胎漏、产后发热、产后恶露不绝等，治宜清热凉血或养阴清热。泻实热用黄芩、黄柏、黄连、栀子、龙胆；清虚热用地骨皮、白薇、银柴胡；凉血用生地黄、牡丹皮、赤芍、紫草等，代表方剂如清经散以清实热为主；两地汤、知柏地黄丸以滋阴清热为主。

5. 气血双补

气血两虚所致的闭经、痛经、胎漏、胎动不安、产后血晕、缺乳，治宜气血双补。代表方剂如八珍汤、人参养荣汤、通乳丹。

（三）清热解毒

外感邪热，蕴结成毒，或气郁、瘀积日久成热，或外感热毒、湿毒，可致崩漏、经期延长、带下病、阴痒、阴疮、盆腔炎性疾病、不孕症等，治宜清热解毒。常用药有金银花、连翘、紫花地丁、野菊花、蒲公英、红藤、败酱草等，代表方剂有五味消毒饮、银甲丸。

（四）利湿除痰

湿性为患，既具有重浊、黏滞，易阻遏气机聚而成痰，致升降失常、经络阻滞的病理特征，又有病程缠绵经久难愈，呈现易于合邪及转化的特点。治宜利湿除痰。湿邪亦有内、外之分，生于内者，多与机体水液代谢活动相关的脏腑功能失常有关，或因气滞而津液环流受阻所致，故祛湿常与健脾、补肾、理气行滞法合用。

若脾虚失运，水湿停滞，阻遏阳气，可致经行泄泻、经行浮肿、妊娠肿胀、带下病等，治宜健脾升阳除湿。常用药如党参、白术、茯苓、怀山药、白扁豆、黄芪等，代表方如完带汤、参苓白术散等。若肾阳衰微，不能温化水湿，上述症状进一步加重，治宜温肾助阳化湿。常用药物如巴戟天、茯苓、附子、肉桂、桂枝、淫羊藿等，代表方剂如四神丸、真武汤。若湿郁化热者，治宜清热利湿。常用药物如茵陈、龙胆、黄柏、茯苓、车前草等，代表方剂如龙胆泻肝汤、萆薢渗湿汤。若脾失健运，痰湿停聚，可致经闭、癥瘕、不孕、带下病等，治宜祛痰化湿。常用薏苡仁、泽泻、猪苓、萆薢、车前子、滑石等渗利水湿，或用胆南星、法半夏、橘皮、苍术、石菖蒲化痰燥湿，代表方剂如苍附导痰丸。

（五）调治冲、任、督、带

冲、任、督三脉皆起于胞中，带脉约束诸经，不仅与女性生理密切相关，而且在妇产科疾病的发病机制中占有重要地位。因此，调治冲、任、督、带应为妇产科疾病的重要治法之一。徐灵胎曰："凡治妇人，必先明冲任之脉……明于冲任之故，则本源洞悉。"目前多以入肝脾肾经药物或调理气血药物来调治冲、任、督、带经脉。

1. 调补冲任

适用于因冲任亏虚或冲任不固所致的月经过多、崩漏、闭经、胎漏、胎动不安、滑胎、产后恶露不绝、不孕症等多种疾病。可选用菟丝子、肉苁蓉、鹿角胶、枸杞子、杜仲、人参、白术、山药、吴茱萸、蛇床子等补冲养冲，龟甲、覆盆子、白果、艾叶、紫河车、阿胶以补任脉。方如固冲汤、补肾固冲丸、鹿角菟丝子丸、大补元煎。

2. 温化冲任

冲任虚寒或寒湿客于冲任，以致月经过少、痛经、带下病、不孕症等，宜温化冲任。药如吴茱萸、肉桂、艾叶、小茴香、细辛、川椒、生姜等，代表方有温冲汤、温经汤、艾附暖宫丸。

3. 清泄冲任

热扰冲任，迫血妄行可致经、孕、产各生理时期中的异常出血，如月经过多、崩漏、胎漏、产后恶露不绝。热邪煎灼，冲任子宫枯涸能引发闭经、不孕。治需清泄冲任，药如牡丹皮、黄柏、黄芩、桑叶、生地黄、知母、地骨皮、马齿苋、蚤休等，代表方有清经散、保阴煎、清热固经汤、清海丸、解毒活血汤。

4. 疏通冲任

寒、热、痰、湿、瘀、郁气犯及冲任，致冲任阻滞，可诱发月经后期、痛经、闭经、难产、产后恶露不绝、癥瘕等证，均当疏通之。择用桂枝、吴茱萸、乌药、牡丹皮、赤芍、苍术、法半夏、生姜、枳壳、川芎、柴胡、香附、王不留行、莪术、桃仁、益母草等。代表方如少腹逐瘀汤、四逆四妙散、苍附导痰丸、桃红四物汤、柴胡疏肝散。

5. 和胃降冲

冲气上逆，既可犯胃致胃失和降，也可与血热相引为乱，引起倒经。治当抑上逆之冲气。药用紫石英、紫苏、法半夏、代赭石、陈皮、竹茹、伏龙肝等，方如小半夏加茯苓汤、紫苏饮。

6. 扶阳温督（温阳补督）

督为阳脉之海，督脉虚寒，胞脉失煦，可引起月经后期、闭经、绝经前后诸证、不孕等，治宜扶阳温督。常用鹿茸、补骨脂、仙茅、淫羊藿、巴戟天、附子、续断，方如二仙汤、右归丸。

7. 健脾束带

带脉失约或纵弛，不能约束诸经，可引起带下病、子宫脱垂等，治当束带摄带。然带脉属脾，故束摄带脉多通过健脾益气或健脾运湿法治之。药如党参、升麻、苍术、白术、茯苓、白果、芡实、莲子、莲须、五倍子等，代表方如完带汤、健固汤、补中益气汤。

（六）调控肾-天癸-冲任-胞宫轴

肾-天癸-冲任-胞宫轴，是中医妇科学有关女性生殖生理的新理论。在月经、妊娠、带下、分娩生理的全过程均发挥着重要作用。此轴中，肾为主导，肾气、天癸共同主宰，通过冲任二脉的通盛，相资为用，由胞宫具体体现其生殖生理功能。因而，在妇产科疾病中，尤其是与月经、妊娠有关的疑难病如崩漏、闭经、早发绝经、卵巢早衰、不孕等，常通过调补脏腑（肾、肝、脾）、调理气血、调治冲任督带、调养胞宫的周期疗法，直接或间接达到调控肾-天癸-冲任-胞宫轴的目的。

按照中医妇科学的基础理论，结合月经周期中在经后期、经间期、经前期、行经期不同时期的肾阴阳转化、消长节律和气血盈亏变化的规律，采取周期性用药的治疗方法。目前各中药周期疗法的应用与药物选择虽不尽相同，但多遵循滋肾养血-补肾活血-调补肾阴肾阳-活血化瘀的序贯立法原则。用药思路在于月经（或阴道出血）后血海空虚，属于在肾气作用下逐渐蓄积精血之期，治法上以滋肾益阴养血为主。经间期为重阴转化期，阴精盛，重阴转阳，冲任气血活动显著，主以活血化瘀以疏通冲任血气，并配合激发兴奋肾阳、补肾活血，使之施泻而促排卵；经前期又为阳长期，阴充阳长，以维持肾阴阳相对平衡状态，治宜阴中求阳，温肾暖宫辅以滋肾益阴之药或佐以疏肝；行经期为重阳转化期，重阳则开，血海满盈而溢下，冲任气血变化急骤，治宜活血调经，冀其推动气血运行，使子宫排经得以通畅。与传统采用“先补后攻”或“三补一攻”法以建立崩漏、闭经的月经周期，治疗思路基本一致。

第二节　外　治　法

外治法是中医治疗学的组成部分之一，也是治疗妇产科疾病的一种常用方法。妇产科疾病的外治法最早记载于马王堆一号汉墓出土的《五十二病方》。汉代张仲景在《伤寒杂病论》中列举了熏、洗、摩、导、坐、针、灸等多种外治法。清代吴师机所著的《理瀹骈文》详细总结了前人运用外治法的经验，并且提出：“外治之理，即内治之理；外治之药，即内治之药，所异者法耳。”外治法一般包括针灸疗法、药物治疗等，其中以针灸的发展最为迅速。

外治法一般在非行经期进行，凡阴道出血或患处出血、溃疡者禁用，妊娠期慎用。外阴熏洗、阴道冲洗等治疗期间应避免性生活，浴具需消毒，必要时应同时治疗性伴侣，以免交叉感染而影响疗效。肛门导入、下腹部敷熨前最好排空直肠和膀胱，以利于病位对药物的吸收及渗透。

一、针灸疗法

针灸学是以中医理论为指导，研究经络、腧穴及刺灸方法，探讨运用针灸防治疾病规律的一门学科，是中医学的重要组成部分。针灸历史悠久，据考证，针灸疗法大约产生于距今七八千年到四千年的新石器时代。

《黄帝内经》对经络有精辟的论述，不但对十二经脉的循行走向、属络脏腑及其所主病证均有明确记载，而且对奇经八脉、十二经别、十五络脉、十二经筋、十二皮部的走向、分布、功能以及与经络系统相关的标本、根结、气街、四海等亦有记述，奠定了针灸学理论体系的基础。

针灸疗法具有适应证广、疗效显著、应用方便、经济安全等优点，数千年来深受广大人民群众的欢迎。世界卫生组织倡导针灸防治疾病，重视针灸的推广和交流，在世界很多国家，尤其是发达国家都开办有针灸教育机构。针灸不仅为人类防治疾病提供了一种有效的医疗方法和手段，而且为世界医学开拓了新的研究领域，并将为人类健康事业和世界医学发展做出更大贡献。

（一）经络学说

经络是经脉和络脉的总称，是人体内运行气血、联络脏腑、沟通内外、贯穿上下的通路。《灵枢·脉度》记载："经脉为里，支而横者为络，络之别者为孙。"经，有路径的含义，经脉贯通上下，沟通内外，是经络系统中的主干，深而在里；络，有网络的含义，络脉是经脉别出的分支，较经脉细小，纵横交错，遍布全身。络脉又包括浮络、孙络，浮而在表，难以计数。

经络内属于脏腑，外络于肢节，沟通于脏腑与体表之间，将人体脏腑组织器官联系成为一个有机的整体；并借以行气血，营阴阳，使人体各部的功能活动得以保持协调和相对的平衡。针灸临床治疗时的辨证归经、循经取穴、针刺补泻等，无不以经络理论为依据。所以《灵枢·经别》说："夫十二经脉者，人之所以生，病之所以成，人之所以治，病之所以起，学之所始，工之所止也。"说明经络对生理、病理、诊断、治疗等方面的重要意义，而为历代医家所重视。

1. 经络的组成

经络系统由经脉、络脉和连属于体表的十二经筋、十二皮部组成，其中经脉包括十二经脉、奇经八脉、十二经别，络脉包括十五络脉和难以计数的浮络、孙络等。

（1）十二经脉　是经络系统的主体，是手三阴经、手三阳经、足三阳经、足三阴经的总称，又称为"正经"。

1）十二经脉的名称：是根据手足、阴阳、脏腑来命名的。首先用手、足将十二经脉分为手六经和足六经。根据中医理论，内属阴，外属阳，脏属阴，腑属阳，因此属于五脏、分布于四肢内侧的经脉为阴经，属于六腑、分布于四肢外侧的经脉为阳经。根据阴阳消长的规律，阴阳又分为三阴（太阴、厥阴、少阴）、三阳（阳明、少阳、太阳）。十二经脉与脏腑有联属的关系，根据经脉联属的脏腑进一步命名，如联属于肺脏的为肺经，联属于大肠腑的为大肠经。根据上述命名规律，十二经脉的名称即为手太阴肺经、手阳明大肠经、足阳明胃经、足太阴脾经、手少阴心经、手太阳小肠经、足太阳膀胱经、足少阴肾经、手厥阴心包经、手少阳三焦经、足少阳胆经、足厥阴肝经。

2）十二经脉表里属络关系：十二经脉在体内与脏腑相联属，脏腑有表里相合的关系，十二经脉之阴经和阳经亦有明确的脏腑属络和表里关系。其中阴经属脏络腑主里，阳经属腑络脏主表。如手太阴肺经属肺络大肠，手阳明大肠经属大肠络肺，足阳明胃经属胃络脾，足太阴脾经属脾络胃，手少阴心经属心络小肠，手太阳小肠经属小肠络心，足太阳膀胱经属膀胱络肾，足少阴肾经属肾络膀胱，手厥阴心包经属心包络三焦，手少阳三焦经属三焦络心包，足少阳胆经属胆络肝，足厥阴肝经属肝络胆。

十二经脉之间存在着表里配对关系。如《素问·血气形志》所载："足太阳与少阴为表里，少阳与厥阴为表里，阳明与太阴为表里，是为足阴阳也。手太阳与少阴为表里，少阳与心主为表里，阳明与太阴为表里，是为手之阴阳也。"互为表里的经脉在生理上有密切联系，病变时会相互影响，治疗时可相互为用。

（2）奇经八脉

1）奇经八脉的命名与特点：奇经八脉指督脉、任脉、冲脉、带脉、阴维脉、阳维脉、阴跷脉、阳跷脉八条经脉，因与十二经脉不同而别道奇行，故称为奇经八脉。

奇经之“奇”含义有二：一指“异”，它们与十二正经不同，既不直属脏腑，除任、督外又无专属穴位和表里配合关系，且“别道奇行”。二指单数，偶之对，因奇经没有表里配合关系。

2）奇经八脉的作用与临床意义：奇经八脉交错地循行分布于十二经之间，具有以下作用（表1-3-1）：

表1-3-1　奇经八脉循行分布和功能

奇经八脉	循行分布概况	功能
任脉	腹、胸、颏下正中	总任六阴经，调节全身阴经经气，故称“阴脉之海”
督脉	腰、背、头面正中	总督六阳经，调节全身阳经经气，故称“阳脉之海”
冲脉	与足少阴经并行，环绕口唇，且与任、督、足阳明经等有联系	涵蓄十二经气血，故称“十二经之海”，又称“血海”
带脉	起于胁下，环腰一周，状如束带	约束纵行躯干的诸条经脉
阴维脉	起于小腿内侧，并足太阴、厥阴上行，至咽喉合于任脉	维系全身阴经
阳维脉	起于足跗外侧，并足少阳经上行，至项后会于督脉	维系全身阳经
阴跷脉	起于足跟内侧，伴足少阴等经上行，至目内眦与阳跷脉会合	调节下肢运动，司寤寐
阳跷脉	起于足跟外侧，伴足太阳等经上行，至目内眦与阴跷脉会合	调节下肢运动，司寤寐

（3）十二经别　是十二经脉别行深入体腔的支脉。由于经别均由十二经脉分出，故其名称也依十二经脉而定，即有手三阴、手三阳经别和足三阴、足三阳经别。

十二经别有加强表里两经联系的作用。阴经经别多走向阳经经别，并与之会合，从而使十二经脉表里两经之间增加了联系。十二经别有加强经脉与脏腑联系的作用。经别进入体腔以后，大多数循行于该经脉所属脏腑，特别是阳经经别全部联系到其本经有关的脏和腑，使体内脏腑的配合以及表里两经在内行部分的联系更加密切，也为临床常用的表里配穴法提供了理论依据。十二经别有加强十二经脉与头部联系的作用，也为手足三阴经中部分穴位能够治疗头面和五官疾病，以及近代发展起来的头针、面针、耳针等奠定了理论基础。

（4）十五络脉　十二经脉和任脉、督脉各自别出一络，加上脾之大络，总计15条，称为十五络脉，分别以其所别出处的腧穴命名。也有“十六络”之说，包括胃之大络，《素问·平人气象论》：“胃之大络，名曰虚里，贯膈络肺，出于左乳下，其动应衣，脉宗气也。”

十五络脉为大络，有统属全身浮络、血络、孙络以渗灌血液、营养周身、贯通营卫的作用。络脉的分布特点，可以使十二经脉气血由线状流行逐渐扩展为网状弥散。十二经的络穴部位，即是各经络脉脉气的汇聚点和枢纽；任络、督络和脾之大络，沟通了腹、背和身侧的经气，输布气血以濡养全身。孙络、浮络纵横交错，网络周身，行于外者为“阳络”，行于内者为“阴络”，内而脏腑，外而五官九窍、四肢百骸，无处不到，输布气血以濡养全身。《灵枢·本脏》记载：“经脉者，所以行血气而营阴阳，濡筋骨，利关节者也。”循行于经脉中的营卫气血，正是通过络脉中布散全身的浮络、孙络而温养、濡润全身，维持人体正常生理功能的。

2. 经络的作用

《灵枢·经脉》记载："经脉者，所以能决死生，处百病，调虚实，不可不通。"说明了经络在生理、病理和疾病的防治等方面的作用。其之所以能决死生，是因为经络具有联系人体内外、运行气血的作用；处百病，是因为经络具有抗御病邪、反映证候的作用；调虚实，是因为刺激经络，有传导感应的作用。

（1）联系脏腑，沟通内外　经络具有联络和沟通作用。人体的五脏六腑、四肢百骸、五官九窍、皮肉筋骨等组织器官通过经络的联系而构成一个有机的整体，完成正常的生理活动。十二经脉及其分支等纵横交错、入里出表、通上达下，联系了脏腑器官，正如《灵枢·海论》所说："夫十二经脉者，内属于腑脏，外络于肢节。"奇经八脉沟通于十二经之间，经筋、皮部联结了肢体筋肉皮肤，从而使人体的各脏腑组织器官有机地联系起来。

（2）运行气血，营养全身　《灵枢·本脏》说："经脉者，所以行血气而营阴阳，濡筋骨，利关节者也。"气血必须通过经络的传注，才能输布全身，以濡润全身各脏腑组织器官，维持机体的正常功能。如营气之和调于五脏，洒陈于六腑，这就为五脏藏精、六腑传化的功能活动提供了物质条件。

（3）抗御病邪，反映病候　《素问·气穴论》说"孙络"能"以溢奇邪，以通营卫"，这是因为孙络的分布范围很广，最先接触到病邪。当疾病侵犯时，孙络和卫气发挥了重要的抗御作用。

经络是外邪内传的渠道，当体表受到病邪侵犯时，可通过经络由表及里、由浅入深，从皮毛腠理内传于脏腑。经络也是病变相互传变的渠道，是脏腑之间、脏腑与体表组织器官之间相互影响的途径。此外，内脏病变可通过经络反映到体表组织器官，如《灵枢·邪客》说："肺心有邪，其气留于两肘；肝有邪，其气留于两腋；脾有邪，其气留于两髀；肾有邪，其气留于两腘。"

（4）传导感应，调和阴阳　针刺中的得气和气行现象都是经络传导感应的功能表现。人身经络之气发于周身腧穴，《灵枢·九针十二原》说："节之交，三百六十五会……所言节者，神气之所游行出入也。"所以针刺操作的关键在于调气，所谓"刺之要，气至而有效"。当经络或内脏功能失调时，通过针灸等刺激体表的一定穴位，经络可以将其治疗性刺激传导到有关的部位和脏腑，从而发挥其调节人体脏腑气血的功能，使阴阳平复，达到治疗疾病的目的。

（二）腧穴学说

腧穴是人体脏腑经络之气输注于体表的特殊部位。人体的腧穴既是疾病的反应点，又是针灸的施术部位。腧穴与经络、脏腑、气血密切相关。经穴均分别归属于各经脉，经脉又隶属于一定的脏腑，故腧穴与经脉、脏腑间形成了不可分割的联系。《灵枢·九针十二原》指出："五脏有疾也，应出十二原。"说明某些腧穴可以在一定程度上反映脏腑的病理状况。临床上，观察腧穴部位的形色变化、按压痛点、扪查阳性反应物等，可辅助诊断。《灵枢·九针十二原》载："欲以微针通其经脉，调其血气，营其逆顺出入之会……"说明针刺腧穴后，通过疏通经脉、调和气血，达到治疗疾病的目的。人体的腧穴总体上可归纳为十四经穴、经外奇穴和阿是穴。

1. 腧穴的主治特点和规律

每一腧穴均有其主治特点，但从总体上分析，腧穴的治疗作用具有一些共同的特点和一定的规律性。

（1）腧穴的主治特点　腧穴的主治特点主要表现在三个方面，即近治作用、远治作用和特殊作用。

1）近治作用：指腧穴具有治疗其所在部位局部及邻近组织、器官病证的作用。这是一切腧穴主治作用所具有的共同的和最基本的特点，是“腧穴所在，主治所在”规律的体现。如眼区周围的睛明、承泣、攒竹、瞳子髎等经穴均能治疗眼疾；胃脘部周围的中脘、建里、梁门等经穴均能治疗胃痛；阿是穴均可治疗所在部位局部的病痛等。

2）远治作用：指腧穴具有治疗其远隔部位的脏腑、组织器官病证的作用。腧穴不仅能治疗局部病证，而且还有远治作用。十四经穴，尤其是十二经脉中位于四肢肘膝关节以下的经穴，远治作用尤为突出，如合谷穴不仅能治疗手部的局部病证，还能治疗本经所过处的颈部和头面部病证，这是“经脉所过，主治所及”规律的体现。

3）特殊作用：指有些腧穴具有双向良性调整作用和相对特异的治疗作用。所谓双向良性调整作用，是指同一腧穴对机体不同的病理状态，可以起到两种相反而有效的治疗作用。如腹泻时针天枢穴可止泻，便秘时针天枢穴可通便；内关可治心动过缓，又可治心动过速。又如实验证明，针刺足三里穴既可使原来处于弛缓状态或处于较低兴奋状态的胃运动加强，又可使原来处于紧张或收缩亢进状态的胃运动减弱。此外，腧穴的治疗作用还具有相对的特异性，如大椎穴退热、至阴穴矫正胎位、阑尾穴治疗阑尾炎等。特定穴更是腧穴相对特异治疗作用的集中体现。

（2）腧穴的主治规律　腧穴（主要指十四经穴）的主治呈现出一定的规律性，主要有分经主治和分部主治两大规律。大体上，四肢部经穴以分经主治为主，头身部经穴以分部主治为主。

1）分经主治：是指某一经脉所属的经穴均可治疗该经循行部位及其相应脏腑的病证。古代医家在论述针灸治疗时，往往只选取有关经脉而不列举具体穴名，即所谓“定经不定穴”。如《灵枢·杂病》记载：“齿痛，不恶清饮，取足阳明；恶清饮，取手阳明。”实践表明，同一经脉的不同经穴，可以治疗本经相同病证。根据腧穴的分经主治规律，后世医家在针灸治疗上有“宁失其穴，勿失其经”之说。

另外，手三阳、手三阴、足三阳、足三阴、任脉和督脉经穴既具有各自的分经主治规律，同时又在某些主治上有共同点。如任脉穴有回阳、固脱及强壮作用，督脉穴可治中风、昏迷、热病、头面病，且两经腧穴均可治疗妇科病、神志病、脏腑病。

2）分部主治：是指处于身体某一部位的腧穴均可治疗该部位及某类病证。腧穴的分部主治与腧穴的位置特点关系密切，如位于头面、颈项部的腧穴，以治疗头面五官及颈项部病证为主，后头区及项区腧穴又可治疗神志病，躯干部腧穴均可治疗相应、邻近脏腑疾病等。

2. 特定穴

特定穴是指十四经穴中具有特殊治疗作用，并按特定称号归类的腧穴。可分为 10 类，即主要分布在四肢肘膝关节以下的五输穴、原穴、络穴、郄穴、下合穴、八脉交会穴，在背腰和胸腹部的背俞穴、募穴，在四肢、躯干部的八会穴，以及全身经脉的交会穴。

3. 腧穴的定位方法

取穴是否准确，直接影响针灸的疗效。因此，针灸治疗，强调准确取穴。《灵枢·邪气脏腑病形》指出："刺此者，必中气穴，无中肉节。"《备急千金要方》亦载："灸时孔穴不正，无益于事，徒破好肉耳。"为了准确取穴，必须掌握好腧穴的定位方法。

腧穴定位的描述采用标准解剖学体位，即身体直立，两眼平视前方，两足并拢，足尖向前，上肢下垂于躯干两侧，掌心向前。常用的腧穴定位方法有以下三种。

（1）体表解剖标志定位法　是以人体解剖学的各种体表标志为依据来确定腧穴定位的方法。体表解剖标志，可分为固定标志和活动标志两种。

（2）骨度折量定位法　是指以体表骨节为主要标志折量全身各部的长度和宽度，定出分寸，用于腧穴定位的方法。即以《灵枢·骨度》规定的人体各部的分寸为基础，结合后世医家创用的折量分寸（将设定的两骨节点之间的长度折量为一定的等份，每1等份为1寸，10等份为1尺），作为定穴的依据（图1-3-1）。

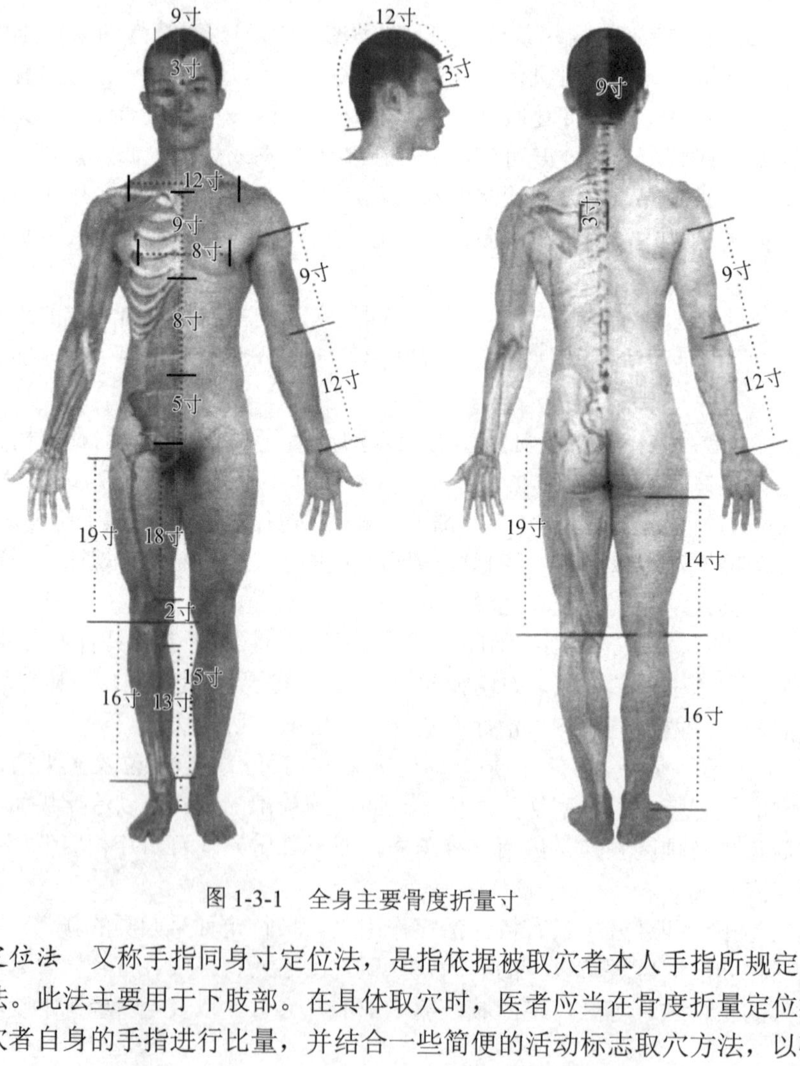

图1-3-1　全身主要骨度折量寸

（3）指寸定位法　又称手指同身寸定位法，是指依据被取穴者本人手指所规定的分寸以量取腧穴的方法。此法主要用于下肢部。在具体取穴时，医者应当在骨度折量定位法的基础上，参照被取穴者自身的手指进行比量，并结合一些简便的活动标志取穴方法，以确定腧穴的准确位置。

1）中指同身寸：以被取穴者的中指中节桡侧两端纹头（拇指、中指屈曲成环形）之间的距离作为 1 寸（图 1-3-2）。

2）拇指同身寸：以被取穴者拇指的指间关节的宽度作为 1 寸（图 1-3-3）。

3）横指同身寸：被取穴者手四指并拢，以其中指中节横纹为准，其四指的宽度作为 3 寸（图 1-3-4）。四指相并名曰“一夫”，用横指同身寸法量取腧穴，又名“一夫法”。

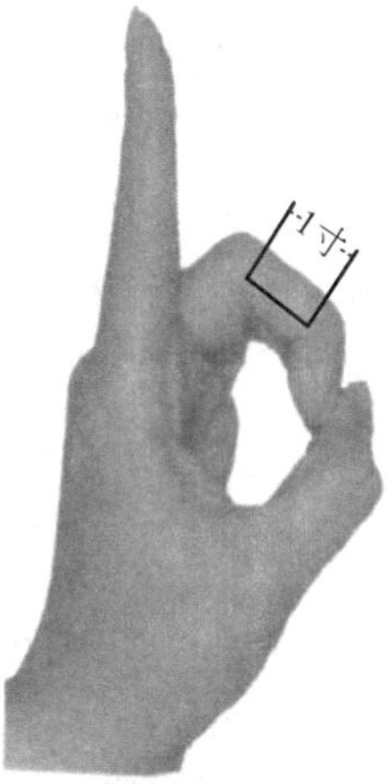

图 1-3-2　中指同身寸

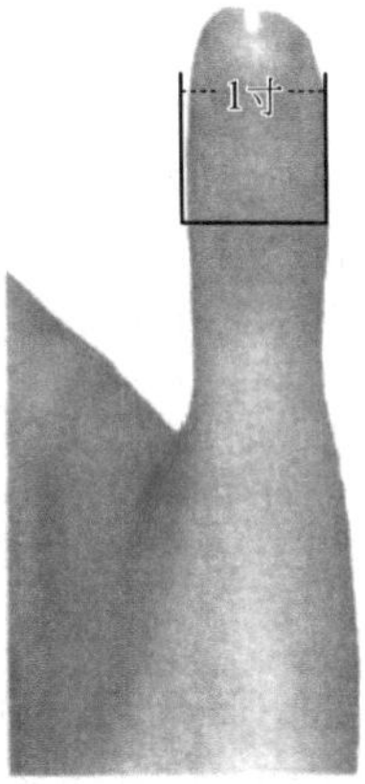

图 1-3-3　拇指同身寸

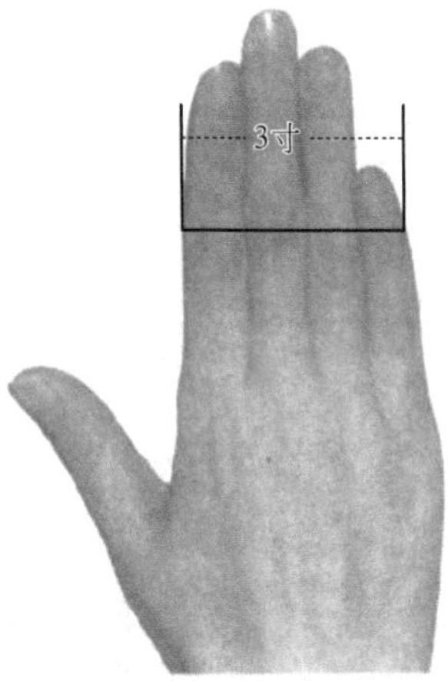

图 1-3-4　横指同身寸

（三）针灸疗法在妇科疾病中的应用

妇科学是针灸学的重要组成部分，是我们伟大祖国宝贵的医学财富。多少年来针灸妇科学为人类的繁衍发展及广大妇女的健康做出了巨大的贡献。

1. 针灸妇科学简史

针灸治疗妇科疾病历史悠久，《史记·扁鹊仓公列传》记载：“扁鹊名闻天下，过邯郸，闻贵妇人，即为带下医。”所谓“带下医”就是妇产科医生，可见早在战国时代我国便有了妇科专业医生。扁鹊是一位医术高超特别擅长针灸的医生，那么扁鹊使用针灸治疗妇科疾患也就不言而喻了。针灸治疗妇科疾患在战国时代已开始应用。《三国志·华佗传》中也记载了华佗使用针灸配合中药正确处理李将军之妻双胞胎第二胎胎死不下的病例。

《黄帝内经》一书叙述了针灸治疗妇科疾病的原则和方法，在《灵枢·经脉》中说：“肝足厥阴之脉……是动则病，腰痛不可以俯仰，丈夫㿗疝，妇人少腹肿，……为此诸病，盛则泻之，虚则补之，热则疾之，寒则留之，陷下则灸之，不盛不虚，以经取之。”《灵枢·热病》还说：“男子如蛊，女子如怚，身体腰脊如解，不欲饮食，先取涌泉见血，视跗上盛者，尽见血也。”《黄帝内经》中对于妇科的论述为后世的针灸妇科学奠定了理论基础，为针灸治疗妇科疾病提出了指导原则。

西汉末的《黄帝明堂经》提出可以治疗妇科疾病的腧穴有四十三个，如“中渚在第三空侠脊陷者中，刺入二寸，留十呼灸三壮，主女子赤淫时白气隆，月事少”。书中列举的十九种腧穴可治疗妇科疾患，如月事少，血不通、绝子、胎衣不出等，扩大了针灸妇科的治疗范围。

晋代王叔和的《脉经》第九卷里记载了妇女妊娠、产后、带下、月经及妇女杂病的脉象和辨证，如“尺脉滑，血气实，妇女经脉不利宜服螵蛸大黄汤下去经血，针关元泻之”“左手关后尺中阳绝者，无膀胱脉者，苦逆冷，妇人月经不调，五月则闭，刺足少阴经，治在足内踝下动脉即太溪穴也”“右手关后尺中阳绝者，无子户脉也，苦足逆寒绝产，带下无子，阴中寒，刺足少阴经治阴”。王叔和将病人的脉象与病症相结合并取之相应的腧穴，从而达到治疗目的，这种脉、证、治相结合的方法提高了针灸对于妇科病的治疗效果。皇甫谧的《针灸甲乙经》叙述了五十三种妇科疾病的针灸治疗方法，如“诊女子手少阴脉动甚者，妊子也，乳子而病热脉悬小，手足温则生，寒则死”“乳子下赤白，腰俞主之”“绝子灸脐中，令有子”“女子阴中寒，归来主之”“妇人淋漓，阴挺出，四肢淫泺，心闷，照海主之”。《针灸甲乙经》第一次使针灸妇科独立成篇，说明针灸妇科学自起源到晋代已逐步向专科发展。

唐代是我国经济繁荣发展的时代，医学在此阶段也得到了更进一步的提高发展。孙思邈的《备急千金要方》列妇人三卷，对妇人的经带胎产诸疾论述详细，其中针灸治疗方法就有七十余种，并且在内容中有很大一部分是继承前人的经验并加以发挥的，如“难产针两肩并入一寸泻之，须臾即分娩”“催生难产及死胎，刺太冲八分百息，合谷并补之”。孙思邈在《备急千金要方》中根据妇人的妊娠生理提出了妊娠妇女针灸时的注意事项，如“妊娠一月足厥阴脉养，二月足少阳脉养，三月手心主脉养，四月手少阳脉养，五月足太阳脉养，六月足阳明脉养，七月手太阳脉养，八月手阳明脉养，九月足少阳脉养，凡逐月养胎之脉当其时俱不可针灸”。孙思邈的这段论述使针灸在妇科疾病的治疗中更加科学化，从而也保证了妊娠妇女的安全与健康。孙思邈的《千金翼方》讲述了四十五种妇科疾病的针灸治疗方法，如“妇人下血泄痢赤白漏血，灸足太阴五十壮。在内踝上三寸百壮，主腹中寒”“产后汗出不止灸太冲，急补之”。孙思邈的医学理论促进了针灸妇科学的发展。

宋代陈自明的《妇人大全良方》讲述了妇科的生理、病理、病证和治疗方法，是一部内容丰富并具有总结性的妇科专著，书中谈及一些针灸治疗方法，如“妇人伤寒伤风发热，经水适来，昼则安静，暮则谵语有如狂状，此为血入血室，治者无犯胃气及上二焦，宜服小柴胡汤，若脉迟身凉当刺期门穴，针下满五吸，停针良久徐徐出针，凡针期门穴必泻勿补，肥人二寸，瘦人寸半也”“夫肺主气而禀于胃，盖产后脾胃伤损，风冷所搏故呃噫也，急灸期门三壮必愈，此穴乃胃之大络”。陈自明继承了张仲景《金匮要略》中的理论并在此基础上对于针刺手法、验穴特点及操作原则加以补充说明，对针灸妇科学的发展产生了一定的影响。

明代，我国医学继承了宋、金元的各家理论和经验并加总结和提高，在此期间出现了不少内容比较系统而详尽的妇产科专著，对于妇科疾病的针灸治疗都作了介绍说明。朱橚的《普济方》专列妇科一门，并且在针灸门中大量叙述前人的针灸治疗经验，书中讲述了十二种妇科病的二百余种针灸治疗方法。如“治漏下赤白及腹大坚，食不化，面色苍，穴天枢”“治恶露不止，穴气海、中都”。杨继洲的《针灸大成》叙述了三十一种妇科病的针灸方法，如“月经过时不止，隐白”“女子月事不来，面黄干呕，妊娠不成，曲池、支沟、三里、三阴交”“妇女赤白带下，气海、中极、白环俞、肾俞。问曰：此症从何而得？答曰：皆因不惜身体，恣意房事伤精血或经行与男子交感内不纳精，遗下白水变成赤白带下，宜刺后穴气海、三阴交，阴交补多泻少”。针灸妇科学在明代已趋成熟并发展成为一门较系统的学科。

清代针灸妇科学虽无明显的发展，但积累了许多宝贵的经验，如吴亦鼎的《神灸经论》

在前人的基础上专述灸法，讲述了二十四种治疗妇科病的方法。吴谦的《医宗金鉴》介绍了针灸治疗妇科病的方法，如："针子产穴歌，子户能刺衣不下，更治子死在腹中，穴在关元右二寸，下针二寸立时生"。廖润鸿的《针灸集成》说："妇人经水无期而来者血虚有热也，经水将来作痛者血实气滞也；经候过多色瘀黑甚呼吸小气脐腹极寒，汗出如雨任脉虚衰风令客乘胞中不能固之致，关元穴百壮""卷汗阴痛，下髎、中髎、太冲、独阴""阴中干痛恶合阴阳，骨肾五十壮"。

近代针灸学家承淡安先生为振兴针灸学术做出了很大贡献，被誉为中国针灸事业的复兴者与传播者。新中国成立后，政府高度重视中医针灸事业的发展，制定政策法规，采取得力措施，促进针灸学的普及和提高。20 世纪 50 年代，卫生部发布《中医师暂行条例》，在全国各地建立中医医院（内设针灸科），成立针灸研究机构，整理出版古医书（包括古代针灸专著），开展针灸文献、临床研究和针灸作用机制的实验研究。至 2020 年底，已颁布 22 项针灸技术操作国家标准。在针灸基础研究上，尤其是在针灸作用机制、针刺镇痛、针刺麻醉原理的研究方面取得了举世公认的成果。针灸在妇产科主要用于治疗盆腔炎性疾病、痛症、月经不调、不孕症、子宫脱垂、外阴色素减退性疾病、胎位不正、子宫收缩乏力、产后宫缩痛、产后尿潴留、缺乳等疾病。

2. 针灸治疗妇科疾病取穴原则和方法

女性具有特殊的病理生理特点，因此针灸治疗的取穴原则和方法与其他内科疾病不同。

（1）取穴原则　针灸治疗妇科疾病的取穴原则，是依据中医辨证所定。中医辨证，是通过四诊搜集资料，分析病因病机以找出病位、确定病性，然后确立证型，做出诊断。取穴原则，是根据病位局部取穴和远端配穴，根据证型辨证取穴，根据诊断对症取穴，根据病性选用不同补泻手法。

（2）取穴方法

1）局部取穴：根据腧穴的主治功能取穴。妇人月经病、带下病、妊娠病、产后病及杂病之病变部位多在胞宫，因此局部取穴多取下腹部及腰骶部近于胞宫的腧穴，如治疗痛经常取中极、次髎，中极为任脉经穴、膀胱之募穴，胞宫位于膀胱之后，故中极内应胞宫；痛经多伴有腰骶酸痛，次髎位于腰骶部，局部取此二穴，可疏通气血以止腹痛。

2）远端取穴：根据"经络所过，主治所及"的理论，在远离病变部位的相关经脉上取穴。如治疗痛经常取足三里、太冲，足三里为足阳明经之合穴，足阳明经行于腹部；太冲为足厥阴经之原穴，足厥阴经行于少腹部。远端取此二穴，可疏调经气以止腹痛。

3）辨证取穴：根据中医理论对疾病进行辨证后，结合腧穴功能主治提出的取穴方法。妇人以血为本，脏腑中肝藏血，脾生血、统血，肾藏精，精化血，三脏与血密切相关。三脏功能失常，均可引起气血失调，而致妇科疾病。故临床治疗妇科病常从疏肝、健脾、补肾及调和气血辨证取穴着手。①疏肝：疏肝解郁（适用于肝气郁结），常取太冲、内关、期门；疏肝清热（适用于肝郁化热），常取太冲、行间、侠溪；养血柔肝（适用于肝血不足），常取肝俞、膈俞、期门；育阴潜阳（适用于肝阳上亢），常取太冲、风池、太阳；镇肝息风（适用于肝风内动），常取太溪、人中、四关。②健脾：补益脾胃（适用于脾胃虚弱、化源不足），常取脾俞、胃俞、足三里；补中益气（适用于脾胃虚弱、中气不足者），常取脾俞、百会、气海；健脾除湿（适用于脾虚湿盛、健运失职），常取脾俞、三阴交、阴陵泉；和胃降逆（适用于脾胃不和、胃气上逆），常取中脘、内关、足三里。③补肾：补益肾气（适用于肾气虚），常取肾俞、太溪、气海；滋补肾阴（适用于肾阴虚），常取太溪、复溜、照海；温肾助阳（适用于肾阳虚），常取命门、大赫、关元；阴阳双补（适用于肾阴肾阳俱虚），将补肾阴穴与补肾阳穴配合应用。④调和气血：补气升阳（适用于气虚、气陷），常取足三里、气海、百会；行气理气（适用于气郁、气滞、气逆），常取太冲、内关、中脘；补血养血（适用于血虚），常取脾俞、肠俞、血海；活血化瘀（适用于血瘀），常取归来、地机、血海；温经散寒（适用于血寒），常取关元、大赫、命门；清热凉血（适用血热），常取合谷、大椎、曲池。如治疗痛经，在局部取穴和远端取穴的基础上辨证取穴，气滞血瘀证加太冲、血海，寒凝胞中证加水道、命门，湿热下注证加阴陵泉、委阳，气血虚弱证加脾俞、足三里，肝肾亏损证加肝俞、肾俞。

4）对症取穴：根据主要症状取穴的方法。妇科疾病大致表现为四大症状：①阴道出血：常取合阳、隐白、中都、交信、脾俞。②带下异常：常取带脉、五枢、维道、中极、次髎、阴廉、白环俞。③小腹部、少腹部疼痛：常取中极、曲骨、关元、足三里、公孙。④小腹部肿块：常取腹结、府舍、中极、归来、曲骨。如治疗痛经，对症取穴可选中极，中极又为局部取穴。故对症取穴包括局部取穴、远端取穴和辨证取穴，无明显规律可循，实为古人经验的总结。

5）补泻手法：针对病性的虚、实、寒、热，依据“虚则补之”“实则泻之”“寒者热之”“热者寒之”等治疗大法，选用不同的刺灸手法。

二、药物治疗

1. 熏洗、坐浴法

将药物煮沸 20～30 分钟，煎汤至 1000～2000mL，趁热先熏后洗患部，待药水温度适中后改为坐浴，达到对患部清热、消肿、止痛、止痒、改善局部循环等目的。常选用清热解毒、除湿杀虫等药物，如蒲公英、土茯苓、黄柏、白花蛇舌草、野菊花、苦参、百部、蛇床子、艾叶等。适用于治疗外阴病变，如外阴阴道炎、外阴瘙痒等。每日 1 剂，煎 2 次，分早晚熏洗，每次约 20 分钟。外阴破损者不宜应用，经期应停用，孕期应禁用。

2. 冲洗法

用药液直接冲洗外阴、阴道可起到迅速清除菌虫的作用，适用于阴道炎、宫颈炎和阴式手术前的准备。常用的药物有 1∶5000 的高锰酸钾液、1%乳酸溶液、3%碳酸氢钠溶液、中成药溶液或中药煎液。经期应停用，孕期应禁用。

3. 纳药法

将药物置于阴道穹隆内或子宫颈表面可达到止痒、清热、除湿、杀虫、拔毒、化腐生肌等目的。常用于各种阴道炎、子宫颈炎等。常用的剂型有片剂、粉剂、栓剂、膏剂、涂剂、胶囊等。纳药前先行阴道冲洗。涂剂、粉剂、膏剂及子宫颈局部上药均应由医务人员按操作规程进行，其他剂型可指导患者自行使用。禁忌证同冲洗法。

4. 敷贴法

将药物制成膏剂、散剂、糊剂等，直接敷贴于患处可起到解毒、消肿、止痛或拔脓生肌等作用。常用于外阴肿痛、盆腔炎性疾病及回乳等。经期应停用，孕期应禁用。

5. 保留灌肠

将药物浓煎至 100～150mL，通过肛管注入直肠内（深 10～15cm），药物经过直肠黏膜吸收可达到治疗目的。常用于盆腔炎性疾病、盆腔淤血综合征、陈旧性异位妊娠等。药温 37℃左右，每日 1 次，在排空大便后进行，灌肠后药液需保留 30 分钟以上。经期应停用，孕期应禁用。

6. 宫腔注药法

宫腔注药法是指将药液经导管注入宫腔及输卵管腔内的方法。适用于子宫内膜炎、输卵管炎、输卵管阻塞等。可根据病情选用抗生素类、透明质酸酶、地塞米松或中药注射剂等以达到消炎、促使组织粘连松解和改善局部血液循环等目的。在月经干净 3～7 日内进行，有阴道流血或急性炎症者禁用。

第四章　妇产科常用针灸穴位

第一节　常用穴位解析

妇产科疾病有着自身特殊性，临床用穴也有自身的规律性，根据妇产科针灸学选穴原理，合理进行经络腧穴选穴配穴，临床治疗有事半功倍之效。

从古代医籍探究选穴规律，在治疗选穴方面，《针灸甲乙经》载9条经脉48个经穴，《千金方》载用穴56个（含经外奇穴18个），《针灸资生经》载11条经脉69个经穴，《针灸大成》载14条经脉81个经穴，至清代所用腧穴已发展到131个，遍及十四经脉，主要以冲脉及其交会腧穴、任脉、督脉、肾经、脾经、胃经、膀胱经、肝经为常用。

在近代针灸史上治疗妇产科疾病选穴在古代用穴基础上有所变化，现代针灸临床治疗妇产科疾病选穴有以下规律：一般主要从任脉、脾经、膀胱经、胃经选穴；常用三阴交；临床以特定穴为主，常以五输穴（如井穴中至阴、隐白、大敦、涌泉等，合穴中足三里、阴陵泉、阴谷、曲泉等）、俞募穴（中极、关元、肾俞、脾俞）、交会穴（奇经与足三阴经之交会穴、八脉交会穴）为常用；从取穴部位来看以下肢、小腹部、腰部穴位（循经取穴为主）为常用，配穴以远近配穴为主；若单穴用方以远端取穴为主。

一、冲脉及其交会腧穴

（一）经脉循行

冲脉，起于小腹内，下出于会阴部，向上行于脊柱内；其外行者经气冲与足少阴经交会，沿腹部两侧上行，至胸中而散，继而上达咽喉，环绕口唇。

（二）主要病候

月经失调、不孕等妇科病证及腹痛里急、气逆上冲等。

（三）交会腧穴

会阴、阴交（任脉），气冲（足阳明胃经），横骨、大赫、气穴、四满、中注、肓俞、商曲、石关、阴都、腹通谷、幽门（足少阴肾经）。

二、任脉

（一）经脉循行

起于小腹内，下出于会阴部，向前上行于阴毛部，循腹沿前正中线上行，经关元等穴至咽喉，再上行环绕口唇，经面部进入目眶下，联系于目。

（二）主要病候

月经不调、疝气、带下、腹中结块等症。

（三）主治概要

（1）妇科病、前阴病　月经不调，痛经，崩漏，带下，遗精，阳痿，小便不利，遗尿等。
（2）脏腑病　腹部、胸部相关内脏病。
（3）颈及面口病　瘿气，梅核气，咽喉肿痛，暴喑，口歪，齿痛等。
（4）神志病　癫痫，失眠等。
（5）虚证　部分腧穴有强壮作用，主治虚劳、虚脱等证。

（四）妇科相关腧穴

1. 会阴

【定位】在会阴区，男性在阴囊根部与肛门连线的中点；女性在唇后连合与肛门连线的中点。

【解剖】在海绵体的中央，有会阴浅、深横肌；有会阴动、静脉分支；布有会阴神经的分支。

【主治】①溺水窒息、昏迷、癫狂痫等急危症、神志病；②小便不利、遗尿、遗精、阴痛、阴痒、脱肛、阴挺、痔疮等前后二阴疾患。

【操作】直刺 0.5～1 寸；孕妇慎用。

2. 曲骨

【定位】在下腹部，耻骨联合上缘，前正中线上。

【解剖】在腹白线上，有腹壁下动脉及闭孔动脉的分支；布有髂腹下神经的分支。

【主治】①小便不利、遗尿等前阴病；②遗精、阳痿、阴囊湿痒等男科病；③月经不调、痛经。

【操作】直刺 1～1.5 寸，需排尿后进行针刺；孕妇慎用。

3. 中极　膀胱之募穴

【定位】在下腹部，脐中下 4 寸，前正中线上。

【解剖】在腹白线上，有腹壁浅动、静脉分支和腹壁下动、静脉分支；布有髂腹下神经的前皮支；深部为乙状结肠。

【主治】①遗尿、小便不利、癃闭等前阴病；②遗精、阳痿、不育等男科病证；③月经不调、崩漏、阴挺、阴痒、不孕、产后恶露不尽、带下等妇科病。

【操作】直刺 1～1.5 寸，需排尿后进行针刺；孕妇慎用。

4. 关元　小肠之募穴

【定位】在下腹部，脐中下 3 寸，前正中线上。

【解剖】在腹白线上，有腹壁浅动、静脉分支和腹壁下动、静脉分支；布有第 12 胸神经前支的分支；深部为小肠。

【主治】①中风脱证、虚劳冷惫、羸瘦无力等元气虚损病证；②少腹疼痛，疝气；③腹泻、痢疾、脱肛、便血等肠腑病证；④五淋、尿血、尿闭、尿频等前阴病；⑤遗精、阳痿、早泄、白浊等男科病；⑥月经不调、痛经、闭经、崩漏、带下、阴挺、恶露不尽、胞衣不下等妇科病；⑦保健灸常用穴。

【操作】直刺 1～1.5 寸，需排尿后进行针刺；多用灸法。孕妇慎用。

5. 石门　三焦之募穴

【定位】在下腹部，脐中下 2 寸，前正中线上。

【解剖】在腹白线上，有腹壁浅动、静脉分支和腹壁下动、静脉分支；布有第 11 肋间神经前皮支的内侧支；深部为小肠。

【主治】①腹胀、腹泻、痢疾、绕脐疼痛等肠腑病证；②奔豚气，疝气；③水肿，小便不利；④遗精、阳痿等男科病；⑤闭经、带下、崩漏、产后恶露不尽等妇科病证。

【操作】直刺 1～1.5 寸；孕妇慎用。

6. 气海

【定位】在下腹部，脐中下 1.5 寸，前正中线上。

【解剖】在腹白线上，有腹壁浅动、静脉分支和腹壁下动、静脉分支；布有第 11 肋间神经前皮支的内侧支；深部为小肠。

【主治】①虚脱、形体羸瘦、脏气衰惫、乏力等气虚病证；②水谷不化、绕脐疼痛、腹泻、痢疾、便秘等肠腑病证；③小便不利、遗尿等前阴病证；④遗精，阳痿；⑤疝气，少腹痛；⑥月经不调、痛经、闭经、崩漏、带下、阴挺、产后恶露不尽、胞衣不下等妇科病；⑦保健灸常用穴。

【操作】直刺 1～1.5 寸；多用灸法。孕妇慎用。

7. 阴交

【定位】在下腹部，脐中下 1 寸，前正中线上。

【解剖】在腹白线上，有腹壁浅动、静脉分支和腹壁下动、静脉分支；布有第 10 肋间神经前皮支的内侧支；深部为小肠。

【主治】①腹痛，疝气；②水肿，小便不利；③月经不调、崩漏、带下等妇科病证。

【操作】直刺 1～1.5 寸。孕妇慎用。

8. 神阙

【定位】在脐区，脐中央。

【解剖】在脐窝正中；有腹壁下动、静脉；布有第 10 肋间神经前皮支的内侧支；深部为小肠。

【主治】①虚脱、中风脱证等元阳暴脱；②腹痛、腹胀、腹泻、痢疾、便秘、脱肛等肠腑病证；③水肿，小便不利；④保健灸常用穴。

【操作】一般不针，多用艾条灸或艾炷隔盐灸法。

三、督脉及其腧穴

（一）经脉循行

督脉，起于小腹内，下行于会阴部，向后从尾骨端上行脊柱的内部，上达项后风府，进入脑内，上行至巅顶，沿前额下行鼻柱，止于上唇系带处。

（二）主要病候

脊柱强痛，角弓反张等症。

（三）主治概要

（1）脏腑病　五脏六腑相关病证。
（2）神志病，热病　失眠，健忘，癫痫，昏迷，发热，中暑，惊厥等。
（3）头面五官病　头痛，眩晕，口、齿、鼻、目等疾患。
（4）经脉循行部位的其他病证　头项、脊背、腰骶疼痛，下肢痿痹等。

（四）妇科相关腧穴

1. 腰俞

【定位】在骶区，正对骶管裂孔，后正中线上。

【解剖】在骶后韧带、腰背筋膜中；有骶中动、静脉后支，棘间静脉丛；布有尾神经分支。

【主治】①月经不调、闭经等月经病；②腰脊强痛，下肢痿痹；③痫证；④腹泻、痢疾、便血、便秘、痔疮、脱肛等肠腑病证。

【操作】向上斜刺 0.5～1 寸。

2. 腰阳关

【定位】在脊柱区，第 4 腰椎棘突下凹陷中，后正中线上。

【解剖】在腰背筋膜、棘上韧带及棘间韧带中；有腰动脉后支、棘间皮下静脉丛；布有腰神经后支的内侧支。

【主治】①腰骶疼痛，下肢痿痹；②月经不调、赤白带下等妇科病证；③遗精、阳痿等男科病证。

【操作】直刺或向上斜刺 0.5～1 寸。多用灸法。

3. 命门

【定位】在脊柱区，第 2 腰椎棘突下凹陷中，后正中线上。

【解剖】在腰背筋膜、棘上韧带及棘间韧带中；有腰动脉后支和棘间皮下静脉丛；布有腰神经后支的内侧支。

【主治】①腰脊强痛，下肢痿痹；②月经不调、赤白带下、痛经、闭经、不孕等妇科病证；③遗精、阳痿、精冷不育、小便频数等男子肾阳不足病证；④小腹冷痛，腹泻。

【操作】直刺或向上斜刺 0.5～1 寸。多用灸法。

四、足少阴肾经

（一）经脉循行

足少阴肾经，起于足小趾下，斜走足心，行舟骨粗隆下，经内踝的后方，向下进入足跟中，沿小腿内侧上行，经腘窝内侧，沿大腿内侧后缘上行，贯脊柱，属于肾，络于膀胱。其直行支脉，从肾脏向上经过肝、膈，进入肺脏，沿着喉咙，夹舌根旁另一支脉，从肺分出，联络心，流注于胸中。

（二）主要病候

咯血，气喘，舌干，咽喉肿痛，水肿，大便秘结，泄泻，腰痛，脊股内后侧痛，痿弱无力，足心热等症。

（三）主治概要

（1）头和五官病证　头痛，目眩，咽喉肿痛，齿痛，耳聋，耳鸣等。
（2）妇科病，前阴病　月经不调，遗精，阳痿，小便频数等。
（3）经脉循行部位的其他病证　下肢厥冷，内踝肿痛等。

（四）妇科相关腧穴

1. 然谷　荥穴

【定位】在足内侧，足舟骨粗隆下方，赤白肉际处。

【解剖】有足大趾外展肌，有跖内侧动脉及跗内侧动脉分支；布有小腿内侧皮神经末支及足底内侧神经。

【主治】①月经不调、阴挺、阴痒、白浊等妇科病证；②遗精、阳痿、小便不利等泌尿生殖系统疾患；③咯血，咽喉肿痛；④消渴；⑤下肢痿痹，足跗痛；⑥小儿脐风，口噤；⑦腹泻。

【操作】直刺 0.5～1 寸。

2. 太溪　输穴；原穴

【定位】在足踝区，内踝尖与跟腱之间凹陷中。

【解剖】有胫后动、静脉分布；布有小腿内侧皮神经、胫神经。

【主治】①头痛、目眩、失眠、健忘、遗精、阳痿等肾虚证；②咽喉肿痛、齿痛、耳鸣、耳聋等阴虚性五官病证；③咳嗽、气喘、咯血、胸痛等肺系疾患；④消渴，小便频数，便秘；⑤月经不调；⑥腰脊痛，下肢厥冷，内踝肿痛。

【操作】直刺 0.5～1 寸。

3. 大钟　络穴

【定位】在跟区，内踝后下方，跟骨上缘，跟腱附着部前缘凹陷中。

【解剖】有胫后动脉跟内侧支；布有小腿内侧皮神经及胫神经的跟骨内侧神经。

【主治】①痴呆；②癃闭，遗尿，便秘；③月经不调；④咯血，气喘；⑤腰脊强痛，足跟痛。

【操作】直刺 0.3～0.5 寸。

4. 水泉　郄穴

【定位】在跟区，太溪直下 1 寸，跟骨结节内侧凹陷中。

【解剖】有胫后动脉跟内侧支；布有小腿内侧皮神经及胫神经的跟骨内侧神经。

【主治】①月经不调、痛经、阴挺等妇科病证；②小便不利，淋证，血尿。

【操作】直刺 0.3～0.5 寸。

5. 照海　八脉交会穴（通于阴跷脉）

【定位】在踝区，内踝尖下 1 寸，内踝下缘边际凹陷中。

【解剖】在足大趾外展肌的止点处后方；有胫后动、静脉；布有小腿内侧皮神经，深部为胫神经本干。

【主治】①失眠、癫痫等神志病证；②咽喉干痛、目赤肿痛等五官热性病证；③月经不调、痛经、带下、阴挺等妇科病证；④小便频数，癃闭。

【操作】直刺 0.5～0.8 寸。

6. 交信　阴跷脉之郄穴

【定位】在小腿内侧，在内踝尖上 2 寸，胫骨内侧缘后际凹陷中；复溜前 0.5 寸。

【解剖】在趾长屈肌中深层；有胫后动、静脉；布有小腿内侧皮神经，后方为胫神经本干。

【主治】①月经不调、崩漏、阴挺、阴痒等妇科病证；②腹泻、便秘、痢疾等胃肠病证；③五淋；④疝气。

【操作】直刺 0.5～1 寸。

7. 阴谷　合穴

【定位】在膝后区，腘横纹上，半腱肌肌腱外侧缘。

【解剖】在半腱肌肌腱外侧缘；有膝上内侧动、静脉；布有股内侧皮神经。

【主治】①癫狂；②阳痿、小便不利、月经不调、崩漏等泌尿生殖系统疾患；③膝股内侧痛。

【操作】直刺 1～1.5 寸。

8. 横骨

【定位】在下腹部，脐中下 5 寸，前正中线旁开 0.5 寸。

【解剖】有腹内、外斜肌腱膜，腹横肌腱膜和腹直肌；有腹壁下动、静脉及阴部外动脉；布有髂腹下神经分支。

【主治】①少腹胀痛；②小便不利、遗尿、遗精、阳痿等泌尿生殖系疾患；③疝气。

【操作】直刺 1～1.5 寸。

9. 大赫

【定位】在下腹部，脐中下 4 寸，前正中线旁开 0.5 寸。

【解剖】有腹内、外斜肌腱膜，腹横肌腱膜和腹直肌；有腹壁下动、静脉肌支；布有肋下神经及髂腹下神经。

【主治】①遗精，阳痿；②阴挺、带下、月经不调等妇科病证；③泄泻，痢疾。

【操作】直刺 1～1.5 寸。

10. 气穴

【定位】在下腹部，脐中下 3 寸，前正中线旁开 0.5 寸。

【解剖】在腹内、外斜肌腱膜，腹横肌腱膜和腹直肌中；有腹壁下动、静脉肌支；布有肋下神经及髂腹下神经。

【主治】①月经不调，带下，不孕；②小便不利；③腹泻；④奔豚气。

【操作】直刺1～1.5寸。

11. 四满

【定位】在下腹部，脐中下2寸，前正中线旁开0.5寸。

【解剖】肌肉、血管同大赫；布有第11肋间神经。

【主治】①月经不调、崩漏、带下、产后恶露不尽等妇产科病证；②遗精，遗尿；③小腹痛，脐下积、聚、疝、瘕等腹部疾患；④便秘，水肿。

【操作】直刺1～1.5寸。利水多用灸法。

12. 中注

【定位】在下腹部，脐中下1寸，前正中线旁开0.5寸。

【解剖】肌肉、血管同大赫；布有第10肋间神经。

【主治】①月经不调；②腹痛、便秘、腹泻等胃肠病证。

【操作】直刺1～1.5寸。

13. 石关

【定位】在上腹部，脐中上3寸，前正中线旁开0.5寸。

【解剖】在腹直肌内缘；有腹壁上动、静脉分支；布有第9肋间神经。

【主治】①胃痛、呕吐、腹痛、便秘等胃肠病证；②产后腹痛，不孕。

【操作】直刺1～1.5寸。

14. 阴都

【定位】在上腹部，脐中上4寸，前正中线旁开0.5寸。

【解剖】在腹直肌内缘，有腹壁上动、静脉分支；布有第8肋间神经。

【主治】胃痛、腹胀、便秘等胃肠病证。

【操作】直刺1～1.5寸。

五、足太阴脾经

（一）经脉循行

足太阴脾经，起于足大趾末端，沿着大趾内侧赤白肉际，经过大趾本节后的第1跖趾关节后面，上行至内踝前面，再沿小腿内侧胫骨后缘上行，至内踝上8寸处交于足厥阴经之前，再沿膝股部内侧前缘上行，进入腹部，属脾，联络胃；再经过横膈上行，夹咽部两旁，连系舌根，分散于舌下。其支脉，从胃上膈，注心中。

（二）主要病候

胃脘痛，呕吐，嗳气，腹胀，便溏，黄疸，身重无力，舌根强痛，下肢内侧肿胀，厥冷等症。

（三）主治概要

（1）脾胃病　胃痛，呕吐，腹痛，泄泻，便秘等。

（2）妇科病　月经过多，崩漏等。

（3）前阴病　阴挺，不孕，遗精，阳痿等。

（4）经脉循行部位的其他病证　下肢痿痹，胸胁痛等。

（四）妇科相关腧穴

1. 隐白　井穴

【定位】在足趾，大趾末节内侧，趾甲根角侧后方 0.1 寸（指寸）。

【解剖】有趾背动脉；布有腓浅神经的足背支及足底内侧神经。

【主治】①月经过多、崩漏等妇科病；②便血、尿血等慢性出血证；③癫狂，多梦；④惊风；⑤腹满，暴泻。

【操作】浅刺 0.1 寸。

2. 三阴交

【定位】在小腿内侧，内踝尖上 3 寸，胫骨内侧缘后际。

【解剖】在胫骨后缘和比目鱼肌之间，深层有趾长屈肌；有大隐静脉，胫后动、静脉；有小腿内侧皮神经，深层后方有胫神经。

【主治】①肠鸣、腹胀、腹泻等脾胃虚弱诸证；②月经不调、带下、阴挺、不孕、滞产等妇产科病证；③遗精、阳痿、遗尿等生殖泌尿系统疾患；④心悸，失眠，高血压；⑤下肢痿痹。

【操作】直刺 1 寸。

3. 地机　郄穴

【定位】在小腿内侧，阴陵泉下 3 寸，胫骨内侧缘后际。

【解剖】在胫骨后缘和比目鱼肌之间，前方有大隐静脉及膝最上动脉的末支，深层有胫后动、静脉；布有小腿内侧皮神经，深层后方有胫神经。

【主治】①痛经、崩漏、月经不调等妇科病；②腹痛、腹泻等肠胃病证；③疝气；④小便不利、水肿等脾不运化水湿病证。

【操作】直刺 1～1.5 寸。

4. 阴陵泉　合穴

【定位】在小腿内侧，胫骨内侧髁下缘与胫骨内侧缘之间的凹陷中。

【解剖】在胫骨后缘和腓肠肌之间，比目鱼肌起点上；前方有大隐静脉、膝最上动脉，最深层有胫后动、静脉；布有小腿内侧皮神经本干，最深层有胫神经。

【主治】①腹胀，腹泻，水肿，黄疸；②小便不利，遗尿，尿失禁；③阴部痛，痛经，遗精；④膝痛。

【操作】直刺 1～2 寸。治疗膝痛可向阳陵泉或委中方向透刺。

5. 血海

【定位】在股前区，髌底内侧端上 2 寸，股内侧肌隆起处。

【解剖】在股骨内上髁上缘，股内侧肌中间；有股动、静脉肌支；布有股前皮神经及股神经肌支。

【主治】①月经不调、痛经、闭经等妇科病；②瘾疹、湿疹、丹毒等血热性皮肤病；③膝股内侧痛。

【操作】直刺 1～1.5 寸。

6. 冲门

【定位】在腹股沟区，腹股沟斜纹中，髂外动脉搏动处的外侧。

【解剖】在腹股沟韧带中点外侧的上方，在腹外斜肌腱膜及腹内斜肌下部；内侧为股动、静脉；布有股神经。

【主治】①腹痛，疝气；②崩漏、带下、胎气上冲等妇科病证。

【操作】避开动脉，直刺 0.5～1 寸。

六、足阳明胃经

（一）经脉循行

足阳明胃经，起于鼻旁，上行鼻根，与足太阳经脉相交会，再沿鼻的外侧下行，入上齿龈中，返回环绕口唇，入下唇交会于承浆穴；再向后沿下颌下缘，至大迎穴处，再沿下颌角至颊车穴，上行到耳前，过足少阳经的上关穴处，沿发际至额颅部。其支脉，从大迎前下走颈动脉部（人迎），沿喉咙入缺盆，下横膈，入属于胃，联络于脾。其直行的经脉，从缺盆沿乳房内侧下行，经脐旁到下腹部的气冲部；一支脉从胃口分出，沿腹内下行，至气冲部与直行经脉相会合。由此经髀关、伏兔穴下行，至膝关节中。再沿胫骨外侧前缘下行，经足背到第 2 足趾外侧端（厉兑穴）；一支脉从膝下 3 寸处分出，下行到中趾外侧端；一支脉从足背分出，沿足大趾内侧直行到末端。

（二）主要病候

肠鸣，腹胀，水肿，胃痛，呕吐或消谷善饥，口渴，咽喉肿痛，鼻衄，热病，癫狂，胸及膝髌等本经循行部位疼痛等症。

（三）主治概要

（1）胃肠病　食欲不振，胃痛，呕吐，噎膈，腹胀，泄泻，痢疾，便秘等。

（2）头面五官病　目赤痛痒，目翳，眼睑瞤动，鼻衄，齿痛，耳病。

（3）神志病　癫狂。

（4）热病　热病汗出。

（5）经脉循行部位的其他病证　下肢痿痹，转筋，腰膝冷痛，半身不遂。

（四）妇科相关腧穴

1. 屋翳

【定位】在胸部，第 2 肋间隙，前正中线旁开 4 寸。

【解剖】有胸大肌、胸小肌，深层为肋间内、外肌；有胸肩峰动、静脉分支；布有胸前神经分支。

【主治】①咳嗽、气喘、咳唾脓血、胸胁胀痛等胸肺病证；②乳痈、乳癖等乳疾。

【操作】斜刺或平刺 0.5～0.8 寸。

2. 膺窗

【定位】在胸部，第 3 肋间隙，前正中线旁开 4 寸。

【解剖】浅部为乳腺组织（男性主要由结缔组织构成，乳腺组织不明显），其下为胸大肌，深层为肋间内、外肌；有胸外侧动、静脉；布有胸前神经分支。

【主治】①咳嗽、气喘、胸胁胀痛等胸肺病证；②乳痈。

【操作】斜刺或平刺 0.5～0.8 寸。

3. 乳中

【定位】在胸部，乳头中央。

【解剖】浅部为乳头、乳腺总管、乳腺组织（男性主要由结缔组织构成，乳腺组织不明显），其下为胸大肌，深层有肋间内、外肌；有肋间动脉、胸壁浅静脉；有第 4 肋间神经外侧皮支，深层为肋间神经干。

【主治】①乳痈；②难产。

【操作】多用作胸腹部穴的定位标志，可按揉，一般不针灸。

4. 乳根

【定位】在胸部，第 5 肋间隙，前正中线旁开 4 寸。

【解剖】浅部为乳腺组织（男性主要由结缔组织构成，乳腺组织不明显），其下为胸大肌，深层有肋间内、外肌；有肋间动脉、胸壁浅静脉；有第 5 肋间神经外侧皮支，深层为肋间神经干。

【主治】①乳痈、乳癖、乳少等乳部疾患；②咳嗽，气喘，呃逆；③胸痛。

【操作】斜刺或平刺 0.5～0.8 寸。

5. 天枢　大肠之募穴

【定位】在腹部，横平脐中，前正中线旁开 2 寸。

【解剖】当腹直肌及其鞘处；有第 10 肋间动、静脉分支及腹壁下动、静脉分支；布有第 10 肋间神经分支；深部为小肠。

【主治】①腹痛、腹胀、便秘、腹泻、痢疾等胃肠病证；②月经不调、痛经等妇科病证。

【操作】直刺 1～1.5 寸。

6. 水道

【定位】在下腹部，脐中下 3 寸，前正中线旁开 2 寸。

【解剖】当腹直肌及其鞘处；有第 12 肋间动、静脉分支，外侧为腹壁下动、静脉；布有肋下神经；深部为小肠。

【主治】①小腹胀满；②小便不利等水液输布排泄失常性疾患；③疝气；④痛经、不孕等妇科疾患。

【操作】直刺 1～1.5 寸。

7. 归来

【定位】在下腹部，脐中下 4 寸，前正中线旁开 2 寸。

【解剖】在腹直肌外缘，有腹内斜肌、腹横肌腱膜；外侧有腹壁下动、静脉；布有髂腹下神经。

【主治】①小腹痛，疝气；②月经不调、带下、阴挺等妇科疾患。

【操作】直刺 1～1.5 寸。

8. 气冲

【定位】在腹股沟区，耻骨联合上缘，前正中线旁开 2 寸，动脉搏动处。

【解剖】在耻骨结节外上方，有腹外斜肌腱膜，在腹内斜肌、腹横肌下部；有腹壁浅动、静脉分支，外侧为腹壁下动、静脉；布有髂腹股沟神经。

【主治】①肠鸣，腹痛；②疝气；③月经不调、不孕、阴肿、阳痿等妇科及男科病证。

【操作】直刺 0.5～1 寸。

9. 梁丘　郄穴

【定位】在股前区，髌底上 2 寸，股外侧肌与股直肌肌腱之间。

【解剖】在股直肌和股外侧肌之间；有旋股外侧动脉降支；布有股前皮神经、股外侧皮神经。

【主治】①急性胃痛；②膝肿痛、下肢不遂等下肢病证；③乳痈、乳痛等乳疾。

【操作】直刺 1～1.5 寸。

10. 足三里　合穴；胃下合穴

【定位】在小腿外侧，犊鼻下 3 寸，胫骨前嵴外 1 横指处，犊鼻与解溪连线上。

【解剖】在胫骨前肌、趾长伸肌之间；有胫前动、静脉；为腓肠外侧皮神经及隐神经的皮支分布处，深层为腓深神经。

【主治】①胃痛、呕吐、噎膈、腹胀、腹泻、痢疾、便秘等胃肠病证；②下肢痿痹；③癫狂等神志病；④乳痈、肠痈等外科疾患；⑤虚劳诸证，为强壮保健要穴。

【操作】直刺 1～2 寸。强壮保健常用温灸法。

11. 下巨虚　小肠下合穴

【定位】在小腿外侧，犊鼻下 9 寸，犊鼻与解溪连线上。

【解剖】在胫骨前肌与趾长伸肌之间，深层为胫长伸肌；有胫前动、静脉；布有腓浅神经分支，深层为腓深神经。

【主治】①腹泻、痢疾、小腹痛等胃肠病证；②下肢痿痹；③乳痈。

【操作】直刺 1～1.5 寸。

七、足太阳膀胱经

（一）经脉循行

足太阳膀胱经，起始于内眼角，向上过额部，与督脉交会于头顶。其支脉，从头顶分出到耳上角。其直行经脉，从头顶入颅内络脑，再浅出沿枕项部下行，沿肩胛内侧脊柱两旁下行到达腰部，进入脊旁肌肉，入内络于肾，属于膀胱。一支脉从腰中分出，向下夹脊旁，通过臀部，进入腘窝中；一支脉从左右肩胛内侧分别下行，穿过脊旁肌肉，经过髋关节部，沿大腿外侧后缘下行，会合于腘窝内，向下通过腓肠肌，出外踝的后方，沿第 5 跖骨粗隆，至小趾的外侧末端。

（二）主要病候

小便不通，遗尿，癫狂，目痛，鼻塞多涕等，头痛以及项、背、腰、臀部及下肢后侧本经循行部位疼痛。

（三）主治概要

（1）脏腑病证　十二脏腑及其相关组织器官病证。

（2）神志病　癫、狂、痫等。

（3）头面五官病　头痛、鼻塞、鼻衄等。

（四）妇科相关腧穴

1. 膈俞　八会穴之血会

【定位】在脊柱区，第 7 胸椎棘突下，后正中线旁开 1.5 寸。

【解剖】在斜方肌下缘，有背阔肌、最长肌；有第 7 肋间动、静脉后支；布有第 7、8 胸神经后支的内侧皮支，深层为第 7、8 胸神经后支的肌支。

【主治】①血瘀诸证；②呕吐、呃逆、气喘、吐血等上逆之证；③瘾疹，皮肤瘙痒；④贫血；⑤潮热，盗汗。

【操作】斜刺 0.5～0.8 寸。

2. 肝俞　肝之背俞穴

【定位】在脊柱区，第 9 胸椎棘突下，后正中线旁开 1.5 寸。

【解剖】在背阔肌、最长肌和髂肋肌之间；有第 9 肋间动、静脉后支；布有第 9、10 胸神经后支的皮支，深层为第 9、10 胸神经后支的肌支。

【主治】①胁痛、黄疸等肝胆病证；②目赤、目视不明、目眩、夜盲、迎风流泪等目疾；③癫狂痫；④脊背痛。

【操作】斜刺 0.5～0.8 寸。

3. 脾俞　脾之背俞穴

【定位】在脊柱区，第 11 胸椎棘突下，后正中线旁开 1.5 寸。

【解剖】在背阔肌、最长肌和髂肋肌之间；有第 11 肋间动、静脉后支；布有第 11、12 胸神经后支的皮支，深层为第 11、12 胸神经后支的肌支。

【主治】①腹胀、纳呆、呕吐、腹泻、痢疾、便血、水肿等脾胃肠腑病证；②多食善饥，身体消瘦；③背痛。

【操作】斜刺 0.5～0.8 寸。

4. 肾俞　肾之背俞穴

【定位】在脊柱区，第 2 腰椎棘突下，后正中线旁开 1.5 寸。

【解剖】在腰背筋膜、最长肌和髂肋肌之间；有第 2 腰动、静脉后支；布有第 2、3 腰神经后支的外侧皮支，深层为第 2、3 腰神经后支的肌支。

【主治】①头晕、耳鸣、耳聋、腰酸痛等肾虚病证；②遗尿、遗精、阳痿、早泄、不育等泌尿生殖系统疾患；③月经不调、带下、不孕等妇科病证；④消渴。

【操作】直刺 0.5～1 寸。

5. 气海俞

【定位】在脊柱区，第 3 腰椎棘突下，后正中线旁开 1.5 寸。

【解剖】在腰背筋膜、最长肌和髂肋肌之间；有第 3 腰动、静脉后支；浅层布有第 3、4

腰神经后支的皮支，深层为第3、4腰神经后支的肌支。

【主治】①肠鸣，腹胀；②痛经；③腰痛。

【操作】直刺0.5～1寸。

6. 关元俞

【定位】在脊柱区，第5腰椎棘突下，后正中线旁开1.5寸。

【解剖】有骶棘肌；有腰最下动、静脉后支的内侧支；布有第5腰神经后支。

【主治】①腹胀，泄泻；②腰骶痛；③小便频数或不利，遗尿。

【操作】直刺0.8～1.2寸。

7. 小肠俞　小肠之背俞穴

【定位】在骶区，横平第1骶后孔，骶正中嵴旁开1.5寸。

【解剖】在骶棘肌起始部和臀大肌起始部之间；有骶外侧动、静脉后支的外侧支；布有臀中皮神经、臀下神经的属支。

【主治】①遗精、遗尿、尿血、尿痛、带下等泌尿生殖系统疾患；②腹泻，痢疾；③疝气；④腰骶痛。

【操作】直刺或斜刺0.8～1.2寸。

8. 白环俞

【定位】在骶区，横平第4骶后孔，骶正中嵴旁开1.5寸。

【解剖】在臀大肌，骶结节韧带下内缘；有臀下动、静脉，深层为阴部内动、静脉；布有臀中和臀下皮神经，深层为阴部神经。

【主治】①遗尿，遗精；②月经不调，带下；③疝气；④腰骶痛。

【操作】直刺1～1.5寸。

9. 上髎

【定位】在骶区，正对第1骶后孔中。

【解剖】在骶棘肌起始部及臀大肌起始部；当骶外侧动、静脉后支处；布有第1骶神经后支。

【主治】①大小便不利；②月经不调、带下、阴挺等妇科病证；③遗精，阳痿；④腰骶痛。

【操作】直刺1～1.5寸。

10. 次髎

【定位】在骶区，正对第2骶后孔中。

【解剖】在臀大肌起始部；当骶外侧动、静脉后支处；为第2骶神经后支通过处。

【主治】①月经不调、痛经、带下等妇科病证；②小便不利、遗精、阳痿等；③疝气；④腰骶痛，下肢痿痹。

【操作】直刺1～1.5寸。

11. 中髎

【定位】在骶区，正对第3骶后孔中。

【解剖】在臀大肌起始部；当骶外侧动、静脉后支处；为第3骶神经后支通过处。

【主治】①便秘，泄泻；②小便不利；③月经不调，带下；④腰骶痛。

【操作】直刺1～1.5寸。

12. 下髎

【定位】在骶区，正对第 4 骶后孔中。

【解剖】在臀大肌起始部有臀下动、静脉分支；当第 4 骶神经后支通过处。

【主治】①腹痛，便秘；②小便不利；③带下；④腰骶痛。

【操作】直刺 1～1.5 寸。

13. 志室

【定位】在腰区，第 2 腰椎棘突下，后正中线旁开 3 寸。

【解剖】有背阔肌、髂肋肌；有第 2 腰动、静脉背侧支；布有第 2、3 腰神经后支。

【主治】①遗精、阳痿等肾虚病证；②小便不利，水肿；③腰脊强痛。

【操作】斜刺 0.5～0.8 寸。

14. 至阴　井穴

【定位】在足趾，足小趾末节外侧，趾甲根角侧后方 0.1 寸（指寸）。

【解剖】有趾背动脉及趾跖侧固有动脉形成的动脉网；布有趾跖侧固有神经及足背外侧皮神经。

【主治】①胎位不正，滞产；②头痛，目痛；③鼻塞，鼻衄。

【操作】浅刺 0.1 寸。胎位不正用灸法。

八、足厥阴肝经

（一）经脉循行

足厥阴肝经，起于足大趾背毫毛部，沿足背经内踝前上行，至内踝上 8 寸处交于足太阴经之后，上经腘窝内缘，而行大腿内侧，上入阴毛中，环绕阴器；再上行抵达小腹，夹胃，属于肝，络于胆；再上行通过横膈，分布于胁肋部；继续上行经喉咙的后面，上入鼻咽部，连目系，上出额部，与督脉在巅顶部交会。其支脉，从目系下循面颊，环绕唇内。另一支脉，从肝部分出，穿过横膈，注于肺。

（二）主要病候

腰痛，胸满，呃逆，遗尿，小便不利，疝气，少腹肿等症。

（三）主治概要

（1）肝胆病　黄疸，胸胁胀痛，呕逆及肝风内动所致的中风、头痛、眩晕、惊风等。

（2）妇科病、前阴病　月经不调、痛经、崩漏、带下、遗尿、小便不利等。

（3）经脉循行部位的其他病证　下肢痹痛、麻木、不遂等。

（四）妇科相关腧穴

1. 大敦　井穴

【定位】在足趾，大趾末节外侧，趾甲根角侧后方 0.1 寸（指寸）。

【解剖】有趾背动、静脉；布有腓深神经的趾背神经。

【主治】①疝气，少腹痛；②遗尿、癃闭、五淋、尿血等前阴病；③月经不调、崩漏、阴挺等妇科病；④癫痫。

【操作】浅刺 0.1～0.2 寸；或点刺出血。

2. 行间　荥穴

【定位】在足背，第 1、2 趾间，趾蹼缘后方赤白肉际处。

【解剖】有足背静脉网；第 1 趾背动、静脉；正当腓深神经的跖背神经分为趾背神经的分歧处。

【主治】①中风、癫痫、头痛、目眩、目赤肿痛、青盲、口歪等肝经风热病证；②月经不调、痛经、闭经、崩漏、带下等妇科病；③阴中痛，疝气；④遗尿、癃闭、五淋等泌尿系病证；⑤胸胁满痛。

【操作】直刺 0.5～0.8 寸。

3. 太冲　输穴；原穴

【定位】在足背，第 1、2 跖骨间，跖骨底结合部前方凹陷中，或触及动脉搏动。

【解剖】在踇短伸肌腱外缘；有足背静脉网、第 1 跖背动脉；布有腓深神经的跖背侧神经，深层为胫神经的足底内侧神经。

【主治】①中风、癫狂痫、小儿惊风、头痛、眩晕、耳鸣、目赤肿痛、口歪、咽痛等肝经风热病证；②月经不调、痛经、闭经、崩漏、带下、滞产等妇产科病证；③黄疸、胁痛、口苦、腹胀、呕逆等肝胃病证；④癃闭，遗尿；⑤下肢痿痹，足跗肿痛。

【操作】直刺 0.5～1 寸。

4. 蠡沟　络穴

【定位】在小腿内侧，内踝尖上 5 寸，胫骨内侧面的中央。

【解剖】在胫骨内侧面下 1/3 处；其内后侧有大隐静脉；布有隐神经前支。

【主治】①月经不调、赤白带下、阴挺、阴痒等妇科病证；②小便不利；③疝气，睾丸肿痛；④足胫疼痛。

5. 中都　郄穴

【定位】在小腿内侧，内踝尖上 7 寸，胫骨内侧面的中央。

【解剖】在胫骨内侧面中央；其内后侧有大隐静脉；布有隐神经中支。

【主治】①疝气，小腹痛；②崩漏，恶露不尽；③泄泻；④下肢痿痹。

【操作】平刺 0.5～0.8 寸。

6. 曲泉　合穴

【定位】在膝部，腘横纹内侧端，半腱肌肌腱内缘凹陷中。

【解剖】在胫骨内侧髁后缘，半膜肌、半腱肌止点前上方，缝匠肌后缘；浅层有大隐静脉，深层有腘动、静脉；布有隐神经、闭孔神经，深向腘窝可及胫神经。

【主治】①月经不调、痛经、带下、阴挺、阴痒、产后腹痛、腹中包块等妇科病；②遗精，阳痿，疝气；③小便不利；④膝髌肿痛，下肢痿痹。

【操作】直刺 1～1.5 寸。

7. 阴包

【定位】在股前区，髌底上 4 寸，股薄肌与缝匠肌之间。

【解剖】在股薄肌与缝匠肌之间，长收肌中，深层为短收肌；有股动、静脉，旋股内侧动脉浅支；布有股前皮神经，闭孔神经浅、深支。

【主治】①月经不调；②小便不利，遗尿；③腰骶痛引少腹。

【操作】直刺 0.8～1.5 寸。

8. 阴廉

【定位】在股前区，气冲直下 2 寸。

【解剖】有长收肌和短收肌；有旋股内侧动、静脉浅支；布有股神经的内侧皮支，深层为闭孔神经浅、深支。

【主治】①月经不调，带下；②少腹痛。

【操作】直刺 0.8～1.5 寸。

9. 期门　肝之募穴

【定位】在胸部，第 6 肋间隙，前正中线旁开 4 寸。

【解剖】在腹内外斜肌腱膜中，有肋间肌；有肋间动、静脉；布有第 6、7 肋间神经。深部右侧当肝脏，左侧当脾脏。

【主治】①胸胁胀痛、呕吐、吞酸、呃逆、腹胀、腹泻等肝胃病证；②郁证，奔豚气；③乳痈。

【操作】斜刺或平刺 0.5～0.8 寸，不可深刺，以免伤及内脏。

九、足少阳胆经及其腧穴

（一）经脉循行

足少阳胆经，起于目外眦，上行额角部，下行至耳后，沿颈项部至肩上，下入缺盆。耳部分支，从耳后进入耳中，出走耳前到目外眦后方。外眦部支脉，从目外眦下走大迎，会合于手少阳经到达目眶下，行经颊车，由颈部下行，与前脉在缺盆部会合，再向下进入胸中，穿过横膈，络肝，属胆，再沿胁肋内下行至腹股沟动脉部，绕外阴部毛际横行入髋关节部。其直行经脉，从缺盆下行，经腋部、侧胸部、胁肋部，再下行与前脉会合于髋关节部，再向下沿着大腿外侧、膝外缘下行经腓骨之前，至外踝前，沿足背部，进入第 4 趾外侧。足背部分支，从足背上分出，沿第 1、2 跖骨间，出于大趾端，穿过趾甲，出趾背毫毛部。

（二）主要病候

口苦，目眩，疟疾，头痛，颔痛，目外眦痛，缺盆部肿痛，腋下肿，胸、胁、股及下肢外侧痛，足外侧痛，足外侧发热等症。

（三）主治概要

1. 头面五官病　侧头、目、耳、咽喉病等。

2. 肝胆病　黄疸、口苦、胁痛等。

3. 热病、神志病　发热、癫狂等。

4. 经脉循行部位的其他病证　下肢痹痛、麻木、不遂等。

（四）妇科相关腧穴

1. 光明　络穴

【定位】在小腿外侧，外踝尖上 5 寸，腓骨前缘。

【解剖】在趾长伸肌和腓骨短肌之间；有胫前动、静脉分支；布有腓浅神经。

【主治】①目痛、夜盲、近视、目花等目疾；②胸乳胀痛，乳少；③下肢痿痹。

【操作】直刺1～1.5寸。

2. 足临泣　输穴；八脉交会穴（通于带脉）

【定位】在足背，第4、5跖骨底结合部的前方，第5趾长伸肌腱外侧凹陷中。

【解剖】有足背静脉网，第4跖背侧动、静脉；布有足背中间皮神经。

【主治】①偏头痛、目赤肿痛、胁肋疼痛、足跗疼痛等痛证；②月经不调，乳少，乳痈；③疟疾；④瘰疬。

【操作】直刺0.3～0.5寸。

3. 地五会

【定位】在足背，第4、5跖骨间，第4跖趾关节近端凹陷中。

【解剖】有足背静脉网，第4跖背侧动、静脉；布有足背中间皮神经。

【主治】①头痛、目赤肿痛、胁痛、足跗肿痛等痛证；②耳鸣，耳聋；③乳痈。

【操作】直刺0.3～0.5寸。

十、经外奇穴

1. 子宫

【定位】在下腹部，脐中下4寸，前正中线旁开3寸。

【解剖】在腹内、外斜肌中。穴区浅层有髂腹下神经和腹壁浅动脉分布；深层有髂腹股沟神经的肌支和腹壁下动脉分布；再深层可进入腹腔刺及小肠。

【主治】阴挺、月经不调、痛经、崩漏、不孕等妇科病。

【操作】直刺0.8～1.2寸。

2. 三角灸

【定位】在下腹部，以患者两口角之间的长度为一边，做等边三角形，将顶角置于患者脐心，底边呈水平线，两底角处取穴。

【解剖】在腹直肌中，穴区有腹壁下动、静脉和第10、11肋间神经分布。

【主治】疝气，腹痛。

【操作】艾炷灸5～7壮。

3. 十七椎

【定位】在腰区，第5腰椎棘突下凹陷中。

【解剖】在棘上韧带、棘间韧带中。穴区浅层有第5腰神经后支的皮支分布；深层有第5腰神经后支的肌支和腰动脉分布。

【主治】①腰腿痛，下肢瘫痪；②崩漏，痛经，月经不调；③小便不利。

【操作】直刺0.5～1寸。

第二节　特殊时期针灸注意事项

女性经、带、产、乳的特殊生理，使疾病的发生发展及治疗更为复杂。针灸在治疗时，都有相关的禁忌，女性因其特殊生理尤为重视。

一、月经期针灸注意事项

妇女行经时，若非为了调经，慎用针刺。

针灸有很强的行气活血作用，有些穴位这种作用非常明显，如中极、归来、天枢、八髎、合谷、三阴交、昆仑、肩井等穴，当针刺这些穴位时，可促使盆腔充血，增强子宫收缩，会导致月经量多、月经提前，或形成崩漏等月经失调的情况。针刺时的针感非常明显，往往给患者造成局部肌肉紧张、血管收缩，局部血脉的收缩变化可以影响到全身，不利于月经经期经血的正常宣泄，往往会引起月经推后、经量减少，甚至闭经、痛经问题的产生。

由此可见，若是为了调经及治疗痛经，以及某些危急重症，可以在经期运用针灸治疗。若是调理其他疾病，患者在平时月经周期和经色、经量、经质都比较正常，那么在经期应当暂停针灸治疗，当经期结束后再行针刺治疗。因此在针灸治疗女性疾病时，应当注意经期这一特殊的生理现象，需要治疗时应当避开经期，若是避免某些特殊穴位时也应当注意，若在经期需要针刺时，应当考虑到这一特殊现象，合理地运用。

二、孕期针灸注意事项

孕期是各种医学治疗过程中都非常重视的一个特殊时期。针灸学教材中明确指出：孕妇尤其有习惯性流产史者，应慎用针灸治疗；孕妇下腹、腰骶部及三阴交、合谷、昆仑、至阴、太冲、肩井等具有通经活血功能的腧穴，应禁行针刺。

三、哺乳期针灸注意事项

哺乳期也是女性特殊时期之一，在哺乳期用药需慎重，因为药物通过母体吸收后会影响到乳汁分泌的量和质，间接影响婴儿。在哺乳期行针灸治疗虽无类似药物影响的副作用，但是有些穴位能导致乳汁减少，甚或导致完全回乳，因此在哺乳期这些穴位就应列为禁忌。目前比较明确的对乳汁分泌有抑制作用的穴位有光明和足临泣。

下篇

临床实践

第一章　生殖内分泌疾病

第一节　异常子宫出血

一、概念

异常子宫出血（abnormal uterine bleeding，AUB）指育龄期非妊娠妇女，与正常月经的周期频率、规律性、经期长度、经期出血量中的任何1项不符、源自子宫腔的异常出血。临床上可表现为慢性AUB和急性AUB。前者是指近6个月内至少出现3次AUB，不需要紧急临床处理，但需进行规范诊疗的AUB。急性AUB指需要立即处理的严重的大出血，可见于有或无慢性AUB病史的患者。

排卵障碍性AUB归属于中医学的“崩漏”及“月经不调”范畴。

二、临床表现

少数无排卵妇女可有规律的月经周期，临床上称“无排卵月经”，但多数无排卵妇女表现为月经紊乱，即失去正常周期和出血自限性，出血间隔长短不一，短者几日，长者数月，常误诊为闭经；出血量多少不一，出血量少者只有点滴出血，多者大量出血，不能自止，导致贫血或休克。出血的类型取决于血雌激素水平及其下降速度、雌激素对子宫内膜持续作用的时间及子宫内膜的厚度。

三、诊断

（一）病史

应注意患者的年龄、月经史、婚育史及避孕措施；排除妊娠；是否存在引起AUB的器质性病变，包括生殖道肿瘤、感染，血液系统及肝、肾、甲状腺疾病等，了解疾病经过和诊疗情况；近期有无服用干扰排卵的药物等。通过详细询问病史，确认其特异的出血模式。

（二）体格检查

体格检查包括妇科检查和全身检查，及时发现相关体征。妇科检查应排除阴道、宫颈及子宫内异常和器质性病变，确定出血来源。

（三）辅助检查

主要目的是鉴别诊断和确定病情的严重程度及是否有合并症。

1）全血细胞计数、凝血功能检查。

2）尿妊娠试验或血 HCG 检测：除外妊娠相关疾病。

3）超声检查：了解子宫内膜厚度及回声，以明确有无宫腔占位性病变及其他生殖道器质性病变等。

4）基础体温测定（BBT）：是诊断排卵障碍性 AUB 最常用的手段，排卵障碍性患者的基础体温呈单相型。

5）生殖内分泌测定：通过测定下次月经前 5～9 日（相当于黄体中期）血孕酮水平估计有无排卵，孕酮浓度＜3ng/mL 提示无排卵。同时应在早卵泡期测定血 LH、FSH、催乳素（PRL）、雌二醇（E_2）、睾酮（T）、促甲状腺素（TSH）水平，以了解无排卵的病因。

6）刮宫（dilatation and curettage，D&C）或子宫内膜活组织检查以明确子宫内膜病理诊断，而刮宫兼有诊断和止血双重作用。适用于年龄＞35 岁、药物治疗无效或存在子宫内膜癌高危因素的 AUB 患者。为确定有无排卵或黄体功能，应在月经来潮前 1～2 日或月经来潮 6 小时内刮宫。为尽快减少大量出血、除外器质性疾病，可随时刮宫。为确定是否子宫内膜不规则脱落，需在月经第 5～7 日刮宫。

7）宫腔镜检查可直接观察到宫颈管、子宫内膜的生理和病理情况，直视下活检的诊断准确率显著高于盲取。

四、治疗

（一）中医辨证治疗

1. 崩漏

应根据病情的缓急轻重、出血的久暂，采用“急则治其标，缓则治其本”的原则，灵活运用“塞流”“澄源”“复旧”三法。“塞流”即止血。暴崩之际，急当止血防脱。具体运用止血方法时，一是要根据病因病机选择恰当的止血药。二是要注意崩与漏的不同，治崩宜升提固摄，不宜辛温行血；治漏宜养血理气，不可偏于固涩。“澄源”即辨证求因以治本，为治疗崩漏的重要阶段。血止或病缓时应针对病因施治，使崩漏得到根本上的治疗。“塞流”“澄源”两法常同步进行。“复旧”即调理善后。是巩固崩漏治疗的重要阶段。临床多采用补肾、扶脾或疏肝之法。“复旧”更需兼顾“澄源”，并根据月经周期冲任、胞宫、阴阳、气血的变化调整月经周期。

治崩三法既有区别，又有内在联系，临床应用不能截然分开，需结合具体病情灵活运用。“塞流”需“澄源”，而“澄源”当“固本”，“复旧”要“求因”。

（1）肾虚证

1）肾阴虚证

证候：经乱无期，出血量少或多，淋漓不净，色鲜红，质稠，头晕耳鸣，腰膝酸软，手足心热。舌质红苔少，脉细数。

治法：滋补肾阴，固冲止血。

方药：左归丸（《景岳全书》）去牛膝合二至丸（《医方集解》）。

左归丸组成：熟地黄、山药、山茱萸、枸杞子、菟丝子、鹿角胶、龟甲胶、牛膝。

二至丸组成：女贞子、墨旱莲。

若阴虚有热，加地骨皮、生地黄以滋阴清热、凉血除蒸；若肾阴虚，不能上济心火，致心烦失眠、怔忡烦躁，可合用生脉散或黄连阿胶汤益气滋阴、宁心安神。

2）肾阳虚证

证候：经来无期，出血量多，或淋漓不尽，色淡质清，腰痛如折，畏寒肢冷，面色晦暗或有暗斑，小便清长。舌淡暗苔白润，脉沉迟无力。

治法：温肾固冲，止血调经。

方药：右归丸（《景岳全书》）去肉桂，加艾叶炭、补骨脂、黄芪。

右归丸组成：制附子、熟地黄、山药、山茱萸、枸杞子、菟丝子、鹿角胶、当归、肉桂。

若兼有瘀血内阻，加蒲黄、茜草以化瘀止血；若脾肾阳虚，见面浮肢肿、便溏，加温补脾肾之补骨脂、炮姜。

（2）脾虚证

证候：经血非时暴下不止，或淋漓不断，色淡质稀，神倦懒言，面色白，不思饮食，或面浮肢肿。舌淡胖、边有齿痕，苔薄白，脉缓无力。

治法：补气摄血，固冲调经。

方药：固本止崩汤（《傅青主女科》）。

固本止崩汤组成：熟地黄、当归、人参、黄芪、白术、黑姜。

若漏下不止，兼有血瘀，见经血有块、小腹痛，加益母草、失笑散、三七粉以化瘀止血；若暴崩不止，气随血脱，应急用补气回阳固脱之法，合用独参汤或参附汤。

（3）血热证

1）虚热证

证候：经乱无期，量少淋漓不净或量多势急，血色鲜红，质稠，口燥咽干，心烦潮热，大便干结。舌红少苔，脉细数。

治法：滋阴清热，止血调经。

方药：保阴煎（《景岳全书》）。

保阴煎组成：熟地黄、生地黄、山药、白芍、川续断、黄芩、黄柏、生甘草。

若见便秘，加玄参以滋阴润燥；阴虚阳亢，烘热汗出，加珍珠母、制龟甲育阴潜阳，加白芍养阴柔肝。

2）实热证

证候：经血非时暴下不止，或淋漓日久不断，色深红，质稠，心烦面赤。舌红苔黄，脉滑数。

治法：清热凉血，止血调经。

方药：清热固经汤（《简明中医妇科学》）。

清热固经汤组成：黄芩、焦栀子、生地黄、地骨皮、地榆、生藕节、阿胶、陈棕炭、龟甲、牡蛎、生甘草。

若见肝郁化火之象，宜清肝泻火止血，加柴胡、牡丹皮、夏枯草清肝泄热；若见湿热内阻之象，去阿胶，加黄柏、连翘、茵陈清热燥湿。

（4）血瘀证

证候：经乱无期，量时多时少，时出时止，或淋漓不断，或经闭数月又忽然暴下继而淋漓，色紫暗有块，小腹疼痛拒按，块下痛减。舌紫暗或有瘀斑苔薄白，脉涩。

治法：活血化瘀，止血调经。

方药：逐瘀止崩汤（《安徽中医验方选集》）。

逐瘀止崩汤组成：生地黄、大黄、赤芍、当归、桃仁、牡丹皮、枳壳、龟甲。

临证可加蒲黄、茜草、益母草以增化瘀止血之力；若见气虚之象，可加党参、黄芪以补气升提止血。

2. 月经不调

治疗应以补肾健脾、疏肝理气、调理气血为主，同时应根据月经周期各阶段阴阳气血的变化规律而灵活用药。

（1）肾气虚证

证候：月经提前或错后，或先后不定，量少，色淡暗，质清稀，腰酸腿软，头晕耳鸣，小便频数，面色晦暗或有暗斑。舌淡暗苔薄白，脉沉细。

治法：补肾益气，养血调经。

方药：大补元煎（《景岳全书》）。

大补元煎组成：人参、熟地黄、山药、山茱萸、当归、杜仲、菟丝子、甘草。

腰痛甚者，加杜仲、续断补肝肾、强腰膝；若带下量多，加金樱子、鹿角霜、芡实温肾固涩止带；若夜尿频多，加益智仁、桑螵蛸以温肾缩尿。

（2）脾气虚证

证候：月经提前，或先后不定，或经期延长，或有经间期出血，量多，色淡质稀，神疲肢倦，气短懒言，小腹空坠，纳少便溏。舌淡红苔薄白，脉缓弱。

治法：补脾益气，固冲调经。

方药：补中益气汤（《脾胃论》）。

补中益气汤组成：黄芪、人参、柴胡、升麻、当归、白术、陈皮、炙甘草。

若月经量多，经期去活血之当归，重用人参、黄芪以益气升提止血，加艾叶、棕榈炭、煅牡蛎以固涩止血；大便溏薄者，加茯苓、山药、白扁豆以健脾止泻；若兼见肾虚，则脾肾同补；若心脾两虚，则用归脾汤。

（3）虚热证

证候：月经提前，或经期延长，或有经间期出血，量少，色鲜红，质稠，潮热盗汗，手足心热，咽干口燥。舌红苔少，脉细数。

治法：养阴清热，凉血调经。

方药：两地汤（《傅青主女科》）。

两地汤组成：生地黄、地骨皮、麦冬、白芍、阿胶、玄参。

手足心热甚者，加龟甲、白薇育阴潜阳、清退虚热；经量少，加首乌、枸杞子、熟地黄滋肾阴，生精血。

（4）血虚证

证候：经期错后，量少，色淡质稀，头晕眼花，心悸失眠，皮肤不润，面色苍白或萎黄。舌淡苔薄，脉细无力。

治法：补血益气调经。

方药：人参养荣汤（《太平惠民和剂局方》）。

人参养荣汤组成：人参、黄芪、桂心、陈皮、熟地黄、当归、白芍、白术、茯苓、五味子、远志、生姜、大枣。

若心悸失眠，加柏子仁、酸枣仁养心安神；小腹隐痛者，重用白芍，加香附、阿胶理气养血止痛；若血虚阴亏，加女贞子、墨旱莲、地骨皮滋阴清热。

（5）肝郁证

证候：经期错后，或先后无定期，量或多或少，经色暗红，或有血块，胸胁、乳房、少腹胀痛，精神抑郁，胸闷不舒，嗳气食少。舌质正常苔薄，脉弦。

治法：疏肝理气，活血调经。

方药：逍遥散（《太平惠民和剂局方》）。

逍遥散组成：当归、柴胡、白芍、白术、茯苓、甘草、煨姜、薄荷。

若经行腹痛，加元胡、香附理气止痛；若兼血瘀，加益母草、牡丹皮活血化瘀；化热者，加牡丹皮、栀子清热；兼见肾虚，加熟地黄、菟丝子补肾养血；肝郁克脾，加陈皮、厚朴理气和胃健脾。

（6）血瘀证

证候：经行延长，量或多或少，或有经间期出血，色紫暗，质稠有血块，少腹刺痛拒按，块下痛减。舌紫暗，或有瘀点、瘀斑，脉涩有力。

治法：活血祛瘀止血。

方药：桃红四物汤（《医宗金鉴》）合失笑散（《太平惠民和剂局方》）。

桃红四物汤组成：桃仁、红花、当归、川芎、熟地黄、白芍。

失笑散组成：炒蒲黄、五灵脂。

若经行腹痛甚，加元胡、香附理气活血止痛；偏寒者，加肉桂、吴茱萸；偏于气滞者，加乌药；化热者，加牡丹皮、栀子、鸡血藤。

（7）血寒证

证候：经期错后，量少，经色紫暗有块，小腹冷痛，得热痛减，畏寒肢冷。舌暗苔白，脉沉紧或沉迟。

治法：温经散寒，活血调经。

方药：温经汤（《妇人大全良方》）。

温经汤组成：人参、当归、川芎、白芍、肉桂、莪术、牡丹皮、川牛膝、甘草。

若经量多，去莪术、牛膝之活血祛瘀之品，加炮姜、艾叶炭温经止血；若月经量少，加丹参、益母草活血调经。

（8）血热证

证候：经期提前，量多，色紫红，质稠，心胸烦闷，渴喜冷饮，大便燥结，小便短赤，面色红赤。舌红苔黄，脉滑数。

治法：清热凉血调经。

方药：清经散（《傅青主女科》）。

清经散组成：牡丹皮、地骨皮、黄柏、青蒿、熟地黄、白芍、茯苓。

若月经过多，去茯苓淡渗利下，加茜草、侧柏叶、地榆凉血止血；若兼见瘀血，可合用失笑散或加三七以活血化瘀。

（9）湿热证

证候：经间期出血，血色深红，质稠，平时带下量多，色黄，小腹时痛，心烦口渴，口苦咽干。舌红苔黄腻，脉滑数。

治法：清热除湿，凉血止血。

方药：清肝止淋汤（《傅青主女科》）去阿胶、红枣，酌加茯苓、炒地榆。

清肝止淋汤组成：当归、白芍、生地黄、牡丹皮、黄柏、牛膝、香附、阿胶、大枣、小黑豆。

若出血量多，去活血之牛膝、当归，加茜草、芥穗炭、仙鹤草化瘀收敛止血；带下量多者，加土茯苓、椿根皮利湿止带；大便黏腻者，去生地黄、当归、白芍，加厚朴、薏苡仁、砂仁、白扁豆益气健脾利湿。

（10）痰湿证

证候：经期错后，量少，色淡，质黏，头晕体胖，心悸气短，脘闷恶心，带下量多。舌淡胖苔白腻，脉滑。

治法：燥湿化痰，活血调经。

方药：苍附导痰丸（《叶氏女科证治》）。

苍附导痰丸组成：苍术、香附、陈皮、法半夏、茯苓、甘草、胆南星、枳壳、生姜、神曲。

若纳差、倦怠，加白术、人参益气健脾；脘闷呕恶者，加砂仁醒脾；带下过多者，加车前子、薏苡仁除湿止带。

（二）中成药治疗

（1）宫血宁胶囊、妇科断红饮胶囊　口服，适用于实热证。

（2）葆宫止血颗粒　口服，适用于虚热证。

（3）云南白药、云南红药、致康胶囊　口服，适用于血瘀证。

（4）人参归脾丸、补中益气丸（颗粒）　口服，适用于脾气虚证。

（三）针灸治疗

1. 崩漏

治法：血热内扰，气滞血瘀者清热凉血、行气化瘀；肾阳亏虚、气血不足者温肾助阳、补气摄血。

主穴：关元、三阴交、隐白、血海、膈俞。

配穴：血热加大敦、行间、期门；气滞血瘀加合谷、太冲；肾阳虚加灸气海、命门；气血不足加灸脾俞、足三里。

方义：关元属任脉，又与足三阴经交会，可调冲任、理气血；三阴交为足三阴经交会穴，可疏调足三阴经之气，以健脾胃、益肝肾、补气血、调经水；隐白、血海为足太阴脾经要穴，可止血调经；膈俞乃血之会，可调理经血，力专效宏。

操作：毫针常规刺。血热内扰，气滞血瘀者只针不灸，泻法；肾阳亏虚、气血不足者针灸并用，补法。

2. 月经失调

（1）月经先期

治法：清热益气调经。取任脉及足太阴经穴为主。

主穴：关元、三阴交、血海。

配穴：实热配行间；虚热配太溪；气虚配足三里、脾俞。

方义：冲任失调是本病的主要病机。关元为任脉与足三阴经的交会穴，可益肝肾、调冲任；三阴交为足三阴经的交会穴，可调理脾、肝、肾三脏，养血调经，为治疗月经病的要穴；血海为足太阴经穴，具有和气血、调冲任的作用。

操作：毫针常规刺。实热、虚热只针不灸，气虚可加灸。

（2）月经后期

治法：温经散寒，补血调经。取任脉及足阳明、太阴经穴为主。

主穴：气海、归来、三阴交。

配穴：血寒配关元、命门；血虚配足三里、血海；肾虚配肾俞、太溪；气滞配太冲。

方义：气海为任脉穴，可和气血、调冲任；归来为胃经穴，位近胞宫，具有调经活血的作用；三阴交为足三阴经的交会穴，可调理脾、肝、肾三脏，养血调经，为治疗月经病的要穴。

操作：毫针常规刺。血寒、血虚、肾虚可加灸。

（3）月经先后无定期

治法：疏肝益肾，调理冲任。取任脉及足太阴经穴为主。

主穴：关元、三阴交。

配穴：肝郁配肝俞、太冲；肾虚配肾俞、太溪。

方义：关元为任脉与足三阴经的交会穴，是益肝肾、调冲任的要穴；三阴交为足三阴经的交会穴，可调理脾、肝、肾三脏，养血调经，为治疗月经病的要穴。

操作：毫针常规刺，肾虚可加灸。

（四）其他治疗

（1）耳针　取内生殖器、皮质下、内分泌、肝、脾、肾。毫针刺法、埋针法或压丸法。

（2）穴位注射　取脾俞、肾俞、肝俞、三阴交、血海、足三里、关元。每次选2～3穴，选当归注射液或丹参注射液，常规穴位注射。

五、病案

殷某，女，28岁，2020年11月27日初诊。

主诉：阴道不规则出血1年余。

现病史：近1年来月经经期延长，8～12日，周期缩短，15～25日。前次月经日期（PMP）：2020年10月21日。8天，量少。末次月经日期（LMP）：2020年11月14日。经期8日，量多，色深红，伴血块，腹痛。现情绪急躁易怒，头晕耳鸣，腰膝酸软，纳可，寐差，多梦，二便调。舌质红，少苔，脉细数。

既往史：患者14岁初潮，既往月经周期规律，经期5～7日，周期28～30日。

辅助检查：阴超（2020年11月25日）：子宫内膜0.8cm，宫内探及0.6cm×0.4cm稍强回声。

中医诊断：崩漏（肾阴不足）。

西医诊断：异常子宫出血。

处方：

自拟促排卵汤：当归 10g，赤芍 10g，川芎 6g，益母草 30g，蚕沙 15g，泽兰 15g，炒白术 15g，薏苡仁 30g，补骨脂 15g，菟丝子 15g，巴戟天 10g，鹿角霜 10g，伸筋草 15g，丝瓜络 10g。共 3 剂，水煎服，每日 1 剂。

针刺促排卵，选穴：关元、中极、子宫、三阴交。操作：每日 1 次，每次留针 30 分钟，平补平泻，共针刺 3 次。

二诊：患者自诉无明显不适，舌质红，少苔，脉细数。激素（2020 年 12 月 3 日）：E_2：78.2pg/mL，P：0.1ng/mL（未排卵）。处方：寿胎四君子汤加女贞子 15g、墨旱莲 15g、炒稻芽 15g，共服 6 剂。黄体酮胶囊 1 盒，50mg，每日 2 次，口服，连服 6 日。

三诊：LMP：2020 年 12 月 12 日。经期 7 日（服用黄体酮撤退性出血），量较前减少，现烦躁易怒，头晕耳鸣，腰膝酸软，纳可，寐差，多梦，大便溏，小便调。舌淡红，少苔，脉细。辅助检查：今日彩超：子宫内膜 0.7cm，右侧卵巢探及最大卵泡约 1.6cm×1.4cm，左侧卵巢探及 1.7cm×1.2cm 无回声团。处方：自拟促排卵汤（同前）水煎服，共 3 剂。针刺促排卵（同前），共 3 次。

四诊：辅助检查：激素（2020 年 12 月 26 日）：E_2：102pg/mL，P：2.04ng/mL（已排卵）。患者诉烦躁易怒减轻，头晕耳鸣稍减轻，纳可，寐较前好转，大便溏，小便调。舌淡红，苔薄白，脉细。处方：寿胎四君子汤加山药 30g、莲子 15g、杜仲 15g、鹿角霜 10g，共服 6 剂。

五诊：LMP：2021 年 1 月 9 日。至今未净，量较前减少，色红，无血块，无腹痛。辅助检查：今日激素：血 HCG：＜0.1U/L。现轻度头晕耳鸣，多梦，便溏，易疲劳，小便调。舌淡红，少苔，脉细略数。处方：左归二至汤加减：熟地黄 20g、山萸肉 6g、山药 15g、菟丝子 15g、覆盆子 15g、牛膝 15g、女贞子 15g、墨旱莲 15g、枸杞子 15g、龟板 15g、侧柏叶 10g、地榆炭 15g、茜草 15g、牡丹皮 10g、共 3 剂。

六诊：LMP：2021 年 2 月 5 日。经期 6 日，量可，色红，无血块，无腹痛，舌淡红，苔薄白，脉细滑。处方：归芍地黄汤续服 5 剂，促排卵汤续服 3 剂。后随访，近半年月经规律，经期 6～7 日。

按语：本例患者初次就诊正值经间期，用自拟促排卵汤口服，并配合针灸促排卵治疗，二诊时查性激素：E_2：78.2pg/mL，P：0.1ng/mL，仍显示未排卵，故行孕激素后半期疗法，加服黄体酮 100mg/d，共服 6 天。同时配合中药调周法，根据此期特点，在治疗上重在补肾助阳、健脾助阳，兼少量滋阴药，以维持重阳的延续。三诊查月经来潮，结合彩超检查，又值排卵期，故在此给予促排卵汤剂针灸促排卵治疗。四诊查激素显示促排成功，故顺应经前期特点，给予补肾助阳、健脾调肝治疗。五诊正值经期，重在塞流，结合患者属于肾阴虚证型，给予左归二至汤加凉血化瘀止血之品。六诊月经按时来潮，经期较前缩短，正值经后期至经间期，继服滋补肾阴及促排卵汤，顺应此期月经规律特点。后随访月经规律。故本例患者遵循急则治其标，缓则治其本的原则，根据月经周期各个阶段生理特点运用调周法行人工促排卵，对崩漏患者实现正常排卵周期，从而建立规律月经。

崩漏是月经经期、周期、经量发生严重紊乱的病证，与西医的无排卵性功能失调性子宫出血相符，其治疗分出血期和血止后，同时还需按年龄论治，青春期及育龄期患者宜止血调周，建立排卵周期。宜在经期服止血药为主，但不可过用固涩药，以免留瘀，血止后行调周法治疗，即结合行经期、经后期、经间期、经前期的生理规律采用不同的方药以顺应四期的阴阳气血变化。行经期应促进重阳转阴，以便经血的顺利排出；经后期宜滋阴养血少佐温阳药促进阴长，以助子宫内膜生长；经间期应重在促排卵，药用活血通络，健脾祛湿，滋阴助阳之品，以促进重阴转阳，使卵子顺利排出；经前期应重在维持阳长，药用补肾助阳或健脾助阳之品，以维持重阳的延续，以维持黄体的功能。针灸对月经不调有较好的治疗效果，特别是对功能性月经不调有显著的疗效，若是生殖系统器质性病变引起的月经不调，要针对病因处理。

六、预防与调护

调畅情志，避免过度精神刺激；重视饮食调养，勿过食辛辣、生冷之品；保持经期个人卫生；出血期间避免重体力劳动，注意休息，忌性生活。

第二节 闭　经

一、概念

闭经（amenorrhea）为常见的妇科症状，表现为无月经或者月经停止。根据既往有无月经来潮，分为原发性闭经和继发性闭经两类。原发性闭经（primary amenorrhea）指年龄超过14 周岁，第二性征未发育，或年龄超过 16 周岁，第二性征已发育，月经还未来潮。继发性闭经（secondary amenorrhea）指正常月经建立后月经停止 6 个月，或按自身原有月经周期计算停止 3 个周期以上者。青春期前、妊娠期、哺乳期及绝经后的月经不来潮属于生理现象。

按生殖轴病变和功能失调部位分类，可分为下丘脑性闭经、垂体性闭经、卵巢性闭经、子宫性闭经和下生殖道性闭经。世界卫生组织将闭经分为三型：Ⅰ型无内源性雌激素产生，FSH 水平正常或低下，PRL 正常，无下丘脑-垂体器质性病变的证据；Ⅱ型有内源性雌激素产生、FSH 及 PRL 正常；Ⅲ型 FSH 升高，卵巢功能衰竭。

中医学对闭经的记载首见于《黄帝内经》，称“女子不月”“月事不来”“血枯”等。此病的发生常与禀赋不足、七情所伤、感受寒邪、房事不节、过度节食、产育或失血过多等因素有关。本病病位主要在胞宫，与肝、肾、脾、胃有关。基本病机是血海空虚或脉道不通，前者为“血枯经闭”，后者为“血滞经闭”。此病属于“经闭”“不月”“月事不来”“经水不通”等范畴。

二、临床表现

1. 症状

无月经或月经停闭，可伴有与病因相关的症状。如垂体肿瘤可见溢乳等；希恩综合征可见毛发脱落、倦怠嗜睡、畏寒肢冷、饮食较差等；多囊卵巢综合征可见痤疮、多毛等；卵巢早衰可见烘热汗出、失眠梦多及烦躁易怒等。

2. 体征

形体瘦弱或者肥胖，第二性征发育不良，可见多毛、胡须、溢乳、皮肤干燥、毛发脱落等。

三、诊断

（一）病史

详细询问月经史，包括初潮年龄、月经周期、经期、经量和闭经期限及伴随症状等。发病前有无导致闭经的诱因，如精神因素、环境改变、体重增减、饮食习惯、剧烈运动、各种疾病及用药情况、职业或学习成绩等。已婚妇女需询问生育史及产后并发症史。原发性闭经应询问第二性征发育情况，了解生长发育史，有无先天缺陷或其他疾病及家族史。

（二）体格检查

检查全身发育情况，有无畸形，测量体重、身高及四肢与躯干比例，五官特征。观察精神状态、智力发育、营养和健康情况，有无嗅觉消失，第二性征如毛发分布、乳房发育是否正常，有无乳汁分泌，有无甲状腺肿大等。

（三）妇科检查

注意内外生殖器发育状况，有无先天性缺陷、畸形，盆腔有无肿物等。

（四）辅助检查

生育期妇女闭经首先需排除妊娠。

1. 功能试验

（1）药物撤退试验　用于评估体内雌激素水平，以确定闭经程度。包括孕激素试验和雌孕激素序贯试验。孕激素试验阳性提示子宫内膜有一定雌激素水平，为Ⅰ度闭经。阴性者，应行雌孕激素序贯试验，结果阳性提示闭经是由体内缺乏雌激素所致，为Ⅱ度闭经；阴性者，应重复试验，若仍无出血，可诊断为子宫性闭经。

（2）垂体兴奋试验　又称 GnRH 刺激试验，通过静脉注射促黄体素释放激素（LHRH），注入后 LH 值较注入前基础值上升 2 倍以上为正常反应，提示垂体功能正常，病变在下丘脑；若经多次重复试验 LH 值无升高或升高不显著，说明垂体功能减退，如希恩综合征。

2. 激素测定

（1）血甾体激素测定　包括雌二醇、孕酮及睾酮测定。血孕酮水平升高，提示排卵；雌激素水平低，提示卵巢功能不正常或衰竭；睾酮值高，提示可能有多囊卵巢综合征或卵巢支持-间质细胞瘤等。

（2）PRL 及垂体促性腺激素测定　PRL＞25μg/L 时，称为高催乳素血症。PRL 升高者测定 TSH，TSH 升高为甲状腺功能减退；TSH 正常，而 PRL＞100μg/L，应行头颅 MRI 或 CT 检查，除外垂体肿瘤。PRL 正常应测定垂体促性腺激素。若两次测定 FSH 均＞40U/L，提示卵巢功能衰竭；若 LH＞25U/L 或 LH/FSH≥2 时，高度怀疑多囊卵巢综合征；若 FSH、LH 均＜5U/L，提示垂体功能减退，病变可能在垂体或下丘脑。

（3）其他　肥胖、多毛、痤疮患者还需行胰岛素、雄激素（血睾酮、硫酸脱氢表雄酮，尿 17 酮等）测定，口服葡萄糖耐量试验（OGTT），胰岛素释放试验等，以确定是否存在胰岛素抵抗、高雄激素血症或先天性 21-羟化酶功能缺陷等。库欣综合征可测定 24 小时尿皮质醇或 1mg 地塞米松抑制试验排除。

3. 影像学检查

（1）盆腔超声检查　观察盆腔有无子宫，子宫形态、大小及内膜厚度，卵巢大小、形态，卵泡数目等。

（2）子宫输卵管造影　了解有无宫腔病变和宫腔粘连。

（3）CT 或 MRI　用于盆腔及头部蝶鞍区检查，了解盆腔肿块和中枢神经系统病变性质，诊断卵巢肿瘤、下丘脑病变、垂体微腺瘤、空蝶鞍等。

（4）静脉肾盂造影　怀疑米勒管发育不全综合征时，用以确定有无肾脏畸形。

4. 宫腔镜检查

宫腔镜检查能精确诊断宫腔粘连。

5. 腹腔镜检查

腹腔镜检查能直接观察卵巢形态、子宫大小，对诊断多囊卵巢综合征等有价值。

6. 染色体检查

高促性腺激素性闭经及性分化异常者应做此检查。

7. 其他

如靶器官反应检查，包括基础体温测定、诊断性刮宫等；疑多囊卵巢综合征者，查血脂、血糖、胰岛素；垂体性闭经，查三碘甲状腺原氨酸（T_3）、甲状腺激素（T_4）、TSH、24 小时尿游离皮质醇等。

四、治疗

（一）中医辨证治疗

根据虚实的不同，虚证采用“补而通之”的原则，以滋养肝肾、补气养血为主；实证采用“泻而通之”的原则，以行气活血、温通经脉、祛痰除湿为主。虚实夹杂者，要补中有通、攻中有养，灵活化裁。因他病而致经闭者，当先治他病，或治病调经并用。

1. 肾气亏损证

证候：年逾 16 周岁尚未行经，或初潮较迟，时有月经停闭，或月经周期建立后，出现周期延后渐至停闭；伴发育欠佳，第二性征发育不良，腰腿酸软，头晕耳鸣，倦怠乏力，夜尿频多，性欲淡漠，面色晦暗，眼眶暗黑。舌淡嫩苔薄白，脉沉弱。

治法：补肾益气，养血调经。

方药：加减苁蓉菟丝子丸（《中医妇科治疗学》）加淫羊藿、紫河车。

加减苁蓉菟丝子丸组成：肉苁蓉、菟丝子、熟地黄、当归、枸杞子、覆盆子、桑寄生、艾叶。

若闭经日久，畏寒肢冷，酌加肉桂、仙茅、鸡血藤以温肾助阳调冲；夜尿频数加金樱子、芡实、桑螵蛸以温肾缩尿。

2. 肝肾阴虚证

证候：年满 16 周岁尚未行经，或初潮较晚，月经量少色鲜红，周期延后渐致经闭，头晕耳鸣，腰腿酸软，两目干涩，面色少华。舌质暗淡苔薄白或薄黄，脉弦细数或沉细弱。

治法：滋补肝肾，养血调经。

方药：育阴汤（《百灵妇科》）去海螵蛸、牡蛎，加当归、菟丝子。

育阴汤组成：熟地黄、当归、山药、山茱萸、桑寄生、续断、杜仲、牛膝、龟甲、牡蛎、海螵蛸、阿胶。

若见潮热、五心烦热，甚至盗汗、骨蒸劳热等症状，为肝肾阴虚生热所致，加知母、黄柏、地骨皮、青蒿以清虚热；喜叹息、纳谷不香者，加制香附、党参以调肝健脾，以益精血化生。

3. 气血虚弱证

证候：月经周期延后，量少、色淡、质稀，渐致闭经，神疲肢倦，头晕眼花，心悸气短，面色萎黄，唇色淡红。苔少或薄白，脉沉缓或细弱。

治法：益气健脾，养血调经。

方药：人参养营汤（《太平惠民和剂局方》）。

人参养营汤组成：人参、白术、茯苓、炙甘草、当归、白芍、熟地黄、肉桂、黄芪、五味子、远志、陈皮、生姜、大枣。

若产后大出血所致的闭经（即希恩综合征），除见上述症状外，尚有神情淡漠、阴道干涩、毛发脱落、性欲减退、生殖器官萎缩，此乃精血亏败，肾气虚惫，酌加仙茅、淫羊藿、鹿角霜、紫河车以温补肾阳、填精补血。

4. 阴虚血燥证

证候：月经由后期、量少渐至闭经，两颧潮红，五心烦热，盗汗，甚或骨蒸劳热，或干咳、咯血，口干咽燥。舌红苔少，脉细数。

治法：养阴清热，养血调经。

方药：加减一阴煎（《景岳全书》）加丹参、女贞子、香附。

加减一阴煎组成：生地黄、熟地黄、当归、白芍、北沙参、麦冬、地骨皮、知母、炙甘草。

若虚烦潮热甚者，加青蒿、鳖甲以清虚热；咳嗽咯血者，加五味子、百合、川贝母、阿胶以养阴润肺；虚烦少寐、心悸者，加柏子仁、夜交藤宁心安神；如有结核病，应同时行抗结核治疗。

5. 气滞血瘀证

证候：月经停闭，胸胁、乳房胀痛，少腹胀痛拒按，精神抑郁，烦躁易怒，嗳气叹息。舌紫暗或有瘀点，脉沉弦或沉涩。

治法：行气活血，祛瘀通经。

方药：血府逐瘀汤（《医林改错》）。

血府逐瘀汤组成：桃仁、红花、当归、生地黄、赤芍、川芎、枳壳、柴胡、牛膝、桔梗、甘草。

若胸胁乳房胀痛者，加青皮、路路通行气散结；肝郁化火，烦躁易怒、口苦咽干者，加黄芩、栀子以清肝泻火；肝郁脾虚，纳少便溏者，去桃仁、生地黄，加白术、茯苓健脾化湿；偏于气滞，胸胁及少腹胀甚者，加莪术、青皮、木香理气行滞；偏于血瘀，少腹疼痛拒按者，加姜黄、三棱、莪术活血通经。

6. 痰湿阻滞证

证候：月经周期延后、量少、色淡、质黏稠，渐至停闭，形体肥胖，胸闷呕恶，倦怠嗜睡，带下量多，色白质稠。舌苔白腻，脉沉缓或滑。

治法：燥湿化痰，活血通经。

方药：丹溪治湿痰方（《丹溪心法》）。

丹溪治湿痰方组成：苍术、香附、法半夏、茯苓、白术、当归、川芎、滑石。

若呕恶胸胁满闷，加厚朴、竹茹、瓜蒌以理气祛痰；痰湿化热，苔黄腻者，加黄连、黄芩清热燥湿；肢体浮肿者，加泽泻、益母草、泽兰利湿祛瘀。

7. 寒凝血瘀证

证候：月经停闭，小腹冷痛拒按，得热痛减，形寒肢冷，面色青白。舌紫暗苔白，脉沉紧。

治法：温经散寒，活血通经。

方药：温经汤（《妇人大全良方》）。

温经汤组成：人参、当归、川芎、白芍、肉桂、莪术、牡丹皮、川牛膝、甘草。

若小腹冷痛明显者，加艾叶、吴茱萸、小茴香以暖宫散寒止痛，或改用少腹逐瘀汤加减；四肢不温者，加附子、细辛以温阳散寒；若因肾阳不足引起闭经，或四肢不温、白带清冷、腰膝酸软者，用右归丸（《景岳全书》）治疗。

（二）中成药治疗

（1）人参养荣丸　口服，适用于气血虚弱证。

（2）血府逐瘀胶囊　口服，适用于气滞血瘀证。

（3）少腹逐瘀颗粒　口服，适用于寒凝血瘀证。

（三）针灸治疗

治法：调理冲任，活血通经。取任脉及足太阴、阳明经穴为主。

主穴：关元、中极、三阴交、归来。

配穴：气血虚弱配足三里、血海；肾气亏虚配肾俞、太溪；气滞血瘀配合谷、太冲；痰湿阻滞配中脘、丰隆。

方义：关元、中极为任脉与足三阴经交会穴，位近胞宫，均是治疗月经病的要穴，关元有补益元气、调理冲任之功，虚证多用，中极有活血化瘀、通络止痛之效，实证多用；三阴交可调理脾、肝、肾及冲、任二脉，凡月经病不论寒热虚实皆可用之；归来位于下腹部，具有活血调经作用，为治疗经闭的效穴。

操作：毫针常规刺。气血虚弱、肾气亏虚可在背部穴或腹部穴加灸；气滞血瘀可配合刺络拔罐。

（四）其他治疗

（1）穴位注射　取肝俞、脾俞、肾俞、关元、归来、足三里、三阴交。每次选2～3穴，选当归注射液或红花注射液、黄芪注射液，常规穴位注射。

（2）耳针　取内分泌、内生殖器、肝、肾、脾、胃、心、皮质下。每次选3～5穴，毫针刺法、埋针法或压丸法。

五、病案

患者黎某，34岁，已婚。2021年6月8日初诊。

主诉：停经 8 个月。

现病史：患者既往月经规律，周期 27～35 日，经期 5～7 日，量可，色暗红，有血块，轻微痛经，可耐受。2019 年 8 月行人工流产术后月经开始延后，周期 40～45 日，术后复查妇科彩超示：子宫内膜厚度 0.4cm，1 年来周期愈加后延，10 个月前与家人争执后出现月经停闭，2021 年 2 月至 5 月曾口服屈螺酮炔雌醇片治疗后仍未行经，LMP：2020 年 10 月 21 日。经期 3 日，经量少，经色暗红，经前乳房胀痛，腰酸，小腹坠胀疼痛，手脚不温。刻下症见：双侧乳房胀痛，腰酸乏力，食少纳呆，便秘，夜寐差，小便调。舌质暗，苔白腻，脉弦细。

妇科彩超示：子宫内膜厚度为 0.7cm。

女性激素示：FSH：20U/L；LH：17.9U/L；PRL：12μg/L；E_2：46.2pmol/L。

中医诊断：闭经（脾肾亏虚证）。

西医诊断：继发性闭经（子宫性闭经）。

治法：健脾补肾，疏肝活血。

处方：四君子汤加减。

药用：黄芪 30g，党参、白术、桑寄生、菟丝子各 20g，覆盆子、桑葚、当归、赤芍、酸枣仁各 15g，柴胡、山药、山茱萸、茯苓各 12g，枳壳、火麻仁、柏子仁各 10g，玫瑰花、郁金、合欢花各 8g，炙甘草 6g。共 7 剂，每日 1 剂，水煎早晚饭后半小时服。保持情绪平稳，忌生冷、辛辣、刺激类食物。

针灸：主穴：关元、中极、三阴交（双侧）、归来；配穴：足三里（双侧）、太溪（双侧）、合谷（双侧）、太冲（双侧）；操作：毫针常规刺，留针 30 分钟，在腹部穴位加灸法，共 7 次，每次 1 次。

二诊：服上方 7 剂后，乳房胀痛减轻，腰酸较前减轻，大便正常，1 日 1 行，小便利，食纳可，夜寐尚可，舌淡红，苔薄白，脉弦细。治以健脾益肾，滋阴养血。一诊方基础上去桑葚、酸枣仁、柴胡、郁金、枳壳、火麻仁、柏子仁，加益母草 20g，女贞子、枸杞子、白芍各 15g，牡丹皮、熟地黄各 10g。7 剂。

三诊：乏力、腰酸症状明显缓解，乳房胀痛不舒，舌红，苔薄白，脉细。妇科彩超示：子宫内膜厚度为 1.3cm。治以健脾益肾，疏导气血。二诊方基础上去白术、山茱萸、玫瑰花、合欢花、女贞子、枸杞子，加川牛膝、香附、郁金各 12g，枳壳、丹参各 10g。7 剂。针灸：主穴：关元、中极、三阴交（双侧）、归来；配穴：血海（双侧）、足三里（双侧）、太溪（双侧）、合谷（双侧）、太冲（双侧）；操作：毫针常规刺，留针 30 分钟，在腹部穴位加灸法，共 7 次，每次 1 次。

四诊：月经 7 月 13 日来潮，量少，色暗红，腰酸，有少量血块，现为经期，小腹憋胀不舒，经前乳房胀痛，余无不适，舌淡红、苔薄白，脉细滑。治以健脾疏肝，活血化瘀。三诊方去桑寄生、覆盆子、菟丝子，加川芎、小茴香各 10g，桃仁 6g。4 剂。嘱患者保持心情愉悦，饮食清淡营养，适时运动锻炼。

按语：患者先因人工流产术后损伤子宫内膜，月经逐渐后错量少，后又因与家人争吵，导致彻底闭经，究其缘由脾肾亏虚，冲任不足，肝郁气滞，气机不畅，血海不能按时满溢。一诊治以健脾补肾，疏肝养血，加之针灸补益冲任，温中补虚；二诊治以健脾益肾，滋阴养血；三诊已有月经来潮迹象，为经前期，治以健脾益肾，疏导气血，加之针灸通调冲任，行气活血；四诊为行经期，治以疏肝行气，活血化瘀，以助经水通畅。纵观四诊，方药联合针灸，使得脾气健旺，肾精充足，肝气得舒，冲任气血调和，则经血依时而至。

本病月经停闭时间长，治疗有一定难度。预后多取决于病因、病位、病性、体质、环境、精神状态、饮食等诸多因素。若病因简单，病损脏腑单一，病程短者，一般预后尚好，月经可行。但恢复排卵和重建周期需要时间，有难度。若病因复杂，多脏腑受累，病程久者，则较难治愈。闭经各证候之间有一定联系，可相兼或转化，使病情日趋复杂，治疗更加棘手。情志、环境等诸多因素均可导致疾病反复。闭经久治不愈，可导致不孕症，或引发性功能障碍、代谢障碍、心血管疾患等其他疾病。实证闭经治宜行气活血通经，药后月经来潮或有经来先兆，疗效较好；但不可久用通经之法，避免一味活血变生他证。针灸对精神因素所致的经闭疗效较好，对严重营养不良、子宫发育不良等其他原因引起的经闭，应采取综合治疗方法。闭经以持续性月经停闭为特征，诊断需考虑除外妊娠，可做妊娠试验，必要时经腹部或阴道B超检查加以确认。闭经涵盖了西医学排卵障碍相关的多种疾病，如多囊卵巢综合征、闭经泌乳综合征、卵巢早衰、席汉综合征等。临床确立闭经的中医诊断同时，尚需通过血清激素测定、B超检查、头颅CT和MRI等，做出相应的西医诊断，以进一步明确病位病性和疾病特点，提高疗效。

六、预防与调护

重视经期、产褥期卫生；避免涉水、受寒或过食生冷；哺乳期不宜过长；加强避孕措施，正确掌握口服避孕的方法、药量，避免多次人工流产、刮宫；不宜过分节食减肥；及时治疗某些导致闭经的疾病；保持精神舒畅，注意劳逸结合。

第三节　多囊卵巢综合征

一、概念

多囊卵巢综合征（polycystic ovary syndrome，PCOS）是非常常见的妇科内分泌疾病之一。在临床上以雄激素过高的临床或生化表现、持续无排卵、卵巢多囊改变为特征，常伴有胰岛素抵抗和肥胖。因Stein和Leventhal于1935年首先报道，故又称Stein-Leventhal综合征。

中医学无此病名，根据其临床特征及表现，归属于“不孕”“月经过少”“月经后期”“闭经”“癥瘕”等范畴。

二、临床表现

PCOS多起病于青春期，主要临床表现包括月经失调、雄激素过量的表现和肥胖。

（1）月经失调　为最主要的症状。多表现为月经稀发（周期35日至6个月）或闭经，闭经前常有经量减少或月经稀发。也可表现为不规则子宫出血，月经周期或行经期或经量无规律性。

（2）不孕　生育期妇女因排卵障碍导致不孕。

（3）多毛、痤疮　是高雄激素血症最常见的表现。出现不同程度多毛，以性毛为主，阴毛浓密且男性型倾向，延及肛周、腹股沟或腹中线，也有的出现上唇和（或）下颌细须或乳晕周围长毛等。油皮肤及痤疮常见，与体内雄激素积聚刺激皮脂腺分泌旺盛有关。

（4）肥胖 50%以上患者肥胖（体重指数≥25kg/m^2），且常呈腹部肥胖型（腰围/臀围≥0.80）。肥胖与胰岛素抵抗、雄激素过多、游离睾酮比例增加及瘦素抵抗有关。

（5）黑棘皮症 阴唇、颈背部、腋下、乳房下和腹股沟等处皮肤皱褶部位出现灰褐色色素沉着，呈皮肤增厚，质地柔软。

三、诊断

PCOS 的诊断是排除性诊断。因临床表型的异质性，诊断标准存在争议。国际上先后制定 NIE、鹿特丹、AES 等多个诊断标准。目前采用较多的是鹿特丹标准：①稀发排卵或无排卵；②高雄激素的临床表现和（或）高雄激素血症；③卵巢多囊改变超声提示一侧或双侧卵巢直径为 2～9mm 的卵泡≥12 个，和（或）卵巢体积≥10mL；④3 项中符合 2 项并排除其他高雄激素病因。为更适应我国临床实际，卫生部颁布了《多囊卵巢综合征诊断》（WS 330—2011），具体如下：月经稀发、闭经或不规则子宫出血是诊断的必需条件，同时符合下列 2 项中的一项，并排除其他可能引起高雄激素和排卵异常的疾病即可诊断为 PCOS：①高雄激素的临床表现或高雄激素血症；②超声表现为卵巢多囊样改变（PCO）。

四、治疗

（一）一般治疗

对肥胖型 PCOS 患者，需控制饮食、增加运动以减轻体重。此法有利于降低胰岛素及雄激素水平，进而恢复排卵和生育功能。

（二）中医辨证治疗

本病以肾、脾、肝三脏功能失调为本，痰湿、血瘀为标，且二者互为因果作用于机体而致病，故临床以虚实夹杂证多见。应根据患者临床表现及虚实不同确定治疗原则。月经不调者，重在调经，以恢复月经周期；闭经者采用“虚则补而通之”“实则泻而通之”的治疗原则；有生育要求者重在调经种子。根据体胖、多毛、卵巢增大、包膜增厚的特点，临床常配以祛痰软坚、化瘀消癥之品治疗。

治疗以补肾治其本，健脾理气化痰，疏解肝郁泻火，活血化瘀调经治其标，标本同治。同时还应根据月经周期的不同时间和患者的体质情况辨证论治，选方用药。

1. 肾虚证

（1）肾阴虚证

证候：月经迟至，后期，量少，渐至停闭；或月经周期紊乱，经血淋漓不净，婚后日久不孕，形体瘦小，头晕耳鸣，腰膝酸软，手足心热，便秘溲黄。舌红少苔或无苔，脉细数。

治法：滋阴补肾，调补冲任。

方药：左归丸（《景岳全书》）。

左归丸组成：熟地黄、山药、山茱萸、枸杞子、菟丝子、鹿角胶、龟甲胶、牛膝。

（2）肾阳虚证

证候：月经后期，量少，色淡，质稀，渐至经闭；或月经周期紊乱，经量多或淋漓不净，婚久不孕，头晕耳鸣，腰膝酸软，形寒肢冷，小便清长，大便不实，性欲淡漠，形体肥胖，多毛。舌淡苔白，脉沉无力。

治法：温肾助阳，调补冲任。

方药：右归丸（《景岳全书》）。

右归丸组成：制附子、熟地黄、山药、山茱萸、枸杞子、菟丝子、鹿角胶、当归、肉桂。

若月经量多者，去附子、肉桂、当归，酌加党参、黄芪、炮姜炭、艾叶以补益温阳止血。

2. 痰湿阻滞证

证候：月经量少，经行延后，甚至停闭，婚久不孕，带下量多，头晕头重，胸闷泛恶，四肢倦怠，形体肥胖，多毛。舌体胖大、色淡，苔白腻，脉滑。

治法：燥湿除痰，活血调经。

方药：苍附导痰丸（《叶氏女科证治》）合佛手散（《普济本事方》）。

苍附导痰丸组成：苍术、香附、陈皮、法半夏、茯苓、甘草、胆南星、枳壳、生姜、神曲。

佛手散组成：当归、川芎。

若痰多湿盛、形体肥胖、多毛明显者，酌加山慈菇、皂角刺、石菖蒲以化痰通络；卵巢增大明显者，加昆布、海藻、夏枯草软坚散结。

3. 肝经湿热证

证候：月经紊乱，量多或淋漓不断；或月经延后，量少，婚久不孕，带下色黄、量多，毛发浓密，面部痤疮，经前胸胁乳房胀痛，或有溢乳，大便秘结。苔黄腻，脉弦数。

治法：清肝解郁，除湿调经。

方药：龙胆泻肝汤（《医宗金鉴》）。

龙胆泻肝汤组成：龙胆草、栀子、黄芩、柴胡、生地黄、车前子、泽泻、木通、当归、甘草。

若大便秘结明显者，加生大黄以通腑泄热；溢乳者，酌加牛膝、炒麦芽以引血归原；胸胁乳房胀甚者，加郁金、王不留行、路路通以理气通络。

4. 气滞血瘀证

证候：月经延后，量少不畅，经行腹痛拒按，甚或经闭，婚后不孕，精神抑郁，胸胁胀满，面额出现痤疮，或颈项、腋下、腹股沟等处色素沉着。舌紫暗，或边尖有瘀点，脉沉弦或沉涩。

治法：行气活血，祛瘀通经。

方药：膈下逐瘀汤（《医林改错》）。

膈下逐瘀汤组成：桃仁、牡丹皮、香附、枳壳、乌药、延胡索、五灵脂、当归、川芎、赤芍、红花、甘草。

心烦易怒者，酌加青皮、木香、柴胡疏肝解郁；腹内有结块者，加三棱、莪术活血消癥。

（三）针灸治疗

治法：调理冲任，益肾助孕。取任脉穴及肾的背俞穴、原穴为主。

主穴：关元、肾俞、太溪、三阴交。

配穴：肾虚胞寒配复溜、命门；肝气郁结配太冲、期门；痰湿阻滞配中脘、丰隆；瘀阻胞宫配子宫、归来。

方义：肾藏精，主生殖，肾气旺盛，精血充足，冲任调和，乃能摄精成子。关元为任脉穴，位近胞宫，可壮元阴元阳，针之调和冲任，灸之温暖胞宫；肾之背俞穴肾俞、原穴太溪，补益肾气，以治其本；三阴交为肝、脾、肾三经交会穴，可健脾化湿，补益肝肾，调和冲任。

操作：毫针常规刺。肾虚胞寒、痰湿阻滞、瘀滞胞宫可加用灸法。

（四）其他治疗

（1）耳针　取内生殖器、皮质下、内分泌、肾、肝、脾。每次 3～5 穴。毫针刺法或压丸法。

（2）穴位埋线　取双侧三阴交，按埋线法常规操作。植入羊肠线，每月 1 次。

（3）穴位注射　取关元、肾俞、归来、次髎、三阴交。每次选用 2 穴，选当归注射液或人绒毛促性腺激素等，常规穴位注射，从月经周期第 12 日开始治疗，每日 1 次，连续治疗 5 次。

（4）灸法　取神阙。选用熟附子、肉桂、白芷、川椒、乳香、没药、五灵脂、大青盐、冰片等温肾助阳、化瘀行气类中药，共研细末，用黄酒调或制成药饼，置于神阙穴，上置大艾炷灸之，每次 8～10 壮，每周 1～2 次。

五、预防与调护

做到早发现、早治疗，养成良好的生活习惯及饮食习惯，避免不良精神刺激。青春期多囊卵巢综合征早期发现尤为重要。青春期患者本人易忽视，或父母关心不够，常可致病情贻误。以下情况需进行筛查：①阴毛早现或者性早熟的女孩；②月经初潮，在 11 岁之前，或初潮第一年即月经稀发者；③有家族多囊卵巢史，或家族男性 30 岁前早秃史，或有高血压、糖尿病家族史者；④胎儿期处于高雄激素环境、低或高出生体重、青春期前肥胖者；⑤有糖耐量减退、高脂血症、高雄激素表现者；⑥有严重痤疮、多毛、黑棘皮病者。

育龄期妇女因有生育要求，应重视基础疾病的检查和治疗，矫正伴随高雄激素血症、高胰岛素血症等内分泌不良环境后，再予以促排卵治疗。一旦确认早期宫内妊娠，应尽早保胎安胎，防止流产。

本病与糖尿病等内分泌系统疾病关系密切，患有本病的围绝经期妇女尤应注意血糖的控制，重视心血管疾病及某些妇科肿瘤的排查。

第四节　痛　　经

一、概念

痛经（dysmenorrhea）为最常见的妇科症状之一，指行经前后或月经期出现下腹部疼痛、坠胀，伴有腰酸或其他不适，症状严重者影响生活和工作。痛经分为原发性痛经和继发性痛经两大类。前者指无盆腔器质性病变的痛经，占痛经 90%以上，多发生于青春期少女初潮后

1～2 年，也称功能性痛经；后者指因盆腔炎、子宫内膜异位症、子宫肌瘤等器质性病变引起的痛经，也称器质性痛经，多见于育龄期妇女。本节主要叙述原发性痛经。

本病属中医学“痛经”“月水来腹痛”“经行腹痛”“经期腹痛”范畴。

二、临床表现

主要特点为：①原发性痛经在青春期多见，常在初潮后 1～2 年内发病；②疼痛多自月经来潮后开始，最早出现在经前 12 小时，以行经第 1 日疼痛最剧烈，持续 2～3 日后缓解，疼痛常呈痉挛性，通常位于下腹部耻骨上，可放射至腰骶部和大腿内侧；③可伴有恶心、呕吐、腹泻、头晕、乏力等症状，严重时面色发白、出冷汗；④妇科检查无异常发现。

三、诊断

根据月经期下腹坠痛，妇科检查无阳性体征，临床即可诊断。

四、治疗

（一）中医辨证治疗

1. 气滞血瘀证

证候：经前或经期小腹胀痛，拒按，经血量少，经行不畅，色紫暗有块，块下痛减，经前胸胁、乳房胀满或胀痛。舌紫暗或边有瘀点，脉弦或弦滑。

治法：理气活血，逐瘀止痛。

方药：膈下逐瘀汤（《医林改错》）加蒲黄。

膈下逐瘀汤组成：桃仁、牡丹皮、香附、枳壳、乌药、延胡索、五灵脂、当归、川芎、赤芍、红花、甘草。

若夹有血块，加莪术、山楂、血竭、益母草活血祛瘀；恶心呕吐者，为冲脉之气夹肝气上逆犯胃，加半夏、吴茱萸、生姜平冲降逆。

2. 寒凝血瘀证

证候：经前或经期小腹冷痛，拒按，得热痛减，经量少，色暗有块，畏寒肢冷，恶心呕吐。舌暗苔白腻，脉沉紧。

治法：温经散寒，化瘀止痛。

方药：少腹逐瘀汤（《医林改错》）加苍术、茯苓、乌药。

少腹逐瘀汤组成：小茴香、干姜、肉桂、当归、川芎、赤芍、没药、蒲黄、五灵脂、延胡索。

若痛甚、面色苍白，手足厥冷、冷汗淋漓为寒凝子宫，阳气不达，宜加附子、细辛、巴戟天以回阳散寒、温阳暖宫。

3. 湿热瘀阻证

证候：经前或经期小腹疼痛或胀痛，灼热感，或痛连腰骶，或平时小腹疼痛，经前加剧；经血量多或经期延长，色暗红，质稠或夹较多黏液；带下量多，色黄质黏有臭味，或低热起伏，小便黄赤。舌红苔黄腻，脉滑数。

治法：清热除湿，化瘀止痛。

方药：清热调血汤（《古今医鉴》）加蒲公英、薏苡仁。

清热调血汤组成：桃仁、红花、当归、川芎、赤芍、生地黄、牡丹皮、香附、延胡索、黄连、莪术。

若痛甚连及腰骶部，加续断、狗脊、秦艽以清热除湿止痛；经血量多或经期延长者，酌加地榆、马齿苋、黄芩凉血止血；带下异常者，加黄柏、土茯苓、椿根皮除湿止带。

4. 气血虚弱证

证候：经期或经后小腹隐痛，喜揉喜按，月经量少，色淡，质稀，神疲乏力，面色无华。舌淡苔薄，脉细弱。

治法：补气养血，调经止痛。

方药：黄芪建中汤（《金匮要略》）加党参、当归。

黄芪建中汤组成：黄芪、桂枝、白芍、大枣、生姜、炙甘草、饴糖。

5. 肝肾亏损证

证候：经期或经后小腹绵绵作痛，经色淡，量少，腰膝酸软，头晕耳鸣。舌质淡，脉沉细弱。

治法：滋肾养肝，调经止痛。

方药：调肝汤（《傅青主女科》）加桑寄生、肉苁蓉。

调肝汤组成：当归、白芍、山药、山茱萸、阿胶、甘草、巴戟天。

若腰骶痛甚者，加杜仲、续断补肾强腰；少腹痛兼胸胁胀痛者，加川楝子、延胡索行气止痛；夜尿频数者，加益智仁益肾缩尿。

（二）中成药治疗

（1）八珍益母丸（膏） 口服，适用于气血虚弱证。

（2）元胡止痛片 口服，适用于气滞血瘀证。

（3）少腹逐瘀颗粒 口服，适用于寒凝血瘀证。

（三）针灸治疗

1. 基本治疗

治法：调理冲任，温经止痛。取任脉及足太阴经穴为主。

主穴：中极、三阴交、地机、十七椎、次髎。

配穴：气滞血瘀配太冲、血海；寒凝血瘀配关元、归来；气血虚弱配气海、血海；肾气亏损配肾俞、太溪。

方义：中极为任脉穴，与足三阴经交会，可活血化瘀、通络止痛；三阴交为足三阴经的交会穴，可调理肝、脾、肾；地机为足太阴脾经郄穴，足太阴经循于少腹部，阴经郄穴治血证，可调血通经止痛；十七椎、次髎是治疗痛经的经验效穴，单用即效。

操作：针刺中极，宜用连续捻转手法，使针感向下传导。寒凝血瘀、气血虚弱、肾气亏损，宜加灸法。疼痛发作时可用电针。发作期每日治疗 1～2 次，非发作期可每日或隔日治疗 1 次。

2. 其他治疗

（1）耳针 取内分泌、内生殖器、肝、肾、皮质下、神门。每次选 3～5 穴，毫针刺法、埋针法或压丸法。

（2）皮肤针　取背、腰、骶部的督脉、膀胱经，下腹部的任脉、带脉以及足三阴经循行线。循经叩刺，中等刺激，重点叩刺腰骶部、下腹部穴。隔日1次，于月经前3～5日开始治疗。

（3）穴位注射　取归来、足三里、三阴交、地机。每次选1～2穴，用黄芪注射液，或当归注射液、丹参注射液，常规穴位注射。

（4）穴位敷贴　取神阙穴。用吴茱萸、白芍、延胡索各30g，艾叶、乳香、没药各15g，冰片6g。研细末，每用5～10g，用白酒调成膏状敷贴。

（5）拔罐　取十七椎、次髎、肾俞、中极、关元。常规拔罐治疗。

五、预防调护

针灸对原发性痛经有较好的疗效。预防痛经则多在经前3～7日开始，连续治疗3个月经周期为1个疗程。对继发性痛经，应及时诊断原发病变，施以相应治疗。注意经期卫生和保暖，避免过食生冷、精神刺激和过度劳累。

第五节　经前期综合征

一、概念

经前期综合征（premenstrual syndrome）指反复在黄体期出现周期性以情感、行为和躯体障碍为特征的综合征，月经来潮后，症状自然消失。

经前期综合征属中医学“经行头痛”“经行眩晕”“经行乳房胀痛”“经行情志异常”“经行泄泻”等范畴，其发生常与情志失调、饮食所伤、素体虚弱、劳倦过度等因素有关。本病与冲、任二脉及肝、脾、肾关系密切。基本病机是冲任气血不和，脏腑阴阳失调。

二、临床表现

多为25～45岁妇女，症状出现于月经前1～2周。月经来潮后迅速减轻直至消失。主要症状归纳为：①躯体症状：头痛、背痛、乳房胀痛、腹部胀满、便秘、肢体水肿、体重增加、运动协调功能减退；②精神症状：易怒、焦虑、抑郁、情绪不稳定、疲乏以及饮食、睡眠、性欲改变，而易怒是其主要症状；③行为改变：注意力不集中、工作效率低、记忆力减退、神经质、易激动等。周期性反复出现为其临床表现特点。

三、诊断

根据经前期出现周期性典型症状，诊断多不困难。诊断时一般需考虑下述3个因素：一是经前期综合征的症状；二是黄体晚期持续反复发生；三是对日常工作、学习产生负面影响。

四、治疗

（一）一般治疗

包括调整心态和生活状态。调整心态包括情感支持，给予心理安慰、疏导及中医情志疗法，减少来自环境的刺激，使精神放松，有助于减轻症状。调整生活状态包括合理的饮食及营养、适当的身体锻炼、戒烟、限制钠盐和咖啡的摄入。

（二）中医辨证治疗

1. 肝郁气滞证

证候：经前乳房、乳头胀痛，胸胁、小腹胀满，烦躁易怒，或精神抑郁，善叹息，或头晕失眠，或头痛剧烈，月经先后无定期或延后，经行不畅，经色暗红。舌苔薄白或薄黄，脉弦。

治法：疏肝解郁，养血调经。

方药：柴胡疏肝散（《景岳全书》）。

柴胡疏肝散组成：柴胡、香附、枳壳、川芎、白芍、茯苓、白术、陈皮、甘草。

若乳房内有结块，可加橘核、莪术以散结通络；少腹胀痛者，加延胡索、乌药以理气止痛；若以经前或经期发热为主者，伴有口干口苦、头晕心烦、舌边尖红苔黄者，则为肝郁化热，方选丹栀逍遥散（《内科摘要》）以疏肝清热。

丹栀逍遥散组成：牡丹皮、炒栀子、当归、白芍、柴胡、茯苓、白术、甘草、煨姜、薄荷。

2. 肝肾阴虚证

证候：经行或经后乳房胀痛，按之柔软无块，月经量少，五心烦热，两目干涩，头晕目眩，腰膝酸软，或口舌糜烂，或潮热，盗汗。舌质红少苔，脉细。

治法：滋肾养肝，育阴调经。

方药：一贯煎（《续名医类案》）。

一贯煎组成：北沙参、麦冬、当归、生地黄、枸杞子、川楝子。

若头晕甚者，加钩藤、夏枯草以清肝息风；月经量少者，加白芍养血活血；潮热汗出者，加龟甲以育阴潜阳、滋阴降火。

3. 脾肾阳虚证

证候：经前或经期面浮肢肿，脘腹胀满，腰酸腿软，纳少便溏，或经前泄泻，或经行前后头晕沉重，体倦嗜睡，胸闷泛恶，月经量多，色淡质稀。舌质淡苔白滑，脉沉缓。

治法：温肾健脾，化湿调经。

方药：右归丸（《景岳全书》）合苓桂术甘汤（《金匮要略》）。

右归丸组成：制附子、熟地黄、山药、山茱萸、枸杞子、菟丝子、鹿角胶、当归、肉桂。

苓桂术甘汤组成：茯苓、桂枝、白术、甘草。

若经行肿甚，加桂枝、防己以利水消肿；腹痛即泻、泻后痛止者，方选痛泻要方（《丹溪心法》）以扶脾抑肝。

4. 心肝火旺证

证候：经前或经期狂躁易怒，头痛头晕，口苦咽干，面红目赤，口舌生疮，溲黄便干，经行吐衄。舌质红苔薄黄，脉弦滑数。

治法：疏肝解郁，清热调经。

方药：丹栀逍遥散（《内科摘要》）加黄芩。

丹栀逍遥散组成：牡丹皮、炒栀子、当归、白芍、柴胡、茯苓、白术、甘草、煨姜、薄荷。

肝火旺、头痛剧烈者，加石决明、蔓荆子以清泻肝火。

5. 气滞血瘀证

证候：经前或经期头痛剧烈，或经行发热，腹痛拒按，肢体肿胀不适；月经量少，或经行不畅，经色紫暗有块。舌紫暗边尖或有瘀点，脉弦涩。

治法：理气活血，化瘀调经。

方药：血府逐瘀汤（《医林改错》）。

血府逐瘀汤：桃仁、红花、当归、生地黄、赤芍、川芎、枳壳、柴胡、牛膝、桔梗、甘草。

头痛如锥刺者，加地龙、全蝎通经活络；若以周身疼痛、腰膝关节酸痛为主，方选趁痛散（《妇人大全良方》）。

6. 痰火上扰证

证候：经行烦躁，情绪不宁，甚或狂躁不安，胸闷泛恶，痰多不寐，面红目赤，大便干结；月经量多，色深红，质黏稠，平时带下量多，色黄质稠。舌红苔黄厚或腻，脉弦滑而数。

治法：清热化痰，宁心安神。

方药：生铁落饮（《医学心语》）加郁金、黄连。

生铁落饮：麦冬、天冬、贝母、胆南星、橘红、远志、连翘、茯苓、茯神、玄参、钩藤、丹参、辰砂、石菖蒲、生铁落。

若带下量多，加薏苡仁、车前子以利湿止带；胸闷气短、肢体困倦者，加瓜蒌，宽胸利气以化痰湿。

（三）中成药治疗

（1）逍遥丸　口服，适用于肝郁血虚，脾失健运证。

（2）加味逍遥丸　口服，适用于肝郁化热，心肝火旺证。

（3）杞菊地黄丸　口服，适用于肝肾阴虚证。

（4）健脾丸合桂附地黄丸　口服，适用于脾肾阳虚证。

（5）血府逐瘀片（胶囊）　口服，适用于气滞血瘀证。

（6）牛黄清心丸　口服，适用于痰热上扰，气血不足证。

（7）四物合剂（胶囊）　口服，适用于经行头痛的血虚证。

（四）针灸治疗

1. 基本治疗

治法：调气安神，调理冲任。取足三阴经穴为主。

主穴：三阴交、太冲、神门、百会、太溪。

配穴：气滞血瘀配膻中、血海；肝肾阴虚配肝俞、肾俞；气血不足配足三里、气海；痰浊上扰配丰隆、中脘。

方义：三阴交为肝、脾、肾三经交会穴，可健脾调血，补益肝肾，是治疗妇科疾病的要穴；太冲有疏肝解郁、清肝养血的作用；神门为心之原穴，可养心安神；百会位于巅顶，有镇静宁神之功；太溪为肾之原穴，可补肾气、调冲任。

操作：毫针常规刺。

2. 其他治疗

（1）耳针　取内生殖器、皮质下、内分泌、肝、脾、肾、心。毫针刺法、埋针法或压丸法。

（2）皮肤针　取下腹部任脉、冲脉以及足三阴经循行线，扣刺至皮肤潮红为度。

五、预防调护

本病的治疗目的是减轻或缓解症状，降低对患者日常工作、生活的影响。应着重经前用药，根据患者出现症状的时间于经前 1～2 周开始治疗。一般以 3 个周期为 1 个疗程。经行情绪异常之重症者，可配合镇静剂以迅速控制症状，以免患者出现自杀、犯罪等严重后果。

第六节　绝经综合征

一、概念

绝经综合征（menopause syndrome）指妇女绝经前后出现性激素波动或减少所致的一系列躯体及精神心理症状。绝经（menopause）分为自然绝经和人工绝经。自然绝经指卵巢内卵泡生理性耗竭所致的绝经。人工绝经指两侧卵巢经手术切除或放射线照射等所致的绝经。人工绝经者更易发生绝经综合征。

绝经期是标志妇女由中年向老年过渡的一个自然生理过程，它标志着卵巢生殖功能的停止。本病患者大多症状轻微，不能视为病态；少数患者症状较严重，甚至影响工作、生活。临床以出现月经改变、血管舒缩症状、精神神经症状、泌尿生殖道症状、心血管疾病、骨质疏松为特征，其发病率为 82.73%。

绝经综合征属于中医学“经断前后诸证”“绝经前后诸证”范畴。

二、临床表现

（一）近期症状

1. 月经紊乱

月经紊乱是绝经过渡期的常见症状，由于稀发排卵或无排卵，表现为月经周期不规则、经期持续时间长及经量增多或减少。此期症状的出现取决于卵巢功能状态的波动性变化。

2. 血管舒缩症状

血管舒缩症状主要表现为潮热，为血管舒缩功能不稳定所致，是雌激素降低的特征性症状。其特点是反复出现短暂的面部和颈部及胸部皮肤阵阵发红，伴有烘热，继之出汗，一般持续 1～3 分钟。症状轻者每日发作数次，严重者 10 余次或更多，夜间或应激状态易促发。该症状可持续 1～2 年，有时长达 5 年或更长。潮热严重时可影响妇女的工作、生活和睡眠，是绝经后期妇女需要性激素治疗的主要原因。

3. 自主神经失调症状

围绝经期妇女常出现如心悸、眩晕、头痛、失眠、耳鸣等自主神经失调症状。

4. 精神神经症状

围绝经期妇女常表现为注意力不易集中，并且情绪波动大，如激动易怒、焦虑不安或情绪低落、抑郁、不能自我控制等情绪症状。记忆力减退也较常见。

（二）远期症状

1. 泌尿生殖器绝经后综合征（genitourinary syndrome of menopause，GSM）

＞50%的绝经期女性会出现该综合征，主要表现为泌尿生殖道萎缩症状，出现阴道干燥、性交困难及反复阴道感染，排尿困难、尿痛、尿急等反复发生的尿路感染。

2. 骨质疏松

绝经后妇女雌激素缺乏使骨质吸收增加，导致骨量快速丢失，而出现骨质疏松。50岁以上妇女半数以上会发生绝经后骨质疏松（postmenopausal osteoporosis），一般发生在绝经后5～10年内，最常发生在椎体。

3. 阿尔茨海默病（Alzheimer's disease）

绝经后期妇女比老年男性患病风险高，可能与绝经后内源性雌素激水平降低有关。

4. 心血管病变

绝经后妇女糖脂代谢异常增加，动脉硬化、冠心病的发病风险较绝经前明显增加，可能与雌激素低下有关。

三、诊断

根据病史及临床表现可诊断。但需注意除外相关症状的器质性病变及精神疾病，卵巢功能评价等实验室检查有助于诊断。

1. 血清FSH值及E_2值测定

检查血清FSH值及E_2值了解卵巢功能。绝经过渡期血清FSH＞10U/L，提示卵巢储备功能下降。闭经、FSH＞40U/L且E_2＜10pg/mL，提示卵巢功能衰竭。

2. 抗米勒管激素测定

抗米勒管激素（AMH）低至1.1ng/mL提示卵巢储备功能下降；若低于0.2g/mL提示即将绝经；绝经后AMH一般测不出。

四、治疗

（一）中医辨证治疗

1. 肝肾阴虚证

证候：经断前后，阵发性烘热汗出，头晕目眩，腰膝酸软，口燥咽干，月经紊乱，月经先期，月经量时多时少，色鲜红，质稠，失眠多梦，健忘，阴部干涩，感觉异常，溲黄便秘。舌红少苔，脉细数。

治法：滋养肝肾，育阴潜阳。

方药：杞菊地黄丸（《医级》）去泽泻。

杞菊地黄丸组成：枸杞、菊花、熟地黄、怀山药、山茱萸、牡丹皮、泽泻、茯苓。

若口苦咽干、五心烦热，加黄连、天花粉、地骨皮以滋阴清热；大便秘结、舌苔干者，加麦冬、肉苁蓉养阴润燥。

2. 肾虚肝郁证

证候：经断前后，阵发性烘热汗出，腰膝酸软，烦躁易怒，情绪异常，头晕耳鸣，乳房胀痛，月经紊乱，或胸闷善叹息。舌淡红或偏暗，苔薄白，脉弦细。

治法：滋肾养阴，疏肝解郁。

方药：一贯煎（《续名医类案》）。

一贯煎组成：北沙参、麦冬、当归、生地黄、枸杞子、川楝子。

若胸胁乳房胀痛明显，加橘叶理气止痛；经期延长，经行不畅，加益母草、泽兰活血调经。

3. 心肾不交证

证候：经断前后，心悸怔忡，心烦不宁，腰膝酸软，多梦易惊，烘热汗出，眩晕耳鸣，失眠健忘，月经紊乱，量少，色鲜红。舌质偏红少苔，脉细数。

治法：滋阴降火，交通心肾。

方药：天王补心丹（《摄生秘剖》）去人参、朱砂，加太子参、桑椹。

天王补心丹组成：柏子仁、酸枣仁、人参、丹参、玄参、天冬、麦冬、辰砂、五味子、远志、桔梗、当归、生地黄。

若彻夜难眠，加龙齿、珍珠母镇静安神；情志异常，加炙甘草、小麦、大枣以甘润养心脾。

4. 肾阴阳两虚证

证候：经断前后，时而烘热汗出，时而畏寒肢冷，腰酸乏力，头晕耳鸣，浮肿便溏，月经紊乱，月经过多或过少，淋漓不断，或突然暴下如注，经色淡或暗。舌淡苔薄，脉沉弱。

治法：滋阴补肾，调补冲任。

方药：二仙汤（《中医方剂临床手册》）合二至丸（《医方集解》）。

二仙汤组成：仙茅、淫羊藿、当归、巴戟天、知母、黄柏。

二至丸组成：女贞子、墨旱莲。

腰背疼痛明显者，加川断、狗脊补肾强腰；如肾阴偏虚而见腰酸、耳鸣、潮热者，加山茱萸、熟地黄滋肾益阴；如肾阳偏虚而见畏寒肢冷、带下清稀者，加补骨脂、鹿角霜温补肾阳。

（二）中成药治疗

（1）杞菊地黄丸　口服，适用于肝肾阴虚证。

（2）知柏地黄丸　口服，适用于阴虚火旺证。

（3）坤泰胶囊　口服，适用于阴虚火旺，心肾不交证。

（4）佳蓉片　口服，适用于肾阴阳两虚证。

（三）针灸治疗

1. 基本治疗

治法：补益肾精，调理冲任。取任脉穴及肾的背俞穴、原穴为主。

主穴：关元、三阴交、肾俞、太溪。

配穴：肾阴虚配照海；肾阳虚配命门；肾阴阳俱虚配照海、命门。

方义：本病基本病机是肾精亏虚，肾的阴阳平衡失调，故取肾之背俞穴肾俞、原穴太溪，补益肾之精气以治其本；关元为任脉与足三阴经交会穴，可益肾元、调冲任；三阴交为足三阴经交会穴，可健脾、疏肝、益肾，理气开郁，调补冲任。

操作：毫针常规刺，补法或平补平泻。肾阳虚，可加灸。

2. 其他治疗

耳针　取皮质下、内分泌、内生殖器、肾、神门、交感。每次选用2～3穴，毫针刺法、埋针法或压丸法。

五、病案

患者杨某，女，54岁，已婚，2020年7月15日初诊。

主诉：潮热盗汗半年余，加重1个月。

现病史：患者已闭经10月余，近半年潮热、盗汗反复发作，伴面部潮红，手足心热，烦躁易怒，恶心欲呕，胃脘胀满，受凉后加重。平素纳差，夜寐易醒，乏力，大便溏，小便正常。舌淡红舌体胖大，苔白腻，脉沉细。

既往史：既往慢性胃炎2年。

月经史：初潮12岁，近1年来月经周期紊乱，长则3个月行经1次，经期正常，3日经净，量少，色暗，无血块，轻微痛经，可耐受。LMP：2019年9月8日。

辅助检查：2020年6月10日当地医院激素检查示：FSH：108.6U/L，LH：62.4U/L，E_2：＜5pg/mL，P：0.2ng/mL。

妇科彩超示：子宫双侧附件区未见异常。

西医诊断：绝经综合征。

中医诊断：绝经前后诸症（肾阴虚兼脾阳虚证）。

中医治疗：补肾健脾，调和阴阳。

处方：左归丸合黄芪建中汤加减。生地黄10g，炒山药10g，山茱萸9g，川牛膝12g，龟甲15g，鳖甲15g，浮小麦30g，麻黄根15g，煅牡蛎15g，青蒿10g，当归10g，菟丝子10g，女贞子10g，墨旱莲10g，黄芪30g，茯苓10g，桂枝10g，白芍10g，炙甘草9g，共7剂，水煎，日1剂，早、晚温服。配合平补平泻法针刺关元、气海、三阴交、肝俞、脾俞、肾俞穴。

二诊：诉服药后潮热、盗汗较前缓解，现仍感胃脘部胀满，乏力较前缓解，夜寐差，多梦，舌质淡苔薄白，脉沉细。处方：在上方基础上加党参15g，白术10g，厚朴9g。7剂，水煎，日1剂，早、晚温服。针刺关元、气海、三阴交、肝俞、脾俞、肾俞、神门、百会、安眠穴以宁心安神。

三诊：服药后潮热、盗汗症状明显好转，仍夜寐差，易醒。二便正常，舌质红，苔白，脉沉细。处方：归脾汤合牡蛎散加减。炙黄芪15g，远志10g，当归10g，龙眼肉10g，木香10g，茯神10g，茯苓15g，龟甲10g，鳖甲10g，怀牛膝10g，麻黄根15g，煅牡蛎15g，浮小麦30g，炙甘草10g。7剂，水煎，日1剂，早、晚温服。针灸治疗同前。

随后继续巩固治疗，随访半年后症状明显改善。

按语：妇女在绝经前后，天癸将尽，冲任二脉日渐衰竭，肾气日渐孱弱，其基本病机乃肾气衰，肾阴不足，在此基础上，脾气虚弱，阳气生发不足，导致阳气不能行使其正常功能，而化作病理之火上冲为病，故临证不仅有脾胃阳气不足的表现，尚兼虚热之象，主要表现为月经紊乱、心悸、烘热、烦躁易怒、潮热汗出等症状，还常伴有眩晕、耳鸣、失眠、面目及下肢浮肿、纳呆及便溏等。故虽病之本在肾，但根源在脾胃，又可累及心、肝等脏。本病症状繁杂，治疗时，首当辨阴阳，治疗以“健脾和胃，疏肝解郁，调和阴阳”为主。若患者平素怕冷，辨证为阳虚，选方右归丸加减；若平素怕热，辨证为阴虚，选方左归丸加减，常加煅牡蛎、鳖甲、龟甲滋阴潜阳，退热除蒸；浮小麦、麻黄根收敛止汗；青蒿、知母清热除蒸；生地黄、牡丹皮清热凉血；麸炒山药、茯苓健脾胃助运化；墨旱莲、酒女贞子滋阴养血，补益肝肾；黄芪、党参健脾益气；炙甘草调和诸药。若冷热不明显，此为阴阳两虚证，选方二仙汤合二至丸。不论肾阴虚、肾阳虚，用药以固护脾胃，健脾助运贯穿本病治疗始终，同时配合针灸治疗本病疗效佳，临床效果显著。若兼见夜寐欠安，辨证为阴血亏虚，心血不足者，治疗以调整肾之阴阳平衡，辅以健脾和胃为主，选方归脾汤合牡蛎散加减。若患者情绪易怒，用药时注重调气机、畅情志，平和阴阳，多加柴胡、白芍、玫瑰花、预知子等疏肝滋阴药。

六、预防与调护

本病治疗目的是缓解近期症状，早期发现，并有效预防骨质疏松症、动脉硬化等老年性疾病。可采用中西药物治疗，绝经期精神神经症状可因神经类型不稳定，或精神状态不健全而加剧，应进行心理治疗。普及卫生知识，提高妇女对本病的认识。予以精神安慰，消除顾虑，调整患者心态。鼓励适度参加文娱活动，增加日晒时间，摄入足量蛋白质及含钙丰富食物以预防骨质疏松。加强卫生宣教，使妇女了解围绝经期正常的生理过程，消除其顾虑和减轻其精神负担，保持心情舒畅，必要时可给予心理疏导。鼓励患者积极参加体育锻炼，以改善体质、增强抵抗力，防止早衰。饮食应适当限制高脂、高糖类物质的摄入，注意补充新鲜水果、蔬菜，尤其是钙、钾等矿物质含量高的食物。定期进行体格检查，尤其要进行妇科检查，包括防癌检查，必要时行内分泌检查。

第七节　高催乳素血症

一、概念

高催乳素血症（hyperprolactinemia，HPRL）又称高泌乳素血症，是指各种原因导致血清催乳素异常升高［>1.14nmol/L（25μg/L）］的病症。

受限于历史因素，祖国医学中并没有与高催乳素血症相对应的具体病名，翻阅中医学古籍经典我们可以找到一些类似于高催乳素血症的症状的中医描述及认识。本病可归属中医学中“闭经”“不孕”“乳泣”“月经后期”等病症。

二、临床表现

（一）症状

1. 月经紊乱及不育

85%以上患者有月经紊乱。生育期患者可不排卵或黄体期缩短，表现为月经后期、量少、稀发甚至闭经。青春期前或青春期早期妇女可出现原发性闭经，生育期后多为继发性闭经。无排卵可导致不育。

2. 溢乳

溢乳是本病的特征之一。溢乳综合征患者中约 2/3 存在高催乳素血症，其中有 1/3 为垂体微腺瘤。溢乳通常表现为双乳或者一侧乳房流出或可挤出非血性乳白色或透明液体。

3. 头痛、眼花及视觉障碍

垂体腺瘤增大明显时，由于脑脊液回流障碍及周围脑组织和视神经受压，可出现头痛、眼花、呕吐、视野缺损及动眼神经麻痹等症状。

4. 性功能改变

垂体 LH 与 FSH 分泌受抑制，出现低雌激素状态，表现为性欲减退。

（二）体征

妇科检查：阴道壁变薄或萎缩，分泌物减少。

三、诊断

1. 临床症状

对出现月经紊乱及不育、溢乳、闭经、多毛、青春期延迟者，应考虑本病。

2. 血液学检查

血清催乳素＞1.14nmol/L（25μg/L）可确诊为高催乳素血症。检测最好在上午 12 时。

3. 影像学检查

当血清催乳素＞4.55nmol/L（100μg/L）时，应行垂体磁共振检查，明确是否存在微腺瘤或腺瘤。

4. 眼底检查

垂体腺瘤可侵犯和（或）压迫视交叉，引起视乳头水肿，肿瘤也可压迫视交叉使视野缺损，因而眼底、视野检查有助于确定垂体腺瘤的大小及部位，尤其适用于孕妇。

四、治疗

（一）中医辨证治疗

由于高催乳素血症在古代中医学及现代中医学的研究下并没有相对应的病名、辨证分型及治疗方案，且得此病的患者 85%以上同时患有月经紊乱，闭经溢乳综合征的患者中约 2/3 存在高催乳素血症，故在此借鉴“闭经”在中医学中的辨证分型及治疗方案。

1. 肾虚证

证候：月经初潮来迟，或月经后期量少，渐至闭经，伴或不伴单侧或双侧乳房流出或挤出非血性乳白色或透明液体。或头晕耳鸣，腰膝酸软，小便频数，性欲降低；或足跟痛，手足心热，甚则潮热盗汗，心烦少寐，颧红唇赤；或畏寒肢冷，小便清长，夜尿多，大便溏薄，面色晦暗，舌淡或红，苔薄，脉沉或细。

治法：补肾抑乳，养血调经。

方药：大补元煎（《景岳全书》）。

大补元煎组成：人参、熟地黄、山药、山茱萸、当归、杜仲、菟丝子、甘草。

2. 脾胃虚弱证

证候：月经后延、稀发，甚至停闭数月，伴或不伴单侧或双侧乳房流出或挤出非血性乳白色或透明液体。神疲肢倦，食少纳呆，脘腹胀满，大便溏薄，面色淡黄；舌淡胖有齿痕，苔白腻，脉缓弱。

治法：健脾抑乳，养血调经。

方药：参苓白术散（《太平惠民和剂局方》）加减。

参苓白术散组成：人参、茯苓、白术、扁豆、陈皮、莲子肉、山药、砂仁、薏苡仁、桔梗、甘草。

3. 气滞血瘀证

证候：月经后延、稀发，甚至停闭数月，伴或不伴单侧或双侧乳房流出或挤出非血性乳白色或透明液体。小腹胀痛拒按，伴精神抑郁，烦躁易怒，胸胁胀满，嗳气叹息，舌紫暗或有瘀点，脉沉弦或涩而有力。

治法：疏肝抑乳，祛瘀通经。

方药：膈下逐瘀汤（《医林改错》）加减。

膈下逐瘀汤组成：桃仁、牡丹皮、香附、枳壳、乌药、延胡索、五灵脂、当归、川芎、赤芍、红花、甘草。

（二）针灸治疗

1. 基本治疗

治法：调理冲任，抑乳通经。取任脉、冲脉、足太阴经、足阳明经脉为主。

主穴：关元、中极、三阴交、归来。

配穴：脾胃虚弱配足三里、血海；肾气亏虚配肾俞、太溪；气滞血瘀配合谷、太冲。

方义：关元、中极为任脉与足三阴经交会穴，位近胞宫，均是治疗月经病的要穴，关元有补益元气、调理冲任之功，虚证多用，中极有活血化瘀、通络止痛之效，实证多用；三阴交可调理脾、肝、肾及冲、任二脉，凡月经病不论寒热虚实皆可用之；归来位于下腹部，具有活血调经作用，为治疗经闭的效穴。

操作：毫针常规刺，脾胃虚弱、肾气亏虚可在背部穴或腹部穴加灸；气滞血瘀可配合刺络拔罐。

2. 基本治疗

（1）穴位注射　取肝俞、脾俞、肾俞、关元、归来、足三里、三阴交。每次选用 2～3 穴，选当归注射液或红花注射液、黄芪注射液，常规穴位注射。

（2）耳针　取内分泌、内生殖器、肝、肾、脾、胃、心、皮质下。每次选用 3～5 穴。毫针刺法、埋针法或压丸法。

五、病案

马某某，女，28 岁，2021 年 1 月 17 日初诊。

主诉：闭经半年，伴右侧乳房有乳汁分泌 1 个月。

现病史：平素月经周期不规律，2 年前与朋友争吵后开始月经周期后错并伴经量逐渐减少，直至半年前闭经，患者未予重视。1 个月前出现右侧乳房偶可挤出乳白色分泌物。LMP:

2020年6月3日。否认妊娠。现患者性情急躁，脱发，口干口苦，纳食可，夜寐差，小便黄，大便干，2～3日1行，舌质红，苔黄少津，脉沉弦。辅助检查：女性激素六项示：PRL：115.26μg/L；余（－）；妇科彩超示：子宫内膜厚 0.7cm，子宫及双附件未见明显异常；头颅磁共振：未见明显异常。

西医诊断：①继发性闭经；②高催乳素血症。

中医诊断：闭经（肝郁脾虚证）。

治法：疏肝解郁，健脾补肾。

方用：膈下逐瘀汤加逍遥散加减。

药用：当归12g，川芎10g，牡丹皮10g，丹参20g，醋香附10g，赤芍15g，柴胡12g，茯苓15g，白术12g，甘草10g，酸枣仁30g，远志6g，珍珠母30g，蒲公英15g，女贞子12g，墨旱莲12g，侧柏叶15g，菟丝子15g，紫石英15g，巴戟天15g。14剂，颗粒剂，每日1剂，早晚饭后分服。曾口服溴隐亭1.25mg，每日3次，头痛明显，建议患者停用，嘱患者保持情绪放松。

二诊：患者服药 14 日及休息 7 日后复诊，自诉乳房轻微胀痛，乳汁分泌较上次就诊减少，睡眠改善，脱发自觉减轻，纳可，二便调，舌暗红，苔薄，脉弦数。上方去蒲公英、生侧柏叶、珍珠母，加川牛膝 10g，红花 10g，将赤芍换为白芍量加至 20g。14 剂，颗粒剂，每日1剂，早晚饭后分服。

三诊：患者服药14日及休息7日后复诊，LMP：2021年2月20日。行经4日，经量一般，未见乳汁分泌，无乳房胀痛，面部可见红色痤疮，夜寐可，二便调，舌脉同前，上方去川牛膝、红花、墨旱莲、女贞子，加蒲公英15g，桑白皮15g，浙贝母12g，皂角刺10g。14剂，颗粒剂，每日1剂，早晚饭后分服。嘱患者清淡饮食。

电话随访，患者停药后3月余，自诉无溢乳症状出现，月经正常来潮，周期28～30日，经期 3～5 日，量适中，纳食可，夜寐可，二便调，无其他不适。嘱患者保持心情愉悦，饮食清淡营养，适时运动锻炼。

按语：此患者以闭经及溢乳为主症。平素性情急躁，口苦，结合患者舌脉，辨证为肝郁脾虚证。该患者肝气郁滞，肝体失于柔和，影响肝的藏血功能，经血不能下达而上溢为乳、进而闭经。以膈下逐瘀汤及逍遥丸加减为主方。方中柴胡、香附疏肝解郁，当归、赤芍养血柔肝。丹参既清肝经之热，又能活血，考虑患者闭经已有半年余，丹参、川芎活血化瘀助月经来潮。肝气郁结易气郁化火，故加牡丹皮清热凉血，蒲公英可入肝经清热解毒，二药合用泻肝经之火。白术、茯苓、甘草健脾益气，以助气血生化之源。肝血不足，患者心神失养，心烦失眠，加酸枣仁、远志、珍珠母以安神助眠。患者苔黄少津，阴津不足，加女贞子、墨旱莲滋补肝肾之阴。患者兼见脱发，生侧柏叶可补肾生发。患者半年未行经，B超检查示子宫内膜 0.7cm，故加紫石英及巴戟天温肾助内膜生长，以促月经来潮。二诊患者已有月经来潮迹象，为经前期，考虑患者肝气瘀滞，瘀阻冲任，加川牛膝、红花活血通经，引血下行，使血循正经而不旁化。白芍养血柔肝，又防活血太过，故增量以助补血活血之力。三诊患者月经结束，未见乳汁分泌，但面部出现红肿痤疮，故去川牛膝、红花活血化瘀之品和具有滋补之效的墨旱莲、女贞子，配伍蒲公英、桑白皮、浙贝母、皂角刺等药，清热解毒，散结消肿。3个月后电话随访，患者已然痊愈，嘱患者注意生活调摄，预防再发。

第八节 早发性卵巢功能不全

一、概念

早发性卵巢功能不全（premature ovarian insufficiency，POI）指女性在40岁以前出现的卵巢功能减退，主要表现为月经异常、FSH水平升高、雌激素波动性下降。发病率为1%～5%，有增加趋势，报道的发病率可能低于实际发病率。

女性卵巢功能减退是一个逐渐进展的过程，POI是卵巢功能减退至一定阶段所发生的疾病状态，与之相关的另外两个疾病状态分别是卵巢储备功能减退（diminished ovarian reserve，DOR）和卵巢早衰（premature ovarian failure，POF）。

DOR指卵巢内卵母细胞的数量减少和（或）质量下降，伴抗米勒管激素水平降低、窦卵泡数减少、FSH升高，表现为生育能力下降，但不强调年龄、病因和月经改变。POF指女性40岁以前出现闭经、FSH＞40U/L和雌激素水平降低，并伴有不同程度的围绝经期症状，是POI的终末阶段。

祖国医学古籍中没有记载早发性卵巢功能不全等相关的病名，目前没有相应的中医诊断标准和症候判定标准，但依据其临床表现可参照《中医妇科常见病诊疗指南》有关“月经过少”“月经后期”“闭经”“脏躁”等病证治疗。也可参照古医籍有关“闭经”“年未老经水断”“血枯”等病证的治疗。

二、临床表现

1. 月经改变

从卵巢储备功能减退至功能衰竭，患者经历数年不等的过渡期，可先后出现月经频发或稀发、经量减少、闭经。

2. 雌激素水平低下

原发性闭经患者表现为女性第二性征不发育或发育差。继发性闭经患者可有潮热出汗、生殖道干涩灼热感、性欲减退、骨质疏松、情绪和认知功能改变、心血管症状等。

3. 不孕、不育

生育力显著下降在卵巢储备功能减退的初期，由于偶发排卵，仍有5%左右的自然妊娠可能，但自然流产和胎儿染色体异常的风险增加。

4. 其他

其他临床表现因病因而异，如特纳（Turner）综合征患者可发生心血管系统疾病、发育缺陷、智力障碍等异常。

三、诊断

根据症状、体征，结合辅助检查做出诊断。年龄＜40岁；月经稀发或停经至少4个月及以上；至少2次血清FSH＞25U/L（间隔＞4周）。亚临床期POI：FSH值15～25U/L，属高危人群。

四、治疗

（一）一般治疗

心理及生活方式干预，缓解心理压力，健康饮食、规律运动、戒烟，避免生殖毒性物质的接触。后当补充钙剂及维生素D，尤其是已出现骨密度降低者。

（二）中医辨证治疗

1. 月经过少

（1）肾虚证

主要证候：经量素少或逐渐减少，色淡暗，质稀，腰膝酸软，头晕耳鸣，足跟痛，或小腹冷痛，夜尿多。舌淡，脉沉弱或沉迟。

治法：补肾益精，养血调经。

处方：归肾丸（《景岳全书》）。

归肾丸组成：熟地黄、山药、山茱萸、当归、杜仲、菟丝子、枸杞子、茯苓。

（2）血虚证

主要证候：经量逐渐减少，或点滴即净，色淡，质稀，或伴有小腹隐痛，头晕眼花，心悸，面色萎黄。舌淡，脉细。

治法：养血益气调经。

处方：滋血汤（《女科证治准绳》）。

滋血汤组成：人参、山药、黄芪、茯苓、当归、川芎、白芍、熟地黄。

（3）血瘀证

主要证候：经行涩少，色紫暗，有血块，小腹胀痛，血块排出后胀痛减轻。舌紫暗，或有瘀斑，脉涩。

治法：活血化瘀调经。

处方：桃红四物汤（《医宗金鉴·妇科心法要诀》）。

桃红四物汤组成：桃仁、红花、当归、川芎、芍药、熟地黄。

（4）痰湿证

主要证候：经行量少，色淡红，质稠如痰，形体肥胖，胸闷呕恶，或带多黏稠。舌淡，苔白腻，脉滑。

治法：化痰燥湿调经。

处方：苍附导痰丸（《叶氏女科证治》）。

苍附导痰丸组成：苍术、香附、陈皮、法半夏、茯苓、甘草、胆南星、枳壳、生姜、神曲。

2. 月经后期

（1）肾虚证

主要证候：月经延后，量少，色淡暗，质稀，腰膝酸软，头晕耳鸣，面色晦暗。舌淡，苔薄白，脉沉细。

治法：补肾助阳，养血调经。

处方：当归地黄饮（《景岳全书》）。

（2）血虚证

主要证候：周期延长，量少，色淡，质稀，或伴有小腹隐痛，头晕眼花，心悸，面色淡白或萎黄。舌淡红，苔薄，脉细弱。

治法：补血填精，益气调经。

处方：大补元煎（《景岳全书》）。

大补元煎组成：人参、熟地黄、山药、山茱萸、当归、杜仲、菟丝子、甘草。

（3）血寒证

主要证候：月经延后，量少色淡红，质清稀，小腹隐痛，喜暖喜按，腰酸无力，小便清长，大便稀溏。舌淡，苔白，脉沉迟或细弱。

治法：温阳散寒，养血调经。

处方：温经汤（《金匮要略》）。

温经汤组成：吴茱萸、桂枝、川芎、当归、赤芍、麦冬、牡丹皮、半夏、生姜、阿胶、人参、甘草。

（4）痰湿证

主要证候：月经后期，量少，经血夹杂黏液；形体肥胖，胸闷呕恶，腹满便溏，带下量多。舌淡胖，苔白腻，脉滑。

治法：化痰燥湿，理气调经。

处方：苍附导痰丸（《叶氏女科证治》）。

苍附导痰丸组成：苍术、香附、陈皮、法半夏、茯苓、甘草、胆南星、枳壳、生姜、神曲。

（三）针灸治疗

1. 月经过少

（1）基本治疗

治法：肝肾亏虚、气血不足者补益肝肾、充养气血，针灸并用，补法；气滞血瘀、寒湿凝滞者活血化瘀、温经散寒，针灸并用，以针为主，泻法。

处方：气海、关元、中脘、下脘、水道。

方义：气海、关元位于脐下丹田部位，邻近胞宫，属任脉，通于足三阴经，人身元气从此而发，补气海、关元则能益元气、固冲任、调理胞宫，令血归经；中脘、下脘属于奇经八脉之任脉，中脘是胃经募穴，八会穴之腑会，手太阳、少阳、足阳明、任脉之会，可通任脉，调腑气，和胃降逆；水道位于腹部，属于足阳明胃经穴，针之可通利水道，通经活络。

加减：肝肾亏虚加肝俞、太溪补益肝肾、三阴交调理冲任；气血不足加气海、血海、脾俞、足三里健脾养胃以化生气血；气滞血瘀加期门、膈俞行气活血、化瘀通络；寒湿凝滞加命门、阳陵泉、归来温经散寒、祛湿行滞。痰湿甚加太白、丰隆健脾、化痰除湿。

（2）耳针　取肝、脾、肾、子宫、皮质下、内分泌。毫针刺，中等刺激，留针 15～30 分钟，也可用药丸贴压法。

2. 月经后期

（1）基本治疗

治法：肾虚、血虚者补益肝肾、充养气血，针灸并用，补法；气滞血瘀、寒湿凝滞者活血化瘀、温经散寒，针灸并用，以针为主，泻法。

主穴：气海、归来、血海、三阴交。

方义：气海位于小腹部，邻近胞宫，属任脉，通于足三阴经，人身元气从此而发，补气海则能益元气、固冲任、调理胞宫，令血归经；归来属于足阳明胃经穴，具有活血化瘀，调经止痛之功效；血海为足太阴脾经要穴，脾统血调血，故血海能通治各种与血有关的疾病，凡出血、瘀血、贫血、血行不畅都可选用此穴。三阴交为足三阴经交会穴，可疏调肝脾肾之经气。

配穴：肾虚加肾俞、心俞补益肝肾、调理冲任；血虚加胃俞、脾俞健脾养胃以化生气血；气滞加期门、合谷行气活血、化瘀通络；痰湿凝滞加命门、阳陵泉温经散寒、祛湿行滞。痰湿甚加章门、阳陵泉健脾、化痰除湿。

（2）耳针　取皮质下、内生殖器、内分泌、肝、脾、肾，每次选 2～4 个穴位，毫针刺，中等刺激，或用耳穴贴压法。

五、病案

郑某，女，38 岁。2019 年 11 月 5 日初诊。

主诉：月经推后半年，现停经 66 日。

现病史：LMP：2019 年 9 月 1 日。经期 5 日，量少，色淡红，无血块，无腹痛，伴有腰酸。口干，口苦，经前乳房胀痛，心悸，纳可，寐差，二便调。舌淡红，苔薄白，脉弦细。

既往史：1 年前因遭遇网络信息诈骗致经济损失 2 万元，随后逐渐抑郁，沉默，长期失眠。

辅助检查：性激素：FSH：37.82U/L，LH：18.2U/L，P：0.12ng/mL，E_2＜5pg/mL。妇科彩超：子宫大小 4.0cm×3.7cm×3.5cm，内膜 0.4cm，右侧卵巢大小 1.5cm×1.1cm×0.9cm，左侧卵巢大小 1.6cm×1.1cm×0.8cm，双附件未见异常回声。

中医诊断：月经后期（脾肾两虚）。

西医诊断：早发性卵巢功能不全。

处方：自拟调癸方加减：熟地黄 10g，南沙参 30g，炒白术 15g，山药 15g，当归 15g，生白芍 15g，杜仲 15g，肉苁蓉 15g，酒川芎 10g，香附 10g，牡丹皮 10g，炒酸枣仁 10g，石菖蒲 10g，路路通 15g，桂枝 15g。共服 7 剂。

针灸治疗：处方：气海、归来、血海、三阴交。气海、三阴交用毫针补法，归来、血海用泻法，加期门、合谷用泻法，行气活血、化瘀通络。

二诊：患者自诉时有心悸、胸闷、心烦感。处方：2019 年 11 月 5 日处方去掉熟地黄、牡丹皮，加茯苓 20g、白术 12g、百合 10g。继服 8 剂。

针灸治疗：处方：气海、归来、血海、三阴交。气海、三阴交用毫针补法，归来、血海用泻法，加期门、合谷用泻法，行气活血、化瘀通络。

三诊：月经未潮，自诉近几日带下量增多，LMP：2019 年 9 月 1 日。经期 5 日。今日彩超：左侧卵巢见 0.7cm×0.5cm 卵泡，右侧卵巢见 2.2cm×1.9cm 黄体。内膜 1.0cm。

处方：寿胎四君子+当归 15g、山药 30g、香附 15g、木香 10g。继服 4 剂。

四诊：LMP：2020 年 1 月 23 日。经期 6 日，量可，色红，无血块。余无明显不适。舌淡暗，苔薄白，脉弦细。

处方：自拟调癸方+桂枝 10g、艾叶 10g、香附 15g、泽兰 15g、黄连 6g。继服 7 剂。

针刺促排卵治疗：选关元、中极、三阴交、足三里、子宫穴平补平泻，以促进卵子顺利排出。

五诊：月经未潮，无明显不适。今日彩超：内膜 0.4cm。

继服中药处方 8 剂。继续针灸治疗：处方：气海、归来、血海、三阴交。气海、三阴交用毫针补法，归来、血海用泻法，加期门、合谷用泻法，行气活血、化瘀通络。

六诊：月经未潮。

处方：自拟调癸方+桂枝 10g、路路通 15g。继服 8 剂。

针灸治疗：处方：气海、归来、血海、三阴交。气海、三阴交用毫针补法，归来、血海用泻法，加期门、合谷用泻法，行气活血、化瘀通络。

七诊：LMP：2020 年 4 月 20 日。经期 6 日，量少。现口干喜热饮，无口苦，心悸、心烦较前明显减轻，大便不成形。子宫内膜 0.4cm。

处方：上诊处方加大白术量至 20g。继服 10 剂。

针刺促排卵治疗：选关元、中极、三阴交、足三里、子宫穴平补平泻，以促进排卵。

八诊：PMP：2020 年 9 月 4 日。经期 6 日，LMP：2020 年 11 月 3 日。经期 4 日，量少，色暗红。近几日畏寒，手足冰冷。

处方：自拟调癸方+艾叶 10g、路路通 15g，继服 10 剂。

九诊：PMP：2021 年 1 月 15 日。经期 5 日。LMP：2021 年 2 月 15 日。至今未净，量中，色暗红。今日激素：FSH：15.7U/L，LH：11.8U/L，P＜0.05ng/mL，E_2：26pg/mL。

处方：上诊处方去肉苁蓉+桂枝 15g、郁金 15g。继服 8 剂。

后电话随访患者诉月经周期 30～35 日，经期 5～7 日，基本规律。

按语：患者初诊时月经周期延后，停经 66 日，既往情绪刺激病史，精神长期抑郁，又因长期从事数学教学工作，劳神耗血，批改作业，长期缺乏睡眠。内因外因综合影响身心，致患者心、肝、脾气郁、血瘀，经络阻滞，肾-天癸-冲任-胞宫轴失调，最终血海不能按期盈满而发生月经后期。患者年龄＜40 岁，月经稀发，FSH＞25U/L，E_2 水平低下。符合 POI 诊断标准，故中医诊断为月经后期（气郁型）；西医诊断为 POI。而对于月经后期的治疗，大多医家倡导调周疗法，然本案患者根据其特殊的发病诱因及临床症状，辨证仅由心、肝、脾气郁所致，则仅需针对病因治疗，不必调周。故自拟调癸方（熟地黄、南沙参、炒白术、山药、当归、生白芍、杜仲、肉苁蓉、酒川芎、香附、牡丹皮、炒酸枣仁、石菖蒲）贯穿月经周期连续服用。

POI 病因复杂，不同病因引起不同月经改变，针灸效果各异，必须认真查明发病原因，采取相应的治疗，因先天性生殖器官异常或后天器质性损伤所致无月经者，不属于针灸治疗范围，对于严重营养不良、结核病、肾病、子宫发育不全等其他原因引起的月经改变效果较差，对于感受寒湿、气滞血瘀、气血不足和精神因素所致者，疗效较好。本例患者属于精神刺激，心、肝、脾气郁，肾精不化所致，故通过针刺相关经络腧穴，能疏通经络之郁。而临床中选择合适的治疗时机可以提高针灸的疗效，一般在经前 5～7 日开始治疗，至下次月经来潮前继续治疗，连续 3～5 个月，而本例患者行经时间不能掌握，故选在患者经净时即开始针刺，在疗程中，行气活血通经法与促排卵法并用。收到了预期的效果。故针药结合治疗早发性卵巢功能不全值得临床应用推广。

六、预防调护

对有 POI 或者早绝经家族史或携带 POI 相关遗传变异的女性建议尽早生育，或适时进行生育力保存。

第二章　生殖系统炎症

第一节　阴　道　炎

一、概念

阴道炎（vaginitis）是指阴道黏膜及黏膜下结缔组织的炎症，可表现为带下量、色、质的改变。临床常见的有滴虫阴道炎（trichomonal vaginitis，TV）、外阴阴道假丝酵母菌病（vulvovaginal candidiasis，VVC）、细菌性阴道病（bacterial vaginosis，BV）及老年性阴道炎（atrophic vaginitis）（也称萎缩性阴道炎）。各年龄阶段妇女均可发生阴道炎，为女性生殖器炎症中最常见的疾病。

本病属中医学“阴痒”“带下病”范畴。

二、临床表现

1. 滴虫阴道炎

经性交直接传播是滴虫阴道炎的主要传播方式。其潜伏期为 4～28 日。25%～50%的患者感染初期无症状。主要症状是阴道分泌物增多及外阴瘙痒，间或出现灼热、疼痛、性交痛等。分泌物典型特点为稀薄脓性、泡沫状、有异味。分泌物灰黄色、黄白色呈脓性是因其中含有大量白细胞，若合并其他感染则呈黄绿色泡沫状、有异味是滴虫无氧酵解糖类，产生腐臭气体所致。瘙痒部位主要为阴道口及外阴。若合并尿道感染，可有尿频、尿痛的症状，有时可有血尿。检查见阴道黏膜充血，严重者有散在出血点，甚至宫颈有出血斑点，形成“草莓样”宫颈，部分无症状感染者阴道黏膜无异常改变。

2. 外阴阴道假丝酵母菌病

外阴阴道假丝酵母菌病主要表现为外阴阴道瘙痒、阴道分泌物增多。外阴阴道瘙痒症状明显，持续时间长，严重者坐立不安，以夜晚更加明显。部分患者有外阴部灼热痛、性交痛以及排尿痛，尿痛是排尿时尿液刺激水肿的外阴所致。阴道分泌物的特征为白色稠厚，呈凝乳状或豆腐渣样。妇科检查可见外阴红斑、水肿，可伴有抓痕，严重者可见皮肤皲裂、表皮脱落。阴道黏膜红肿、小阴唇内侧及阴道黏膜附有白色块状物，擦除后露出红肿黏膜面，急性期还可见到糜烂及浅表溃疡。

3. 细菌性阴道病

带有鱼腥臭味的稀薄阴道分泌物增多是其临床特点，可伴有轻度外阴瘙痒或烧灼感，性交后症状加重。分泌物呈鱼腥臭味，是厌氧菌产生的胺类物质（尸胺、腐胺、三甲胺）所致。10%～40%的患者无临床症状。检查阴道黏膜无明显充血等炎症表现。分泌物呈灰白色、均匀一致、稀薄状，常黏附于阴道壁，但容易从阴道壁拭去。

4. 萎缩性阴道炎

萎缩性阴道炎主要症状为外阴灼热不适、瘙痒，阴道分泌物稀薄，呈淡黄色，感染严重者阴道分泌物呈脓血性。可伴有性交痛。检查时见阴道皱襞消失、萎缩、菲薄。阴道黏膜充血，有散在小出血点或点状出血斑，有时见浅表溃疡。

三、诊断

有不洁性交史、长期抗生素应用史、糖尿病病史或各种原因引起的雌激素水平不足的患者，结合临床表现及下列实验室检查，可对本病做出诊断与鉴别诊断。

滴虫阴道炎患者，阴道分泌物中可找到滴虫；外阴阴道假丝酵母菌病患者，阴道分泌物中可找到假丝酵母菌的芽孢或假菌丝，还可见少量白细胞；细菌性阴道病患者，阴道分泌物中可找到线索细胞，胺试验阳性，阴道分泌物 pH 值＞4.5；萎缩性阴道炎患者，阴道分泌物可见大量基底层细胞及白细胞而无滴虫及假丝酵母菌，pH 值升高，激素测定显示雌激素水平明显低下。

四、治疗

（一）中医辨证治疗

1. 脾虚证

证候：带下量多，色白或淡黄，质稀薄，或如涕如唾，绵绵不断，无臭，面色㿠白或萎黄，四肢倦怠，脘胁不舒，纳少便溏，或四肢浮肿。舌淡胖苔白或腻，脉细缓。

治法：健脾益气，升阳除湿。

方药：完带汤（《傅青主女科》）。

完带汤组成：白术、苍术、陈皮、柴胡、白芍、山药、荆芥穗。

若有腰酸等肾虚症状，加杜仲、续断、菟丝子以补肾；带多日久、滑脱不止者，加金樱子、芡实、海螵蛸、白果固涩止带；湿蕴化热者，用易黄汤健脾祛湿、清热止带。

2. 肾阳虚证

证候：带下量多，绵绵不断，质清稀如水，腰酸如折，畏寒肢冷，小腹冷感，面色晦暗，小便清长，或夜尿多，大便溏薄。舌淡苔白润，脉沉迟。

治法：温肾培元，固涩止带。

方药：内补丸（《女科切要》）。

内补丸组成：制附子、肉桂、鹿茸、菟丝子、肉苁蓉、紫菀、潼蒺藜、白蒺藜、桑螵蛸、黄芪。

便溏者，去肉苁蓉，加补骨脂、肉豆蔻固肾涩肠；带下如崩者，加鹿角霜、莲子、白芷、金樱子固涩止带。

3. 阴虚夹湿证

证候：带下量多，色黄或赤白相兼，质稠，有气味，阴部有灼热感，或阴部瘙痒，腰酸腿软，头晕耳鸣，五心烦热，咽干口燥，或烘热汗出，失眠多梦。舌红苔少或黄腻，脉细数。

治法：滋阴益肾，清热利湿。

方药：知柏地黄丸（《医宗金鉴》）。

知柏地黄丸组成：知母、黄柏、熟地黄、怀山药、山茱萸、牡丹皮、泽泻、茯苓。

失眠多梦者，加柏子仁、酸枣仁养心安神；咽干口燥者，加沙参、麦冬滋阴润燥；五心烦热者，加地骨皮、银柴胡清虚热；头晕目眩者，加菊花、钩藤平肝明目；舌苔厚腻者，加薏苡仁、扁豆、车前子以利湿。

4. 湿热下注证

证候：带下量多，色黄或呈脓性，质黏稠，有臭气，或带下色白质黏，呈豆渣样，外阴瘙痒，小腹作痛，口苦口腻，胸闷纳呆，小便短赤。舌红苔黄腻，脉滑数。

治法：清热利湿，解毒杀虫。

方药：止带方（《世补斋·不谢方》）。

止带方组成：猪苓、茯苓、牡丹皮、泽泻、车前子、黄柏、栀子、茵陈、赤芍、牛膝。

肝经湿热明显者，用龙胆泻肝汤；湿浊偏盛者，用萆薢渗湿汤。

5. 湿毒蕴结证

证候：带下量多，黄绿如脓，或赤白相兼，或五色杂下，质黏腻，臭秽难闻；小腹疼痛，腰骶酸痛，烦热头晕，口苦咽干，小便短赤，大便干结。舌红苔黄或黄腻，脉滑数。

治法：清热解毒，杀虫祛湿。

方药：五味消毒饮（《医宗金鉴》）。

五味消毒饮组成：蒲公英、紫花地丁、金银花、菊花、天葵子。

若湿毒重症，加土茯苓、败酱草、鱼腥草、薏苡仁、连翘以加强清热解毒祛湿之力。

6. 肝经湿热证

证候：带下多，色白或黄，呈泡沫状或黄绿如脓，甚或杂有赤带，有臭味，外阴瘙痒。头晕目胀，心烦口苦，胸胁、少腹胀痛，尿黄便结。舌红苔黄，脉弦涩。

治法：清热利湿，杀虫止痒。

方药：龙胆泻肝汤（《医宗金鉴》）加苦参、百部、蛇床子。

龙胆泻肝汤组成：龙胆草、栀子、黄芩、柴胡、生地黄、车前子、泽泻、木通、当归、甘草。

7. 湿虫滋生证

证候：阴部瘙痒，如虫行状，甚则奇痒难忍，灼热疼痛，带下量多，色黄呈泡沫状，或色白如豆渣状，臭秽，心烦少寐，胸闷呃逆，口苦咽干，小便黄赤。舌红苔黄腻，脉滑数。

治法：清热利湿，解毒杀虫。

方药：萆薢渗湿汤（《疡科心得集》）加苦参、防风。

萆薢渗湿汤组成：萆薢、薏苡仁、泽泻、通草、滑石、黄柏、牡丹皮、赤茯苓、甘草。

（二）中成药治疗

（1）妇科千金片（胶囊）　口服，适用于湿热下注证。

（2）龙胆泻肝丸（软胶囊、胶囊）　口服，适用于肝经湿热证。

（3）知柏地黄丸　口服，适用于阴虚夹湿证。

（三）针灸疗法

1. 基本治疗

治法：利湿化浊，固摄止带。取任脉及足太阴经穴为主。

主穴：中极、三阴交、带脉、白环俞。

配穴：湿热下注配阴陵泉、行间；脾虚湿盛配脾俞、足三里；肾虚不固配肾俞、关元。

方义：中极为任脉与足三阴经的交会穴，有固任化湿、健脾益肾之效；带脉穴属足少阳经，为足少阳、带脉二经交会穴，是带脉经气所过之处，可协调冲任，止带下，调经血，理下焦；三阴交调理肝、脾、肾，以治其本；白环俞属足太阳经，可调膀胱气化，利湿止带，是治疗带下病的效穴。

操作：中极针尖向下斜刺，使针感传至耻骨联合下为佳；带脉向前斜刺，不宜深刺；白环俞直刺，使骶部酸胀为佳；三阴交常规针刺。带脉、三阴交可加电针。

2. 其他治疗

（1）拔罐　取十七椎、腰眼、八髎周围之络脉。三棱针点刺出血后拔罐。每 3～5 日治疗 1 次。用于湿热下注所致带下。

（2）穴位注射　取双侧三阴交。辨证选用黄芪注射液或胎盘注射液、双黄连注射液，常规穴位注射。

（3）耳针　取内生殖器、脾、肾、三焦。毫针刺法，或埋针法、压丸法。

（四）外治法

1. 外洗法

蛇床子散：蛇床子、川椒、明矾、苦参、百部各 15g，煎汤趁热先熏后坐浴，每日 1 次，7 日为 1 个疗程。外阴溃破者，可去川椒，也可选用中成药洗液外洗。

2. 阴道纳药法

可根据不同情况选择甲硝唑、达克宁栓、康妇凝胶、保妇康栓、苦参凝胶等阴道纳药治疗。

五、病案

王某，女，31 岁。2020 年 10 月 18 日初诊。

主诉：带下色黄、量多 1 年余。

现病史：患者近 2 年带下量增多，色黄，伴阴痒，曾于当地医院查白带常规检出霉菌，多次阴道塞药治疗，至今仍反复发作，每以清水冲洗外阴，自诉无明显效果。遂于今日前来我科就诊。刻下症见：带下量多，质稀，色淡黄，外阴瘙痒，面色萎黄，乏力倦怠，胁肋不舒，平素工作压力较大，口干口苦，纳少，便溏，舌淡，苔薄黄，边有齿痕，脉弦。

月经史：15 岁初潮，经期 5 日，周期 25～30 日，量多，色暗红，少量血块，否认痛经。LMP：2020 年 10 月 9 日。

专科检查：外阴：已婚已产式，阴毛分布均匀，未见湿疹及白斑；阴道：畅，可见大量淡黄色分泌物，质黏，豆腐渣样；宫颈：光滑，常大，举痛、摇摆痛（-）；宫体：后位，常大，压痛（-），活动欠佳；附件：双侧未触及异常。

辅助检查：白带常规示：清洁度Ⅲ度、霉菌（++）、白细胞（+）。

中医诊断：带下病（肝郁脾虚夹湿热证）。

西医诊断：霉菌性阴道炎。

治则治法：疏肝健脾，利湿止痒。

中药口服：逍遥散合龙胆泻肝汤加减。

当归 15g，炒白芍 12g，炙黄芪 15g，炒山药 12g，柴胡 10g，郁金 12g，合欢皮 12g，炒芡实 12g，茯苓 12g，炒白术 12g，炙甘草 10g，龙胆草 10g，黄芩 10g，蛇床子 15g，土茯苓 10g，盐泽泻 10g，车前子（包煎）10g，生地黄 12g。7 剂，400mL 水煎服，日 1 剂，早晚饭后温服。嘱患者治疗期间禁性生活，保持外阴清洁干燥。

中药制剂外用：保妇康栓阴道塞入，睡前 1 粒，7 日为 1 个疗程。

针刺穴位：丰隆、水道、蠡沟、气海、带脉、阴陵泉、中极、行间、足三里、关元。隔日 1 次，连续治疗 7 日。

二诊：患者自诉经上述治疗 1 周后，自觉带下色及阴痒均得到改善，乏力较前减轻，胁肋不舒感较前缓解，口干口苦略减轻，时便溏，舌淡，苔薄白，边有齿痕，脉弦。依据患者目前情况，可见湿浊热邪已得到较明显的改善，只需原方基础上加减用药以调理治疗，治以疏肝健脾利湿。

口服方药：当归 15g，炒白芍 12g，炙黄芪 15g，炒山药 12g，柴胡 10g，郁金 10g，合欢皮 12g，预知子 12g，茯苓 12g，炒白术 12g，炙甘草 10g，龙胆草 10g，盐泽泻 10g，车前子（包煎）10g，败酱草 12g。7 剂，400mL 水煎服，日 1 剂，早晚饭后温服。

中药制剂外用：保妇康栓阴道塞入，隔日 1 粒，经潮停用。

针灸治疗：水道、蠡沟、气海、带脉、中极、足三里、关元。隔日 1 次，连续治疗 7 日。

再次叮嘱患者治疗期间禁性生活，保持外阴清洁干燥，同时禁食辛辣油腻之品。

三诊：诉今日经潮第 1 日，经量偏少，色暗红，少量血块，轻微下腹憋胀感，便溏较前明显减轻，舌淡暗，苔薄白，脉滑，余无特殊不适。因患者正值经期，故停针刺及熏洗治疗，予以活血通经之品口服促进经血排出。方药：当归 15g，川芎 12g，延胡索 15g，香附 12g，炮姜 10g，泽兰 12g，益母草 12g，川牛膝 10g。经期 5 剂，400mL 水煎服，日 1 剂，早晚饭后温服。

四诊：患者正值经后期，诉带下量已明显减少，无明显阴痒，余症状均已明显改善，舌淡红，苔薄白，脉细，余无特殊不适。患者虽自觉临床症状均改善，但因本病易于反复，治疗后期要注意培本固元，提高机体正气，增强患者免疫力，于疏肝健脾基础上，佐以滋肾养阴之品。方药：当归 10g，炒白芍 12g，炙黄芪 20g，炒山药 12g，柴胡 10g，合欢皮 12g，预知子 12g，玫瑰花 12g，茯苓 12g，炒白术 12g，炙甘草 10g，败酱草 12g，大血藤 15g，丝瓜络 15g。7 剂，400mL 水煎服，日 1 剂，早晚饭后温服。

五诊：患者自诉白带已经明显好转，量已明显减少，无特殊不适，继续原方加减巩固疗效。经上述诊治 3 个月，霉菌性阴道炎再未发作，白带无异常。

按语：本案患者系霉菌性阴道炎反复发作患者，综合患者情况，辨证为肝郁脾虚夹湿热证，因本病缠绵难愈，易于复发，治疗时充分发挥了中医药的特色和优势，不仅选用逍遥散合龙胆泻肝汤加减口服，而且结合患者病情，辨证取穴，利用针刺治疗可以调节脏腑功能的优势，针药并用，使患者的体质得到改善，使病原体失去生存的适宜环境，从根本上遏制本病复发，终使患者痊愈。可见，在辨证基础上，针药结合治疗本病具有积极疗效。同时，要注意告知患者治疗期间避免性生活，甚至性伴侣同时治疗。

六、预防调护

注意个人卫生，尤其是外阴清洁，保持经期、孕期、分娩期及产褥期卫生。避免穿着化纤内裤，并经常换洗内裤；内裤与袜子分开洗涤，避免重复感染；增强体质，加强营养；避免用刺激性强的药物冲洗阴道，杜绝接触感染源。定期进行妇科检查，发现病变应及时治疗。

第二节　慢性子宫颈炎

一、概念

慢性子宫颈炎（chronic cervicitis）指由子宫颈间质内大量的淋巴细胞、浆细胞等慢性炎细胞浸润而引起的子宫颈炎症，可伴有子宫颈腺上皮及间质的增生和鳞状上皮化生。是育龄期妇女的常见病，可由急性子宫颈炎发展而来，也可由病原体持续感染所致。

祖国医学中并无“宫颈炎”病名，据其临床表现将其归为“带下病”范畴。

二、临床表现

慢性子宫颈炎多无症状，少数患者可有持续或反复发作的阴道分泌物增多，呈淡黄色或脓性，性交出血，月经间期出血，偶有分泌物刺激引起外阴瘙痒或不适。妇科检查可发现黄色分泌物覆盖子宫颈口或从子宫颈口流出，或在糜烂样改变的基础上同时伴有子宫颈充血、水肿、脓性分泌物增多或接触性出血，也可表现为子宫颈息肉或子宫颈肥大。

三、诊断

1. 病史

常有分娩、流产、手术感染史，或经期不卫生、不洁性生活史，或子宫颈损伤，或化学物质刺激，或病原体感染及邻近器官炎症等病史。

2. 临床表现

可见阴道分泌物增多，呈黏液脓性或乳白色黏液状，甚至有血性白带或性交后出血，或伴有外阴瘙痒或腰酸，下腹坠痛。

3. 妇科检查

可见子宫颈充血、水肿、黏膜外翻，脓性分泌物增多或者接触性出血。子宫颈糜烂、肥大，或见息肉。

4. 实验室及其他检查

（1）实验室检查　阴道分泌物检查白细胞增多即可做出子宫颈炎症的初步诊断。子宫颈炎症诊断后，需进一步做淋病奈瑟球菌及衣原体的检测、子宫颈刮片或液基薄层细胞学检查（TCT）。①细胞学检测：子宫颈管脓性分泌物涂片做革兰氏染色，本病患者中性粒细胞可＞30 个/HP；阴道分泌物涂片白细胞可＞10 个/HP。②病原体检测：应做淋病奈瑟球菌及衣原体的培养，以及分泌物检查有无细菌性阴道病、滴虫阴道炎及假丝酵母菌性阴道病。

（2）其他辅助检查　由于子宫颈炎是上生殖道感染征象之一，所以还应注意有无上生殖道感染。B超、彩色多普勒超声、CT、MR等检查可帮助详细了解子宫颈及盆腔情况。若TCT检查发现异常，则应进一步行阴道镜检查或活组织检查以明确诊断。

四、治疗

急性子宫颈炎主要针对病原体治疗，治疗应及时彻底，以免转为慢性；慢性子宫颈炎以局部治疗为主，根据病理特点采用不同的治疗方法。中医治疗多采用辨证与辨病相结合、整体与局部相结合的方法治疗，对慢性子宫颈炎多是内外同治。慢性子宫颈炎在治疗过程中，需定期行子宫颈细胞学检查。

（一）中医辨证治疗

热毒蕴结证

证候：带下量多，色黄或黄绿如脓，质稠，或夹血色，小腹胀痛，腰骶酸楚，小便黄赤，或有阴部灼痛、瘙痒。舌红苔黄，脉滑数。

治法：清热解毒，燥湿止带。

方药：止带方（《世补斋·不谢方》）合五味消毒饮（《医宗金鉴》）。

止带方组成：猪苓、茯苓、牡丹皮、泽泻、车前子、黄柏、栀子、茵陈、赤芍、牛膝。

五味消毒饮组成：蒲公英、紫花地丁、金银花、菊花、天葵子。

若小腹胀痛甚者，加红藤、败酱草、川楝子等清热解毒；外阴灼热疼痛者，加龙胆、通草清肝经湿热；带下秽臭者，加土茯苓、苦参、鸡冠花以燥湿止带；带下夹血者，加生地黄、紫草、大蓟、小蓟、椿根白皮等清热凉血止血。

（二）中成药治疗

（1）龙胆泻肝丸（软胶囊、胶囊）　口服，适用于湿热下注证。

（2）参苓白术丸　口服，适用于脾虚湿盛证。

（三）针灸治疗

治法：清热利湿、健脾补肾。以取任脉、带脉、足太阴经穴、足少阴经穴为主。

主穴：带脉、中极、白环俞、阴陵泉、行间。

配穴：湿热下注配水道、次髎；脾虚加气海、足三里、脾俞；肾阳虚加关元、命门、肾俞；肾阴虚加三阴交、次髎、阴陵泉。

操作：局部穴位常规消毒后，选取毫针针刺以上主穴，多采用平补平泻法，得气后留针30分钟，每10分钟行针1次。一般于月经干净后第3日开始治疗，隔日1次，10次为1个疗程，共治疗2个疗程。

（四）外治法

1. 苦参洗方

苦参、狼毒、黄柏、蛇床子、乌梅，煎水坐浴，每日1次。

2. 阴道灌洗方

野菊花、蛇床子、百部、黄柏、苍术、苦参、艾叶，煎水进行阴道灌洗，每日 1 剂。

五、病案

张某，女，41 岁。2021 年 4 月 6 日初诊。

主诉：体检发现宫颈糜烂 1 年。

现病史：1 年前患者于单位体检发现子宫颈Ⅲ度糜烂，触血（+），带下色淡黄，异味，无阴痒，予以“保妇康栓”阴道塞入配合口服药物（具体不详）间断治疗 1 个月，因工作原因未再复诊及系统治疗。近 2 个月夫妇同房即有少量出血，有疼痛感，遂于今日就诊于我科。刻下症见：同房出血，白带量可，色黄，无腰酸、腹痛及腹胀，便溏。舌红，舌体大小适中，苔黄腻，脉滑。

月经史：13 岁月经初潮，经期 7～10 日，周期 30～40 日，量中，色红，少量血块，痛经（−）。LMP：2021 年 3 月 27 日。

妇科检查：外阴：已婚已产式，阴毛分布均匀，未见湿疹及白斑；阴道：畅，可见中量白色分泌物；宫颈：肥大，Ⅲ度糜烂，充血，触血（+）；宫体：常大，后位，压痛（−）；附件：双侧未触及异常。

辅助检查：TCT 示：宫颈中度炎症；白带常规示：清洁度Ⅲ度、阴道杆菌（++）、球菌（+）、脓细胞（+）；妇科 B 超未见明显异常。

中医诊断：带下病（湿热下注证）。

西医诊断：慢性子宫颈炎。

治则治法：清热利湿，健脾补肾。

中药口服：四妙散加减（《成方便读》）。

苍术 15g，炒黄柏 10g，怀牛膝 12g，薏苡仁 20g，白扁豆 15g，桑寄生 15g，陈皮 12g，炒白术 15g，怀山药 15g，茯苓 12g，败酱草 15g，白花蛇舌草 15g，鱼腥草 10g，炙甘草 10g。7 剂，400mL 水煎服，日 1 剂，早晚饭后温服。嘱患者禁食辛辣、油腻刺激性食物。

中药局部熏洗治疗：黄柏 50g，金银花 20g，连翘 20g，蒲公英 30g。5 剂，400mL 水煎浓汁冲洗阴道，隔日 1 次，10 次为 1 个疗程，治疗期间禁止性生活。

针灸治疗：

针刺穴位：带脉、中极、白环俞、阴陵泉、行间、水道、次髎、足三里、脾俞。

隔日 1 次，10 次为 1 个疗程，共治疗 2 个疗程。

二诊：白带量较前减少，色淡黄，大便质黏，舌淡红，舌体大小适中，苔薄黄，脉细，余无特殊不适。于前方基础上去炒黄柏、败酱草，增强健脾补肾之功，因患者出差，故给予药方 10 剂，具体方药如下：

苍术 15g，川牛膝 10g，薏苡仁 20g，白扁豆 15g，桑寄生 15g，陈皮 10g，菟丝子 15g，续断 12g，炒白术 15g，炒山药 15g，茯苓 12g，白花蛇舌草 15g，鱼腥草 10g，炙甘草 10g。10 剂，400mL 水煎服，日 1 剂，早晚饭后温服。

三诊：自诉今日月经来潮，量少，色暗红，少量血块，下腹憋胀感，舌暗，苔薄白，脉滑，余无特殊不适。因患者正值经期，于健脾补肾基础上加强活血通经之功，以通治通，使经血畅通。

口服方药如下：

炙黄芪 15g，太子参 12g，熟地黄 10g，桃仁 10g，红花 10g，当归 12g，益母草 10g，川续断 10g，王不留行 12g，路路通 12g，炙甘草 10g。5 剂，400mL 水煎服，日 1 剂，早晚饭后温服。

在辨证论治基础上，按照月经周期调整治疗，经治疗 3 个月经周期后，自诉接触性出血完全消失，复查妇科检查示宫颈Ⅱ度炎症；白带常规示：清洁度Ⅱ度、阴道杆菌（++）。

按语：本案患者时有接触性出血，带下色黄，宫颈Ⅲ度糜烂，结合舌苔脉象，辨证当属下焦湿热，热伤血络，故治疗以清利湿热、健脾补肾为法，以四妙散为基础方，加入桑寄生、陈皮、菟丝子、续断、炒白术、炒山药、茯苓等健脾补肾之品，清热利湿的同时，脾肾双补，同时配合中药外阴熏洗及针刺治疗以调节患者脏腑功能，内外同治，兼顾祛邪，故而获效。值得注意的是，本病与宫颈癌的发生有一定关系，需嘱患者定期进行宫颈刮片检查。

六、预防调护

40 岁以上妇女，应定期行子宫颈细胞学检查，发现病变应及时治疗；注意阴道卫生，在分娩、流产、子宫颈物理治疗术中需严格执行无菌操作，术后应预防感染；治疗期间禁止性生活，注意休息，避免劳累；避免不洁性生活；经期、产后严禁房事；避免分娩时器械损伤子宫颈；产后子宫颈裂伤应及时缝合。

第三节　盆腔炎性疾病

一、概念

盆腔炎性疾病（pelvic inflammatory disease，PID）指女性上生殖道的一组感染性疾病，主要包括子宫内膜炎（endometritis）、输卵管炎（salpingitis）、输卵管卵巢脓肿（tubo-ovarian abscess，TOA）、盆腔腹膜炎（pelvic peritonitis）。炎症可局限于一个部位，也可同时累及几个部位，以输卵管炎、输卵管卵巢炎最常见。盆腔炎性疾病多发生在性活跃的生育期妇女，初潮前、无性生活和绝经后妇女很少发生盆腔炎性疾病，即便发生也常常是邻近器官炎症的扩散。盆腔炎性疾病若未能得到及时、彻底治疗，可导致不孕、输卵管妊娠、慢性盆腔痛，炎症反复发作，从而严重影响妇女的生殖健康，且增加家庭与社会经济负担。

祖国医学中并无“盆腔炎性疾病”病名的记载，据其临床表现可归于“妇人腹痛”“带下病”“热入血室”等范畴。

二、临床表现

可因炎症轻重及范围大小而有不同的临床表现。轻者无症状或症状轻微。常见症状为下腹痛、阴道分泌物增多。腹痛为持续性，活动或性交后加重。若病情严重可出现发热甚至高热、寒战、头痛、食欲缺乏。月经期发病可出现经量增多、经期延长。若有腹膜炎，则出现消化系统症状如恶心、呕吐、腹胀、腹泻等。伴有泌尿系统感染可有尿急、尿频、尿痛症状。若有脓肿形成，可有下腹包块及局部压迫刺激症状，包块位于子宫前方可出现膀胱刺激症状，如排尿困难、尿频，若引起膀胱肌炎还可有尿痛等；包块位于子宫后方可有直肠刺激症状，出现腹泻、里急后重感和排便困难。若有输卵管炎的症状及体征，并同时有右上腹疼痛者，应怀疑有肝周围炎。

患者体征差异较大，轻者无明显异常发现，或妇科检查仅发现子宫颈举痛或宫体压痛或附件区压痛。严重病例呈急性病容，体温升高，心率加快，下腹部有压痛、反跳痛及肌紧张，甚至出现腹胀，肠鸣音减弱或消失。妇科检查阴道可见脓性臭味分泌物，子宫颈充血、水肿，将子宫颈表面分泌物拭净，若见脓性分泌物从子宫颈口流出，说明子宫颈管黏膜或宫腔有急性炎症。子宫颈举痛，宫体稍大，有压痛，活动受限，子宫两侧压痛明显。若为单纯输卵管炎，可触及增粗的输卵管，压痛明显；若为输卵管积脓或输卵管卵巢脓肿，可触及包块且压痛明显，不活动；宫旁结缔组织炎时，可扪及宫旁一侧或两侧片状增厚，或两侧宫骶韧带水肿、增粗，压痛明显；若有盆腔脓肿形成且位置较低时，则后穹隆触痛明显，可在子宫直肠陷窝处触及包块，并可有波动感，三合诊检查更有利于了解盆腔脓肿的情况及与邻近器官的关系。

三、诊断

根据病史、症状、体征及实验室检查可做出初步诊断。由于盆腔炎性疾病的临床表现差异较大，临床诊断准确性不高（与腹腔镜相比，阳性预测值为65%～90%）。理想的盆腔炎性疾病诊断标准，既要敏感性高，能发现轻微病例，又要特异性强，避免非炎症患者应用抗生素。但目前尚无单一的病史、体征或实验室检查既敏感又特异。由于临床正确诊断盆腔炎性疾病比较困难，而延误诊断又导致盆腔炎性疾病后遗症的发生，2015 年美国疾病预防和控制中心（Center for Disease Control and Prevention，CDC）推荐了盆腔炎性疾病的诊断标准（表 2-2-1），旨在使出现腹痛或有异常阴道分泌物或不规则阴道流血的年轻女性，提高对盆腔炎性疾病的认识，对可疑患者做进一步评价，及时治疗，减少后遗症的发生。

表 2-2-1 盆腔炎性疾病的诊断标准（美国 CDC 诊断标准，2015 年）

最低标准（minimum criteria）
子宫颈举痛或子宫压痛或附件区压痛
附加标准（additional criteria）
体温超过 38.3℃（口表）
子宫颈异常黏液脓性分泌物或脆性增加
阴道分泌物涂片出现大量白细胞
红细胞沉降率升高
血清 C 反应蛋白升高
实验室证实的子宫颈淋病奈瑟球菌或衣原体阳性
特异标准（specific criteria）
子宫内膜活检组织学证实子宫内膜炎
阴道超声或磁共振检查显示输卵管增粗，输卵管积液，伴或不伴有盆腔积液、输卵管卵巢肿块，腹腔镜检查发现盆腔炎性疾病征象

最低诊断标准提示在性活跃的年轻女性或者具有性传播疾病的高危人群，若出现下腹痛，并可排除其他引起下腹痛的原因，妇科检查符合最低诊断标准，即可给予经验性抗生素治疗。附加标准可增加最低诊断标准的特异性，多数盆腔炎性疾病患者有子宫颈黏液脓性分

泌物，或阴道分泌物0.9%氯化钠溶液涂片中见到大量白细胞，若子宫颈分泌物正常并且阴道分泌物镜下见不到白细胞，盆腔炎性疾病的诊断需慎重，应考虑其他引起腹痛的疾病。阴道分泌物检查还可同时发现是否合并阴道感染，如细菌性阴道病及滴虫阴道炎。

特异标准基本可诊断盆腔炎性疾病，但由于除超声检查及磁共振检查外，均为有创检查，特异标准仅适用于一些有选择的病例。腹腔镜诊断盆腔炎性疾病标准包括：①输卵管表面明显充血；②输卵管壁水肿；③输卵管伞端或浆膜面有脓性渗出物。腹腔镜诊断输卵管炎准确率高，并能直接采取感染部位的分泌物做细菌培养，但临床应用有一定局限性，如对轻度输卵管炎的诊断准确性较低、对单独存在的子宫内膜炎无诊断价值，因此并非所有怀疑盆腔炎性疾病的患者均需腹腔镜检查。

在做出盆腔炎性疾病的诊断后，需进一步明确病原体。子宫颈管分泌物及后穹隆穿刺液的涂片、培养及核酸扩增检测病原体，虽不如通过剖腹探查或腹腔镜直接采取感染部位的分泌物做培养及药敏试验准确，但临床较实用，对明确病原体有帮助。涂片可做革兰氏染色，可以根据细菌形态为及时选用抗生素提供线索；培养阳性率高，并可做药敏试验。除病原体检查外，还可根据病史（如是否为性传播疾病高危人群）、临床症状及体征特点初步判断病原体。

四、治疗

（一）一般治疗

卧床休息，取半卧位以利于脓液局限于盆腔低位；给予充分营养，纠正水及电解质紊乱；高热时应采用物理降温；避免不必要的妇科检查以免使炎症扩散。

（二）中医辨证治疗

1. 急性发作期：湿热毒证

证候：下腹剧烈坠痛或灼痛，高热或寒战，带下量多，色黄脓性，质黏稠，臭秽难忍，口干口腻，月经量多，经期延长或淋漓不尽，大便黏腻不爽，小便短赤。舌红，舌体大小适中，苔黄腻或燥，脉滑数。

治法：清热解毒，利湿止痛。

方药：银甲丸合五味消毒饮。

银甲丸组成：金银花、连翘、蒲公英、紫花地丁、红藤、鳖甲、茵陈、升麻、蒲黄、椿根皮、大青叶、琥珀、桔梗。

五味消毒饮组成：蒲公英、紫花地丁、金银花、菊花、天葵子。

热重便干者，加大青叶、大黄；湿甚者，加苍术、厚朴、大腹皮；带下色黄味重者，加黄柏、椿根皮；疼痛难忍者，加乳香、没药。

2. 慢性迁延期

（1）湿热瘀结证

证候：下腹胀痛，腰骶酸痛，或下腹有包块，带下量多，色黄，质黏，胸闷纳呆，口中黏腻不爽，大便黏腻，小便短赤。舌暗红，舌体大小适中，苔黄腻或黄燥，脉滑数。

治法：清热利湿，化瘀止痛。

方药：银甲丸合失笑散加减。

银甲丸组成：金银花、连翘、蒲公英、紫花地丁、红藤、鳖甲、茵陈、升麻、蒲黄、椿根皮、大青叶、琥珀、桔梗。

失笑散组成：蒲黄、五灵脂。

瘀重者加桃仁、红花、川芎；腰疼甚者，加川续断、桑寄生。

（2）寒湿瘀滞证

证候：下腹冷痛或刺痛，腰骶冷痛，得热痛减，带下量多，色白，质稀，月经量少或月经推迟，经色暗，夹血块，形寒怕冷，便溏。舌淡暗，或有瘀点，苔白腻，脉沉迟或沉涩。

治法：散寒除湿，化瘀止痛。

方药：温经汤（《妇人大全良方》）和少腹逐瘀汤加减。

温经汤组成：人参、当归、川芎、白芍、肉桂、莪术、牡丹皮、川牛膝、甘草。

少腹逐瘀汤组成：小茴香、干姜、肉桂、当归、川芎、赤芍、没药、蒲黄、五灵脂、延胡索。

（3）气滞血瘀证

证候：下腹胀痛或刺痛，伴腰骶胀痛，经期或劳累后加重，月经不调，色暗，夹血块，血块排出腹痛减，带下增多，色白或黄，情志抑郁，乳房胁肋胀痛。舌暗，有瘀点或瘀斑，苔薄白，脉弦涩。

治法：疏肝理气，化瘀止痛。

方药：膈下逐瘀汤加减。

膈下逐瘀汤组成：桃仁、牡丹皮、香附、枳壳、乌药、延胡索、五灵脂、当归、川芎、赤芍、红花、甘草。

烦躁易怒伴口苦甚者，加栀子、灯心草、夏枯草；带下量多，色黄质稠者，加黄柏、薏苡仁、土茯苓。

（4）气虚血瘀证

证候：小腹隐痛或坠痛，缠绵日久，或痛连腰骶，或有下腹癥块，带下量多，色白质稀，月经淋漓不尽或量多，色淡暗，伴精神萎靡，体倦乏力，食少纳呆。舌淡暗，或有瘀点，苔薄白，脉细涩或沉涩。

治法：益气健脾，化瘀止痛。

方药：理冲汤合少腹逐瘀汤加减。

理冲汤组成：黄芪、党参、白术、山药、天花粉、知母、三棱、莪术、生鸡内金。

少腹逐瘀汤组成：小茴香、干姜、肉桂、当归、川芎、赤芍、没药、蒲黄、五灵脂、延胡索。

包块严重者，加皂角刺、天花粉；湿重者，加薏苡仁、白扁豆。

（5）肾虚血瘀证

证候：下腹隐痛或刺痛，痛连腰骶，遇劳加重，喜温喜按，头晕耳鸣，畏寒肢冷，或伴月经量少或推后，经血色暗夹血块，夜尿频，或婚久不孕。舌暗淡，苔白，脉沉涩。

治法：补肾活血，化瘀止痛。

方药：右归丸合失笑散加减。

右归丸组成：制附子、熟地黄、山药、山茱萸、枸杞子、菟丝子、鹿角胶、当归、肉桂。

失笑散组成：蒲黄、五灵脂。

疲乏、无力者，加黄芪、白术；腰酸痛者，加烫狗脊、桑寄生。

（三）针灸治疗

1. 基本治疗

治法：活血化瘀，培补肾元。取任脉、足阳明、足太阴、足厥阴经穴为主。

主穴：气海、带脉、阴陵泉、中极、行间。

配穴：热盛者加大椎、曲池、合谷；湿甚者加丰隆、足三里；气滞者加血海、太冲、膈俞；肾虚者加足三里、肾俞、关元；寒湿甚者加关元、气海、足三里；气血虚者加足三里、三阴交、气海。

操作：以实则泻之、虚则补之为原则。嘱患者排空膀胱，以 0.30mm×50mm 毫针刺入穴位，捻转得气后留针 30 分钟，留针时，患者腹内有酸、麻、胀感为佳。中间行针 1 次，手法要提插均匀一致，同时小幅度捻转。针刺时要注意针刺的深度，避开炎性组织，急性发作期每日治疗 2 次，慢性迁延期每日 1 次或隔日 1 次，7 日为 1 个疗程。

2. 其他治疗

艾灸主穴：神阙、关元、气海、中极。

操作：选用木质双孔艾灸盒，取 3cm 艾炷点燃，插入艾灸盒，将艾灸盒放于患者小腹正中位置，艾炷燃尽后即可移除艾灸盒。每日 1 次，7 日为 1 个疗程。连续治疗 2 个疗程。

（四）外治法——中药灌肠治疗

1. 湿热毒证

方药：自拟方。忍冬藤 20g，蒲公英 15g，紫花地丁 15g，败酱草 15g，大黄 9g，红藤 15g，赤芍 12g。

2. 湿热瘀结证

方药：盆炎方。败酱草、红藤、丹参各 30g，赤芍 10g，乳香、没药各 6g，透骨草 15g，三棱 10g，莪术 10g，延胡索 15g，丝瓜络 12g，皂角刺 10g。

3. 寒湿瘀滞证

方药：温胞方。小茴香 30g，肉桂 30g，丹参 30g，赤芍 10g，乳香 6g，没药 6g，透骨草 15g，三棱 10g，莪术 10g，延胡索 15g，细辛 6g，皂角刺 10g。

4. 气滞血瘀证

方药：膈下逐瘀汤加减。当归 15g，红花 15g，桃仁 15g，五灵脂 10g，乌药 10g，赤芍 9g，牡丹皮 9g，川芎 9g，枳壳 9g，延胡索 9g，香附 9g，炙甘草 6g。

5. 气虚血瘀证

方药：慢盆汤。生黄芪 20g，刘寄奴 10g，夏枯草 15g，白花蛇舌草 20g，地鳖虫 10g，虎杖 10g，皂角刺 15g，乌药 10g，水蛭 5g。

6. 肾虚血瘀证

方药：右归丸合失笑散加减。山茱萸 15g，山药 12g，菟丝子 15g，杜仲 10g，续断 15g，寄生 30g，生蒲黄（包煎）15g，五灵脂 10g，川牛膝 20g，鸡血藤 20g，延胡索 30g，丹参 30g，当归、三棱 10g，川芎 10g。

五、病案

罗某，女，36岁。2021年4月25日初诊。

主诉：下腹憋痛1年余。

现病史：患者1年前行人工流产术，术后3周出现下腹憋痛，自觉发热，体温未测，带下色黄，质稠，异味，曾多次口服“消炎药”治疗未见明显改善，后下腹憋痛反复发作至今，每于劳累、受凉后腹痛症状加重，时伴腰骶酸痛，遂于今日就诊于我科。刻下症见：下腹憋痛，腰酸痛，带下量多，色黄，质黏，异味，乏力，便黏。舌暗红，舌体大小适中，苔黄腻，脉细涩。

月经史：14岁月经初潮，经期3～5日，周期25～30日，量适中，色红，少量血块，轻微痛经，可耐受。LMP：2021年4月17日。

专科检查：外阴：已婚已产式，阴毛分布均匀，未见湿疹及白斑；阴道：畅，可见中量脓性分泌物，色白，质黏；宫颈：光滑，常大，举痛、摇摆痛（+）；宫体：后位，常大，压痛（+），活动欠佳；附件：右侧增厚，压痛（-），左侧可触及大小约 0.4cm×0.6cm 大小囊性包块，压痛（++）。

辅助检查：妇科B超示：子宫大小形态正常，后位，内膜线居中，厚约0.5cm，左附件区见一大小约0.5cm×0.6cm囊性包块，边界清，盆腔见液性暗区。白带常规示：清洁度Ⅲ度、脓细胞（+）。

中医诊断：盆腔炎（湿热瘀滞兼脾肾亏虚证）。

西医诊断：盆腔炎性疾病后遗症。

治则治法：健脾补肾，清利湿热，化瘀止痛。

中药口服：银甲丸合失笑散加减。

金银花15g，蒲公英15g，败酱草15g，枳壳12g，赤芍12g，炒白术15g，炒山药12g，苍术12g，黄柏10g，炒薏苡仁20g，蒲黄10g（包煎），五灵脂12g，延胡索30g，茯苓15g，续断15g，桑寄生15g，菟丝子15g。

7剂，400mL水煎服，日1剂，早晚饭后温服。

嘱药渣布包热敷下腹部，每日1次，每次30分钟；饮食宜清淡。

中药保留灌肠治疗：盆炎方（败酱草、红藤、丹参各30g，赤芍10g，乳香、没药各6g，透骨草15g，三棱10g，莪术10g，延胡索15g，丝瓜络12g，皂角刺10g）。

7剂，以上方药浓煎100mL药汁保留灌肠30分钟，每日1次。

针灸治疗：

针刺主穴：气海、带脉、阴陵泉、中极、行间、足三里、关元、血海、膈俞、委中（双侧）。隔日1次，连续治疗7日。

艾灸主穴：神阙、关元、气海、中极。每日1次，连续治疗7日。

二诊：自诉腹痛症状较前明显改善，偶有腰酸，带下量较前减少，色淡黄，余症状均改善，舌暗，苔薄黄，脉涩。查体示：下腹压痛（±），左下腹压痛（+）。自诉药渣热敷腹部无不适，灌肠后大便稍偏稀，故暂停灌肠治疗。现患者临床诸症均有改善，依据患者目前情况略调整治疗方案巩固治疗。

中药口服：金银花12g，蒲公英12g，败酱草15g，枳壳6g，赤芍12g，炒白术15g，炒山药 12g，茯苓 15g，苍术 12g，黄柏 10g，炒薏苡仁 20g，炒芡实 15g，金樱子 15g，延胡索 30g，川芎 10g，续断 15g，桑寄生 15g，菟丝子 15g。

7 剂，400mL 水煎服，日 1 剂，早晚饭后温服。嘱继续药渣布包热敷下腹部，每日 1 次，每次 30 分钟。

针灸治疗：

针刺穴位：气海、带脉、阴陵泉、中极、行间、足三里、关元、血海、膈俞、委中（双侧）。隔 2 日 1 次，连治 3 次。

艾灸主穴：神阙、关元、气海、中极。每日 1 次，继续治疗 7 日。

三诊：诉上述治疗后腹痛明显缓解，腰酸减轻，带下量可，色黄白相间，异味明显减轻，余无不适，舌暗，苔薄黄，脉略滑。因考虑患者月经将至，故暂停针刺治疗，且减轻清热利湿药量，加强活血止痛、补肾健脾之功继续口服。

中药口服：

处方：蒲公英 10g，败酱草 10g，忍冬藤 10g，枳壳 6g，炒白术 15g，炒山药 12g，茯苓 15g，炒薏苡仁 15g，炒芡实 15g，延胡索 30g，川芎 10g，川牛膝 10g，续断 15g，桑寄生 15g，菟丝子 15g。7 剂，400mL 水煎服，日 1 剂，早晚饭后温服，经期不停药。嘱继续药渣布包热敷下腹部，每日 1 次，每次 30 分钟。

艾灸主穴：神阙、关元、气海、中极。每日 1 次，经期暂停。

四诊：自诉腹痛及腰酸痛较前明显改善。LMP：2021 年 5 月 17 日。经期 5 日，经量可，色暗红，无血块，否认痛经。舌淡红，苔薄白，脉细，无特殊不适。复查 B 超示：子宫大小形态正常，后位，内膜线居中，厚约 0.6cm，双侧附件未探及异常。

患者现正值经后期，应加强健脾补肾之功，佐以养血滋阴、养血活血，调整方药后，配合针灸治疗继续巩固治疗 2 月余。

电话随访：患者自诉经治疗后再无腹痛症状，无特殊不适，嘱其禁食辛辣油腻之品，避免寒凉，规律性生活。

按语：慢性盆腔炎不同于急性盆腔炎，血瘀贯穿本病的始终。本案患者系不良手术史所遗留的盆腔炎性疾病，辨证为湿热瘀滞兼脾肾亏虚证，且 B 超示一侧附件区囊性包块，故在治疗时以清热利湿、化瘀止痛为主，用金银花、蒲公英、败酱草、黄柏、炒薏苡仁、赤芍、延胡索等药物治之；同时不忘用炒白术、炒山药、茯苓、续断、桑寄生、菟丝子既促进湿邪运化，又健脾补肾；又因患者腹痛明显，佐以蒲黄、五灵脂加强化瘀止痛之功；加枳壳以行气通络，促进气血调畅。全方共奏健脾补肾、清利湿热、化瘀止痛之功。针灸治疗是中医特色治疗之一，经多年临床实践发现，针药结合治疗盆腔炎性疾病效果更佳。针刺治疗可促进炎症因子的吸收，对患者机体自主神经及血液循环、细胞免疫等都有较好的改善作用。以艾灸治疗，可通过体表热量的传输，对机体发挥温经活血及扶正祛邪的效果，针药结合治疗盆腔炎性疾病能够取得较好临床疗效。

六、预防调护

应重视经期、孕期及产褥期的卫生宣传；提高妇科生殖道手术操作技术，严格遵守无菌操作规程，术后做好护理，预防感染；治疗要及时彻底治愈，以防止发生盆腔炎性疾病后遗症；注意性生活卫生；加强饮食营养，增强体质。

第三章　子宫内膜异位症及子宫腺肌病

一、概念

子宫内膜组织（腺体和间质）出现在子宫体以外的部位时，称为子宫内膜异位症（endometriosis，EMT），简称内异症。异位内膜可侵犯全身任何部位，如脐、膀胱、肾、输尿管、肺、胸膜、乳腺，甚至手臂、大腿等处，但绝大多数位于盆腔脏器和壁腹膜，以卵巢、宫骶韧带最常见，其次为子宫及其他脏腹膜、阴道直肠隔等部位，故有盆腔子宫内膜异位症之称。由于内异症是激素依赖性疾病，在自然绝经和人工绝经（包括药物作用、射线照射或手术切除双侧卵巢）后，异位内膜病灶可逐渐萎缩吸收；妊娠或使用性激素抑制卵巢功能，可暂时阻止疾病发展。内异症在形态学上呈良性表现，但在临床行为学上具有类似恶性肿瘤的特点，如种植、侵袭及远处转移等。

当子宫内膜腺体及间质侵入子宫肌层时，称子宫腺肌病（adenomyosis）。多发生于30～50岁经产妇，约15%同时合并内异症，约半数合并子宫肌瘤。虽对尸检和因病切除的子宫做连续切片检查，发现10%～47%子宫肌层中有子宫内膜组织，但其中35%无临床症状。子宫腺肌病与内异症病因不同，但均受雌激素的调节。

中医学古籍中无“子宫内膜异位症”“子宫腺肌病”的病名记载，根据其临床表现，可归属于“痛经”“月经过多”“经期延长”“癥瘕”“不孕”等范畴。流行病学调查显示，生育期是内异症的高发时段，其中76%在25～45岁。近年来发病率呈明显上升趋势。

二、临床表现

内异症的临床表现因人和病变部位的不同而多种多样，症状特征与月经周期密切相关。25%的患者无任何症状。

1. 下腹痛和痛经

疼痛是内异症的主要症状，典型症状为继发性痛经、进行性加重。疼痛多位于下腹、腰骶及盆腔中部，有时可放射至会阴部、肛门及大腿，常于月经来潮时出现，并持续至整个经期。疼痛严重程度与病灶大小不一定成正比，粘连严重的卵巢异位囊肿患者可能并无疼痛，而盆腔内小的散在病灶却可引起难以忍受的疼痛。少数患者可表现为持续性下腹痛，经期加剧。但27%～40%的患者无痛经，因此痛经不是内异症诊断的必需症状。

2. 不孕

内异症患者不孕率高达40%。引起不孕的原因复杂，如盆腔微环境改变影响精卵结合及运送、免疫功能异常导致抗子宫内膜抗体增加而破坏子宫内膜正常代谢及生理功能、卵巢功能异常导致排卵障碍和黄体形成不良等。此外，未破裂卵泡黄素化综合征（luteinized unruptured follicle syndrome，LUFS）在内异症患者中具有较高的发病率。中、重度患者可因卵巢、输卵管周围粘连而影响受精卵运输。

3. 性交不适

性交不适多见于直肠子宫陷凹有异位病灶或因局部粘连使子宫后倾固定者。性交时碰撞或子宫收缩上提而引起疼痛，一般表现为深部性交痛，月经来潮前性交痛最为明显。

4. 月经异常

15%～30%患者月经量增多、经期延长或月经淋漓不尽或经前期点滴出血。可能与卵巢实质病变、无排卵、黄体功能不足或合并子宫腺肌病和子宫肌瘤有关。

5. 其他特殊症状

盆腔外任何部位有异位内膜种植生长时，均可在局部出现周期性疼痛、出血和肿块，并出现相应症状。肠道内异症可出现腹痛、腹泻、便秘或周期性少量便血，严重者可因肿块压迫肠腔而出现肠梗阻症状；膀胱内异症常在经期出现尿痛和尿频，但多被痛经症状掩盖而被忽视；异位病灶侵犯和（或）压迫输尿管时，引起输尿管狭窄、阻塞，出现腰痛和血尿，甚至形成肾盂积水和继发性肾萎缩；手术瘢痕内异症患者常在剖宫产或会阴侧切术后数月至数年出现周期性瘢痕处疼痛和包块，并随时间延长而加剧。

除上述症状外，卵巢子宫内膜异位囊肿破裂时，可发生急性腹痛。多发生于经期前后、性交后或其他腹压增加的情况，症状类似输卵管妊娠破裂，但无腹腔内出血。

卵巢异位囊肿较大时，妇科检查可扪及与子宫粘连的肿块。囊肿破裂时腹膜刺激征阳性。典型盆腔内异症双合诊检查时，可发现子宫后倾固定，直肠子宫陷凹、宫骶韧带或子宫后壁下方可扪及触痛性结节，一侧或双侧附件处触及囊实性包块，活动度差。病变累及直肠阴道间隙时，可在阴道后穹隆触及，触痛明显，或直接看到局部隆起的小结节或紫蓝色斑点。

子宫腺肌病主要病状是经量过多、经期延长和逐渐加重的进行性痛经，疼痛位于下腹正中，常于经前 1 周开始，直至月经结束。有 35%的患者无典型症状，子宫腺肌病患者中月经过多发生率为 40%～50%，表现为连续数个月经周期中月经量增多，一般大于 80mL，并影响女性身体、心理、社会和经济等方面的生活质量。月经过多主要与子宫内膜面积增加、子宫肌层纤维增生使子宫肌层收缩不良、子宫内膜增生等因素有关。子宫腺肌病痛经的发生率为 15%～30%。妇科检查子宫呈均匀增大或有局限性结节隆起，质硬且有压痛，经期压痛更甚。无症状者有时与子宫肌瘤不易鉴别。

三、诊断

生育期女性有继发性痛经且进行性加重、不孕或慢性盆腔痛，妇科检查扪及与子宫相连的囊性包块或盆腔内有触痛性结节，即可初步诊断为内异症。但临床上常需借助下列辅助检查。经腹腔镜检查盆腔可见病灶和病灶的活组织病理检查是确诊依据，但病理学检查结果阴性并不能排除内异症的诊断。子宫腺肌病可依据典型的进行性痛经和月经过多史、妇科检查子宫均匀增大或局限性隆起、质硬且有压痛而做初步诊断。影像学检查有一定帮助，可酌情选择，确诊取决于术后的病理学检查。

（一）影像学检查

超声检查是诊断卵巢异位囊肿和膀胱、直肠内异症的重要方法，可确定异位囊肿位置、大小和形状，其诊断敏感性和特异性均在 96%以上。囊肿呈圆形或椭圆形，与周围特别与子宫粘连，囊壁厚而粗糙，囊内有细小的絮状光点。因囊肿回声图像无特异性，不能单纯依靠超声图像确诊。盆腔 CT 及 MRI 对盆腔内异症有诊断价值，但费用昂贵，不作为初选的诊断方法。

（二）血清 CA125 和人附睾蛋白 4 测定

血清 CA125 水平可能升高，重症患者更为明显，但变化范围很大，多用于重度内异症和疑有深部异位病灶者。但 CA125 在其他疾病如卵巢癌、盆腔炎性疾病中也可以出现升高，CA125 诊断内异症的敏感性和特异性均较低，不作为独立的诊断依据，但有助于监测病情变化、评估疗效和预测复发。内异症人附睾蛋白 4（HE4）多在正常水平，可用于与卵巢癌的鉴别。

（三）腹腔镜检查

腹腔镜检查是目前国际公认的内异症诊断的最佳方法，除了阴道或其他部位可直视的病变，腹腔镜检查是确诊盆腔内异症的标准方法。对在腹腔镜下见到大体病理所述的典型病灶或可疑病变进行活组织检查即可确诊。下列情况应首选腹腔镜检查：疑为内异症的不孕症患者、妇科检查及超声检查无阳性发现的慢性腹痛及痛经进行性加重者、有症状特别是血清 CA125 水平升高者。只有在腹腔镜检查或剖腹探查直视下才能确定内异症临床分期。

（四）临床分期

目前我国采用美国生殖医学学会（American Society for Reproductive Medicine，ASRM）修正子宫内膜异位症分期法。内异症分期需在腹腔镜下或剖腹探查手术时进行，要求详细观察并对异位内膜的部位、数目、大小、粘连程度等进行记录，最后进行评分（表 2-3-1）。该分期法有利于评估疾病严重程度、正确选择治疗方案、准确比较和评价各种治疗方法的疗效，并有助于判断患者的预后。

表 2-3-1　ASRM 修正子宫内膜异位症分期法（1997 年）

	异位病灶	病灶大小				粘连范围		
		＜1cm	1～3cm	＞3cm		＜1/3 包裹	1/3～2/3 包裹	＞2/3 包裹
腹膜	浅	1	2	4				
	深	2	4	6				
卵巢	右浅	1	2	4	薄膜	1	2	4
	右深	4	16	20	致密	4	8	16
	左浅	1	2	4	薄膜	1	2	4
	左深	4	16	20	致密	4	8	16
输卵管	右				薄膜	1	2	4
					致密	4	8	16
	左				薄膜	1	2	4
					致密	4	8	16
直肠子宫凹陷	部分消失		4		完全消失		40	

注：1. 若输卵管全部包入应该为 16 分。

2. Ⅰ期（微型）：1～5 分；Ⅱ期（轻型）：6～15 分；Ⅲ期（中型）：16～40 分；Ⅳ期（重型）：＞40 分。

四、治疗

治疗内异症的根本目的是“缩减和去除病灶，减轻和控制疼痛，治疗和促进生育，预防和减少复发”。治疗方法应根据患者年龄、症状、病变部位和范围以及对生育要求等加以选择，强调治疗个体化。

（一）中医辨证治疗

治疗原则：以活血化瘀为治疗总则，根据辨证结果，分别佐以理气行滞、温经散寒、清热除湿、补气养血、补肾、化痰等治法。结合病程长短及体质强弱决定祛邪扶正之先后，病程短，体质较强，属实证，以祛邪为主；病程较长，多为虚实夹杂证，或先祛邪后扶正，或先扶正后祛邪，亦可祛邪扶正并用。还应结合月经周期不同阶段治疗，一般经前宜行气活血止痛，经期以理气活血祛瘀为主，经后兼顾正气，在健脾补肾的基础上活血化瘀。同时注意辨病与辨证相结合，以痛经为主者重在祛瘀止痛；月经不调或不孕者要配合调经、助孕；癥瘕结块者要散结消癥。

1. 气滞血瘀证

证候：经前、经行小腹胀痛、拒按，甚或前后阴坠胀欲便；经血紫暗有块，块下痛减，经量或多或少，下腹积块，固定不移，胸闷乳胀，或不孕。舌紫暗或有瘀点、瘀斑，脉弦或涩。

治法：理气活血，祛瘀散结。

方药：膈下逐瘀汤（《医林改错》）。

膈下逐瘀汤组成：桃仁、牡丹皮、香附、枳壳、乌药、延胡索、五灵脂、当归、川芎、赤芍、红花、甘草。

若肛门坠胀、便结者，加大黄化瘀通腑；前阴坠胀者，加柴胡、川楝子以理气行滞；盆腔有结块者，加三棱、莪术、血竭化瘀消癥；经量多且夹血块者，加炒蒲黄、三七以化瘀止血。

2. 寒凝血瘀证

证候：经前或经行小腹冷痛、绞痛，拒按，得热痛减，经行量少，色紫暗，或经血淋漓不净，或月经延期，不孕，下腹结块，固定不移，形寒肢冷，面色青白。舌紫暗苔薄白，脉沉弦或紧。

治法：温经散寒，活血祛瘀。

方药：少腹逐瘀汤（《医林改错》）。

少腹逐瘀汤组成：小茴香、干姜、肉桂、当归、川芎、赤芍、没药、蒲黄、五灵脂、延胡索。

若腹痛甚，肢冷汗出，加川椒、制川乌温经活血；恶心呕吐者，加吴茱萸、半夏以温中止呕；腹泻者，加肉豆蔻、藿香、白术等；阳虚内寒者，加熟附子、淫羊藿、巴戟天温肾助阳。

3. 瘀热互结证

证候：经前或经期小腹疼痛，有灼热感，拒按，遇热痛增，月经先期，量多，经色深红，质黏稠夹血块，心烦口渴，溲黄便结，或不孕，性交疼痛，盆腔结节包块触痛明显。舌红或舌暗红、有瘀点，苔黄，脉弦数。

治法：清热凉血，活血祛瘀。

方药：清热调血汤（《古今医鉴》）加红藤、薏苡仁、败酱草。

清热调血汤组成：桃仁、红花、当归、川芎、赤芍、生地黄、牡丹皮、香附、延胡索、黄连、莪术。

若月经质稠量多夹块，加茜草炭、生地榆、贯众以清热凉血止血；下腹疼痛灼热者，带下黄稠，加黄柏、茵陈等清热解毒除湿。

4. 痰瘀互结证

证候：下腹结块，经前、经期小腹掣痛，拒按，婚久不孕，平时形体肥胖，头晕沉重，胸闷纳呆，呕恶痰多，带下量多，色白质黏，无味。舌淡胖而紫暗，或舌边尖有瘀斑、瘀点，苔白滑或白腻，脉细。

治法：理气化痰，活血逐瘀。

方药：苍附导痰丸（《叶氏女科证治》）合桃红四物汤（《医宗金鉴》）。

苍附导痰丸组成：苍术、香附、陈皮、法半夏、茯苓、甘草、胆南星、枳壳、生姜、神曲。

桃红四物汤组成：桃仁、红花、当归、川芎、熟地黄、白芍。

若盆腔有结节者，加皂角刺、昆布、海藻、浙贝母化痰除湿、软坚散结。

5. 气虚血瘀证

证候：经行腹痛，喜按喜温，经量或多或少，色淡质稀，婚久不孕，面色少华，神疲乏力，纳差便溏，盆腔结节包块。舌淡暗、边有齿痕，苔薄白或白腻，脉细无力或细涩。

治法：益气活血化瘀。

方药：理冲汤（《医学衷中参西录》）。

理冲汤组成：黄芪、党参、白术、山药、天花粉、知母、三棱、莪术、生鸡内金。

若腹痛甚者，加艾叶、乌药、小茴香、干姜温经止痛；血虚者，加鸡血藤养血活血。

6. 肾虚血瘀证

证候：经行腹痛，痛引腰骶，月经先后不定期，经量或多或少，色淡暗质稀，或有血块，不孕或易流产，头晕耳鸣，腰膝酸软，性欲减退，盆腔可及结节或包块。舌淡暗、有瘀点，苔薄白，脉沉细而涩。

治法：补肾益气，活血祛瘀。

方药：归肾丸（《景岳全书》）合桃红四物汤（《医宗金鉴》）。

归肾丸的组成：熟地黄、山药、山茱萸、当归、杜仲、菟丝子、枸杞子、茯苓。

桃红四物汤组成：桃仁、红花、当归、川芎、熟地黄、白芍。

若偏阳虚者，加仙茅、补骨脂、艾叶、肉桂温壮肾阳；偏肾阴虚者，加地骨皮、鳖甲滋肾益阴。

（二）针灸治疗

穴位埋线：可有效减轻内异症及子宫腺肌病引起的经行腹痛。选取穴位（除关元穴外，其余穴位均取双侧）：

月经前 1 周内：三阴交、肾俞、次髎。

月经期后：血海、子宫、关元。

刺激方法：穴位埋植羊肠线。胶布敷贴针孔 24 小时。于月经前 1 周内开始埋线，月经前 1 周内选用第 1 组穴位，月经期后选用第 2 组穴位，每个月经周期共进行 2 次穴位埋线。

腹针结合八髎穴隔姜灸：对内异症引起的痛经有很好的治疗作用，且远期疗效稳定。

方法：月经干净后，患者取俯卧位，于八髎穴部位涂抹生姜汁，后将打成粉末的中药组方（当归 15g，茜草 15g，没药 10g，乳香 10g，肉桂 10g，细辛 8g，白芥子 10g，甘遂 8g，延胡索 15g，小茴香 10g，樟脑 3g）平铺于上，然后铺上 1 层宣纸，其上均匀铺 3～4cm 生姜渣，均匀铺盖艾绒，厚度约 1cm，施灸 3 壮（先后铺 3 次艾绒），施灸过程控制体表温度在 42℃以内，避免灼伤；1 次治疗时间约为 1 小时，7 日治疗 1 次，经期停用。

隔姜灸：将附子、熟地黄、吴茱萸、制延胡索、乳香、没药、五灵脂、冰片等药物打匀后，置于直径约 7cm，高约 2cm，且中间留有直径约 2cm 圆孔的面圈，置于脐孔，将直径约 1.5cm，高约 3cm 的锥形艾炷放置于灸粉上，将艾炷点燃；持续施灸 1.5 小时。灸后于脐中留少量药粉，医用脱敏胶布固定，24 小时后取下，温水清洗局部。治疗每周 1 次，连续治疗 3 个月经周期。经期停灸。

中药灌肠：丹参 30g，赤芍、海藻、三棱、莪术各 15g，水蛭、当归、制没药、桂枝、制乳香各 10g，加水煎煮 100mL，中药保留灌肠，连续 7 日，避开经期，共治疗 3 个月经周期。

五、病案

患者杨某，女，46 岁。2021 年 3 月 3 日初诊。

主诉：经行腹痛 1 年，下腹部疼痛 4 日。

现病史：LMP：2021 年 2 月 17 日。1 年前开始出现经期腹痛，不能忍受，需口服止痛药物，月经周期及经量无改变。近 3 个月月经前 2 日即出现腹痛，持续至经净后 2 日腹痛消失，口服止痛药物，症状缓解不明显。自诉 4 日前受凉后出现下腹部憋痛，以左下腹为主，腰酸胀，受凉及劳累后加重，带下量少，色黄，无异味，无恶心呕吐，无腹泻，症状持续不缓解，无外阴瘙痒，平素恶寒，手足冰凉，饮食可，眠差，多梦易醒，二便通畅。舌暗淡，舌下络脉迂曲，苔白，脉沉滑。既往史：18 年前因卵巢畸胎瘤于陕西某医院行开腹手术治疗。否认食物及药物过敏史。

B 超检查：肌层回声分布不均匀，肌层比例失调，前壁厚 2.7cm，后壁厚 1.7cm，提示子宫腺肌病。

妇科检查：外阴（−）；阴道：畅，见少量白色分泌物；宫颈光滑，举痛（+）；宫体后位，饱满，活动度欠佳，压痛（+）；附件左侧压痛（+），可触及包块，右侧压痛（−），未触及包块及增厚。

辅助检查：白带常规未见明显异常。衣原体（−），支原体（+）。

中医诊断：痛经（寒凝血瘀证）。

西医诊断：①子宫腺肌病；②盆腔炎性疾病。

以中药封包、磁热疗法治疗以温经活血、散寒止痛，日 1 次，方药如下：

川芎 35g，山药 35g，小茴香 35g，当归 35g，透骨草 35g，荜茇 35g。5 剂，外敷腹部，日 1 次。

中药保留灌肠以祛寒除湿、温经活血止痛，每日1次，处方如下：

大血藤50g，肉桂20g，醋延胡索50g，醋莪术30g，丹参30g，木香30g，醋三棱30g，紫花地丁30g。5剂，保留灌肠，日1次。

隔物灸法（隔姜灸，神阙穴）：温经散寒。

中药汤剂温中散寒，活血化瘀，该方中丹参、三七粉、生蒲黄活血化瘀，当归活血补血，醋莪术、川芎活血止痛，赤芍、大黄清热凉血，炒鸡内金消食化积，浙贝母清热化痰，败酱草散瘀止痛，蒲公英清热解毒，桑寄生、续断补益肝肾，醋延胡索活血止痛，忍冬藤疏风通络。具体方药如下：

丹参15g，醋莪术10g，当归10g，三七粉（冲服）3g，川芎10g，赤芍15g，炒鸡内金15g，浙贝母10g，忍冬藤30g，败酱草30g，蒲公英15g，大黄（后下）5g，桑寄生15g，续断10g，生蒲黄（包煎）10g，醋延胡索15g。4剂，水煎服，每日1剂，分2次温服。

二诊：诉偶有下腹疼痛，受凉后腹痛明显，腰酸痛较前减轻，带下量少，无异味，饮食可，眠可，二便通畅。舌暗淡，舌下络脉迂曲，苔白，脉沉。妇科检查：阴道：畅，见少量白色分泌物；宫颈：举痛（-）；宫体：后位，饱满，活动度欠佳，压痛（-）；附件：左侧压痛（±），未触及包块，右侧压痛（-），未触及包块及增厚。

继续予中药汤剂温经汤加减以温经止痛、活血化瘀治疗，在一诊处方基础上去浙贝母，加干姜6g、盐巴戟天15g温中散寒，补肾助阳。具体方药如下：

丹参15g，醋莪术10g，当归10g，三七粉（冲服）3g，川芎10g，赤芍15g，炒鸡内金15g，忍冬藤15g，败酱草15g，蒲公英15g，桑寄生15g，大黄（后下）5g，续断10g，醋延胡索15g，干姜6g，生蒲黄（包煎）10g，盐巴戟天15g。3剂，每日1剂，分2次温服。

三诊：诉无下腹疼痛，活动后偶有腰酸痛，带下量少，饮食可，眠可，二便通畅。舌暗淡，舌下络脉迂曲，苔白，脉沉滑。患者月经将至，故于原方减蒲公英、金银花、败酱草等寒凉之品，桑寄生、续断、巴戟天补肾益精，加干益母草30g、泽兰20g、鸡血藤30g、五灵脂10g活血祛瘀止痛。方药如下：

丹参15g，醋莪术10g，当归10g，三七粉（冲服）3g，川芎10g，赤芍15g，炒鸡内金15g，大黄（后下）5g，醋延胡索15g，干姜6g，干益母草30g，生蒲黄（包煎）10g，泽兰20g，鸡血藤30g，五灵脂10g。5剂，水煎服，日1剂，分温二服。

四诊：诉无下腹疼痛，腰酸痛不适，畏寒肢冷，带下量少，饮食可，眠可，二便通畅。舌暗淡，苔白，脉沉。患者现处月经间期，故予以温肾养血，活血通络治法，方药如下：

三七粉（冲服）3g，丹参15g，炒鸡内金15g，醋莪术10g，赤芍10g，当归10g，熟地黄15g，干姜6g，附片（先煎）12g，玫瑰花6g，炒王不留行10g，茺蔚子20g，肉桂6g，白术10g，盐菟丝子10g，盐巴戟天10g。

7剂，水煎服，日1剂，分温二服。

五诊：诉下腹感疼痛，呈冷痛，得热可减，腰酸痛不适，畏寒肢冷，带下量少，饮食可，眠可，二便通畅。舌暗淡，舌下络脉迂曲，苔白，脉沉。患者现处月经前期（前2日），故予以温肾活血，通络止痛治法，方药如下：

丹参15g，醋莪术10g，当归10g，三七粉（冲服）3g，赤芍15g，炒鸡内金15g，生蒲黄（包煎）10g，醋延胡索15g，附片（先煎）15g，五灵脂10g，盐菟丝子20g，盐巴戟天15g，桑寄生15g，续断片10g，青皮10g。

3剂，水煎服，日1剂，分温二服。

六诊：诉上次月经期间，腹痛较前明显减轻，可耐受，已无需口服止痛药，仍感腰酸痛不适，畏寒肢冷，带下量多，色白，质黏，无异味，饮食可，眠可，二便通畅。舌暗淡，苔白，脉沉。患者经周期调节后，现痛经较前明显缓解，不影响正常生活工作，故继予以温肾活血，行气通络治法，方药如下：

北柴胡5g，桂枝6g，赤芍10g，青皮10g，盐菟丝子20g，砂仁（后下）6g，丹参15g，三七粉（冲服）3g，醋莪术9g，当归10g，炒鸡内金15g，生蒲黄（包煎）10g，附片（先煎）18g，干姜6g，盐巴戟天10g，皂角刺10g，夏枯草15g。7剂，水煎服，日1剂，分温二服。

按语：子宫腺肌病多发于生育年龄的经产妇，常合并内异症和子宫肌瘤，近年来发病率逐渐升高，严重影响女性生活质量。临床中单独使用西药治疗，副作用较明显，多项研究显示中西医结合治疗子宫腺肌病引起的痛经、月经过多等症状效果优于西药单用。同时针灸对子宫腺肌病引起的痛经治疗效果显著，得到广泛肯定，根据月经周期不同时期立法选方，结合针灸分期论治，均能达到不错的临床治疗效果。如经前期常用活血通络止痛药物，针灸治疗选择体针、寒凝者加腹部艾灸，湿热内盛者加中药灌肠，肾虚者选择八髎穴或腹部经穴隔物灸；经后期、排卵期、经间期着重于行气活血，通调阴阳，平调冲任以安胞络，非药物疗法可选取耳穴、穴位贴敷等调理脏腑功能，在缓解不适症状的同时提高生活质量，达到很好的治疗效果。

六、预防调护

防止经血逆流，及时发现并治疗先天性生殖道畸形和继发性宫颈粘连、狭窄引起的经血潴留，以免经血逆流入腹腔。经期避免性生活及盆腔检查。避免手术操作所引起的子宫内膜种植，剖宫产术时注意保护子宫切口周围，缝合宫壁时，避免缝针穿透子宫内膜层，人工流产时，不要突然解除宫内负压，吸管应缓慢拔出。药物避孕，长期服用避孕药可抑制排卵，促使子宫内膜萎缩和经量减少，降低经血及内膜碎屑逆流至腹腔的机会。对高危家族史、容易带节育器妊娠者可口服药物避孕。

第四章 子宫肌瘤

一、概念

子宫肌瘤（uterine myoma）是女性生殖器官常见的良性肿瘤，由平滑肌及结缔组织组成，常见于30～50岁妇女，20岁以下少见。据尸检统计，30岁以上妇女约20%有子宫肌瘤。因肌瘤多无或很少有症状，临床统计发病率远低于真实发病率。

根据本病的临床特点，中医多记载于“石瘕”“癥瘕”“崩漏”等疾病中。

二、临床表现

多无明显症状，仅在体检时发现。症状、肌瘤部位和大小与有无变性相关，而与肌瘤数目关系不大。常见症状有：

1. 经量增多及经期延长

经量增多及经期延长是子宫肌瘤最常见的症状。多见于大的肌壁间肌瘤及黏膜下肌瘤，肌瘤使宫腔增大，子宫内膜面积增加并影响子宫收缩，此外肌瘤可能使肿瘤附近的静脉受挤压，导致子宫内膜静脉丛充血与扩张，从而引起经量增多、经期延长、黏膜下肌瘤伴有坏死感染时，可有不规则阴道流血或血样脓性排液。长期经量增多可继发贫血，出现乏力、心悸等症。

2. 下腹包块

肌瘤较小时在腹部摸不到肿块，当肌瘤逐渐增大使子宫超过3个月妊娠大时，可从腹部触及，较大的黏膜下肌瘤可脱于阴道外，患者可因外阴脱出肿物就诊。

3. 白带增多

肌壁间肌瘤使宫腔面积增大，内膜腺体分泌增加，致使白带增多；子宫黏膜下肌瘤一旦感染，可有大量脓样白带。若有溃烂、坏死、出血时，可有脓性或脓血性、伴有恶臭的阴道流液。

临床表现与肌瘤大小位置、数目及有无变性相关。较大肌瘤可在下腹部扪及实质性肿块。妇科检查扪及子宫增大，表面不规则单个或多个结节状突起，浆膜下肌瘤可扪及单个实质性球状肿块与子宫有蒂相连。黏膜下肌瘤位于宫腔内者，子宫均匀增大，脱出于宫颈外口者，阴道窥器检查即可看到宫颈口处有肿物，粉红色，表面光滑，宫颈外口边缘清楚。若伴感染时可有坏死、出血及脓性分泌物。

三、诊断

根据病史、体征和超声检查，诊断多无困难。超声检查能区分子宫肌瘤与其他盆腔肿块。磁共振检查可准确判断肌瘤大小、数目和位置。若有需要，还可选择宫腔镜、腹腔镜、子宫输卵管造影等协助诊断。

四、治疗

（一）中医辨证治疗

活血化瘀、软坚散结为本病的治疗大法。治疗时应根据患者体质强弱，病之久暂，酌用攻补，或先攻后补，或攻补兼施，或先补后攻，随证施治。不可一味猛攻、峻伐，以免损伤正气。用药尚需注意经期与非经期之不同，标本兼治。

1. 气滞血瘀证

证候：下腹包块质硬，下腹或胀或痛，经期延长，或经量多，经色暗夹血块，经行小腹疼痛；精神抑郁，善太息，胸胁胀闷，乳房胀痛，面色晦暗，肌肤不润。舌暗，边见瘀点或瘀斑，苔薄白，脉弦涩。

治法：行气活血，化瘀消癥。

方药：香棱丸。

香棱丸组成：木香、丁香、三棱、枳壳、莪术、青皮、小茴香、川楝子。

2. 寒凝血瘀证

证候：下腹包块质硬，小腹冷痛，喜温，月经后期，量少，经行腹痛，色暗淡，有血块；面色晦暗，形寒肢冷，手足不温。舌淡暗，边见瘀点或瘀斑，苔白，脉弦紧。

治法：温经散寒，祛瘀消癥。

方药：少腹逐瘀汤。

少腹逐瘀汤组成：小茴香、干姜、肉桂、当归、川芎、赤芍、没药、蒲黄、五灵脂、延胡索。

若积块坚牢者加穿山甲；月经量多者加血余炭、花蕊石；漏下不止者加三七；月经过少或闭经者加泽兰、牛膝；经行腹部冷痛者加艾叶、吴茱萸。

3. 痰湿瘀结证

证候：下腹包块按之不坚，小腹或胀或满，月经后期或闭经，经质黏稠、夹血块；体形肥胖，胸脘痞闷，肢体困倦，带下量多，色白质黏稠。舌暗淡，边见瘀点或瘀斑，苔白腻，脉弦滑或沉滑。

治法：化痰除湿，活血消癥。

方药：苍附导痰丸合桂枝茯苓丸。

苍附导痰丸组成：苍术、香附、陈皮、法半夏、茯苓、甘草、胆南星、枳壳、生姜、神曲。

桂枝茯苓丸组成：桂枝、茯苓、牡丹皮、桃仁、赤芍。

若积块不坚，病程已久，可加鸡内金、浙贝母、三棱、莪术；若带下量多，可加芡实、乌贼骨；若脾虚气弱，加党参、白术、黄芪。

4. 气虚血瘀证

证候：下腹部结块，下腹空坠，月经量多，或经期延长，经色淡红，有血块，经行或经后下腹痛；面色无华，气短懒言，语声低微，倦怠嗜卧，纳少便溏。舌暗淡，舌边有瘀点或瘀斑，苔薄白，脉细涩。

治法：补气活血，化瘀消癥。

方药：四君子汤合桂枝茯苓丸。

四君子汤组成：党参、茯苓、白术、甘草。

桂枝茯苓丸组成：桂枝、茯苓、牡丹皮、桃仁、赤芍。

若经量多，经期酌加阿胶、炮姜；若经漏不止，经期酌加三七、炒蒲黄；若积块较坚，可酌加鸡内金、荔枝核、浙贝母、橘核、川芎等。

5. 肾虚血瘀证

证候：下腹部积块，下腹或胀或痛，月经后期，量或多或少，经色紫暗，有血块，面色晦暗，婚久不孕，腰膝酸软，小便清长，夜尿多。舌淡暗，边见瘀点或瘀斑，苔白润，脉沉涩。

治法：补肾活血，消癥散结。

方药：肾气丸合桂枝茯苓丸。

肾气丸组成：附子、肉桂、熟地黄、山药、山茱萸、茯苓、牡丹皮、泽泻。

桂枝茯苓丸组成：桂枝、茯苓、牡丹皮、桃仁、赤芍。

若积块较坚，加三棱、莪术、血竭；若积块不坚，可加浙贝母、鸡内金；若经行腹痛明显，经期可加艾叶、吴茱萸、延胡索；若经量多，经期可加三七、炒蒲黄、五灵脂。

6. 湿热瘀阻证

证候：下腹积块，小腹或胀或痛，带下量多色黄，月经量多，经期延长，经色暗，有血块，质黏稠，经行小腹疼痛；身热口渴，心烦不宁，大便秘结，小便黄赤。舌暗红，边见瘀点或瘀斑，苔黄腻，脉弦滑数。

治法：清利湿热，化瘀消癥。

方药：大黄牡丹汤。

大黄牡丹汤组成：大黄、牡丹皮、桃仁、冬瓜仁、芒硝。

若经血淋漓不尽，经期加三七、炒蒲黄、地榆炭；若经行腹痛，可加延胡索、莪术、五灵脂、蒲黄。

（二）针灸治疗

（1）气滞血瘀证　百会、印堂、合谷、太冲，用泻法。

（2）气虚血瘀证　公孙、内关、中脘、下脘、气海、关元，用补法并加艾灸。

五、病案

患者，女，40岁。2006年5月25日初诊。

主诉：月经量多，每行如崩，贫血，夜尿频繁，甚至失禁，须用尿布预防。B超示子宫肌瘤6.5cm×6.4cm×5.9cm。纳常，苔微白，脉涩。

治法：宜先消癥。

方药：藤梨根、茯苓各30g，夏枯草、昆布、桃仁、炙鳖甲、薏苡仁各15g，牡丹皮、桂枝、制香附、佛手片各10g，赤芍20g，水蛭、血竭各4g（研冲）。14剂。

二诊：服用本方14剂以后，本月经行量明显减少，5日而净。夜间尿次亦减少，且已能自行控制，不需尿布预防，神悦欢畅。再予原方14剂续服。

三诊：B超示子宫肌瘤为6.3cm×6.1cm×5.6cm，夜尿已减近愈。仅服药1个月，子宫肌瘤已缩小 20%。验不变法，效不更方。

续服上方 14 剂。

按语：癥瘕为妇人小腹内积块，临证时务必排除恶性肿瘤及良性肿瘤恶性变，以免贻误病情。癥瘕病机复杂，病程较长。缘由有二，一是其基本病机虽为瘀血，然各种有形病邪易相互胶结，尤以痰瘀互结为突出特点。二是“正与邪、虚与实”往往互相影响，互为因果。因此，临证之时既要把握正邪力量对比，又要仔细辨清各种病邪之属性。临证时除辨证外，还应结合辨其西医学的“病”，适当考虑各个“病”的特点，如子宫肌瘤可用扶正软坚，散瘀消癥法；内异症多用补肾化瘀消癥法；卵巢型子宫内膜异位囊肿、多囊卵巢综合征可痰瘀同治。

六、预防调护

子宫肌瘤为妇科常见病，多发于中年妇女，故 30～50 岁妇女应注意妇科普查，有肌瘤者应慎用性激素制剂。绝经后肌瘤继续增大者应注意发生恶变可能。

第五章　不孕症及辅助生殖技术

第一节　不　孕　症

一、概念

不孕（育）症是一种由多种病因导致的生育障碍状态，是生育期夫妇的生殖健康不良事件。女性无避孕性生活至少 12 个月而未孕称为不孕症（infertility），对男性则称为不育症。不孕症分为原发性和继发性两大类，既往从未有过妊娠史，未避孕而从未妊娠者为原发性不孕症；既往有过妊娠史，而后未避孕连续 12 个月未孕者为继发性不孕症。不同人种和地区间不孕症发病率差异并不显著，我国不孕症发病率为 7%～10%。

中医学将原发性不孕症称为“全不产”“绝产”“绝嗣”“绝子”等，继发性不孕症称为“断绪”。历代医家对本病较为重视，在很多医著中设有求嗣、求子、种子专篇。

二、临床表现

因引起不孕的原因不同伴随症状亦有别。如排卵障碍者，常伴有月经紊乱、闭经等；生殖道器质性病变，如输卵管炎引起者，常伴有下腹痛、带下量增多等；子宫内膜异位症引起者，常伴有痛经、经量过多，或经期延长；宫腔粘连引起者常伴有周期性下腹痛，闭经；免疫性不孕症患者可无症状。

因致病原因不同而体征各异。如输卵管炎症，妇科检查可见有附件增厚、压痛；子宫肌瘤，可伴有子宫增大；多囊卵巢综合征常伴有多毛、肥胖，或扪及增大卵巢等。

三、诊断

对符合不孕（育）症定义、有影响生育的疾病史或临床表现者，建议男女双方同时就诊明确病因。

（一）女方检查

1. 病史采集

需详细询问不孕相关的病史。

（1）现病史　包括不孕年限、性生活频率、有无避孕及方式、既往妊娠情况，有无盆腹腔疼痛、白带异常、盆腔包块、既往盆腔炎或附件炎史、盆/腹腔手术史等，有无情绪、环境和进食变化、过度运动和体重显著变化、泌乳伴或不伴头痛和视野改变，有无多毛、痤疮和体重改变等。详细了解相关辅助检查及治疗经过。

（2）月经史　初潮年龄、月经周期及其规律性、经期长短、经量变化和有无痛经，若有痛经，需进一步询问发生的时间、严重程度以及有无伴随症状。

（3）婚育史　婚姻状况、孕产史及有无孕产期并发症。

（4）既往史　有无结核病和性传播疾病史以及治疗情况，盆、腹腔手术史，自身免疫性疾病史，外伤史以及幼时的特殊患病史，有无慢性疾病服药史和药物过敏史。

（5）其他病史信息　个人史，包括吸烟、酗酒、成瘾性药物、吸毒、职业以及特殊环境和毒物接触史，以及家族史，特别是家族中有无不孕不育和出生缺陷史。

2. 体格检查

全身检查需评估体格发育及营养状况，包括身高、体重和体脂分布特征，乳房发育及甲状腺情况，注意有无皮肤改变，如多毛、痤疮和黑棘皮征等妇科检查应依次检查外阴发育、阴毛分布、阴蒂大小、阴道和宫颈，注意有无异常排液和分泌物，子宫位置、大小、质地和活动度，附件有无增厚、包块和压痛，子宫直肠陷凹有无触痛结节，下腹有无压痛、反跳痛和异常包块。

3. 不孕相关辅助检查

（1）超声检查　推荐使用经阴道超声，明确子宫和卵巢大小、位置、形态、有无异常结节或囊、实性包块回声，评估卵巢储备。还可监测优势卵泡发育情况及同期子宫内膜厚度和形态分型。

（2）激素测定　排卵障碍和年龄≥35 岁女性均应行基础内分泌测定，于月经周期第 2～4 日测定 FSH、LH、E、T、PRL 基础水平。排卵期 LH 测定有助于预测排卵时间，黄体期 P 测定有助于提示有无排卵、评估黄体功能。

（3）输卵管通畅检查　子宫输卵管造影是评价输卵管通畅度的首选方法。应在月经干净后 3～7 日无任何禁忌证时进行。既可评估宫腔病变，又可了解输卵管通畅度。

（4）其他检查　①基础体温测定：双相型体温变化提示排卵可能，但不能作为独立的诊断依据。②宫腔镜、腹腔镜检查：适用于体格检查、超声检查和（或）输卵管通畅检查提示存在宫腔或盆腔异常的患者，可明确病变位置和程度，并进行相应的治疗。

（二）男方检查

1. 病史采集

病史采集包括不育年限、有无性交或射精障碍、不育相关检查和治疗经过、既往疾病和治疗史（如腮腺炎、糖尿病）、手术史（如输精管结扎术）、个人史（如高温环境暴露、吸烟、酗酒和吸毒）、家族史。

2. 体格检查

体格检查包括全身检查和生殖系统检查。

3. 精液分析

精液分析是不孕症夫妇首选的检查项目。根据《世界卫生组织人类精液检查与处理实验室手册》（第 5 版）进行，需行 2～3 次精液检查，以明确精液质量。

4. 其他辅助检查

其他辅助检查包括激素检测、生殖系统超声和遗传筛查等。

四、治疗

（一）治疗思路

女性生育力与年龄密切相关，治疗时需充分考虑患者的卵巢生理年龄，选择合理、安全、高效的个体化方案。对于肥胖、消瘦、有不良生活习惯或环境接触史的患者需首先改变生活方式纠正或治疗机体系统性疾病。性生活异常者在排除器质性疾病的前提下可给予指导，帮助其了解排卵规律，调节性交频率和时机以增加受孕机会。同时结合病因确立治疗方案，如排卵障碍性不孕症需调整月经周期节律；盆腔炎性疾病后遗症致不孕症需补虚通络；免疫性不孕不育者，可采用滋阴清热扶正等治法以达到抑制抗体的作用。即视具体情况进行中西医结合治疗，以提高疗效。此外需加强医患沟通、建立医患互信关系，有利于提升治疗效果。

（二）中医辨证治疗

1. 肾虚证

（1）肾气虚弱证

证候：婚久不孕，月经不调或停闭，经量或多或少，经色暗，头晕耳鸣，腰膝酸软，精神疲倦，小便清长。舌淡苔薄，脉沉细尺弱。

治法：补肾益气，温养冲任。

方药：毓麟珠（《景岳全书·妇人规》）。

毓麟珠组成：人参、茯苓、甘草、当归、川芎、白芍、熟地黄、杜仲、菟丝子、鹿角霜、川椒。

若子宫发育不良，应积极早治，加入血肉有情之品如紫河车、鹿角片（或鹿茸）及桃仁、丹参、茺蔚子等补肾活血，通补奇经；性欲淡漠者，加淫羊藿、仙茅、肉苁蓉等温肾填精。

（2）肾阴虚证

证候：婚久不孕，月经先期，量少或量多，色红无块，形体消瘦，腰酸，头目眩晕，耳鸣，五心烦热。舌红苔少，脉细数。

治法：滋阴养血，调冲益精。

方药：养精种玉汤（《傅青主女科》）合清骨滋肾汤（《傅青主女科》）。

养精种玉汤组成：当归、白芍、熟地黄、山茱萸。

清骨滋肾汤组成：地骨皮、牡丹皮、沙参、麦冬、玄参、五味子、白术、石斛。

若阴虚盗汗、手足心热、烦躁不安、失眠多梦，加入龟甲、知母、紫河车、首乌、肉苁蓉、菟丝子以加强滋肾益精之功，稍佐以制火。

（3）肾阳虚证

证候：婚久不孕，月经后期量少，色淡，或见月经稀发甚则闭经。面色晦暗，腰酸腿软，性欲淡漠，大便不实，小便清长。舌淡苔白，脉沉细。

治法：温肾益气，调补冲任。

方药：温肾丸（《医学入门》）。

温肾丸组成：熟地黄、生地黄、山药、山茱萸、当归、杜仲、菟丝子、巴戟天、益智仁、鹿茸、续断、蛇床子、茯神、远志。

若子宫发育不良，应及早治疗，加入血肉有情之品；性欲淡漠者，选加淫羊藿、仙茅、石楠叶、肉苁蓉温肾填精。

2. 肝气郁结证

证候：婚久不孕，经前乳房、小腹胀痛，月经周期先后不定，经血夹块，情志抑郁或急躁易怒，胸胁胀满。舌暗红，脉弦。

治法：疏肝解郁，养血理脾。

方药：开郁种玉汤（《傅青主女科》）。

开郁种玉汤组成：白芍、香附、当归、白术、牡丹皮、茯苓、天花粉。

若见乳胀有结块者，加王不留行、路路通、川楝子、橘核破气行滞；乳房胀痛灼热者，加钩藤、蒲公英清热泻肝；梦多寐差者，加炒枣仁、夜交藤宁心安神。

3. 痰湿壅阻证

证候：婚久不孕，经行后期，量少或闭经，带下量多质稠，形体肥胖，头晕，心悸，胸闷呕恶。苔白腻，脉滑。

治法：燥湿化痰，调理冲任。

方药：启宫丸（《医方集解》）。

启宫丸组成：茯苓、半夏、陈皮、苍术、香附、神曲、川芎。

若呕恶胸满甚者，加厚朴、枳壳、竹茹以宽中降逆化痰；心悸甚者，加远志化痰宁心安神；痰瘀互结成癥者，加昆布、海藻、菖蒲、三棱、莪术软坚化痰消癥；痰湿内盛，胸闷气短者，酌加瓜蒌、胆南星、石菖蒲宽胸利气以化痰湿；经量过多者，加黄芪、续断补气益肾以固冲任；月经后期或经闭者，酌加鹿角胶、淫羊藿、巴戟天以补益冲任。

4. 瘀滞胞宫证

证候：婚久不孕，月经后期，经量多少不一，色紫夹块，经行不畅，小腹疼痛拒按，或腰骶疼痛。舌紫暗或有瘀斑瘀点，脉涩。

治法：活血化瘀，调理冲任。

方药：少腹逐瘀汤（《医林改错》）。

少腹逐瘀汤组成：小茴香、干姜、肉桂、当归、川芎、赤芍、没药、蒲黄、五灵脂、延胡索。

若气滞血瘀，兼见胸胁、乳房、少腹胀痛，可选用膈下逐瘀汤（《医林改错》）加减。若湿热瘀阻，用血府逐瘀汤（《医林改错》）加苍术、黄柏、败酱草、红藤等化瘀清热。

5. 湿热内蕴证

证候：继发不孕，月经先期，经期延长，淋漓不断，赤白带下，腰骶酸痛，少腹坠痛，或低热起伏。舌红苔黄腻，脉弦数。

治法：清热除湿，活血调经。

方药：清热调血汤（《古今医鉴》）加红藤、败酱草、车前子、薏苡仁。

清热调血汤组成：桃仁、红花、当归、川芎、赤芍、生地黄、牡丹皮、香附、延胡索、黄连、莪术。

若经行腹痛，加香附、泽兰、土鳖虫行气活血止痛；若痛甚连及腰骶部，加续断、狗脊、秦艽以清热除湿止痛；经血量多或经期延长，酌加地榆、马齿苋、黄芩凉血止血；带下臭秽者，加黄柏、蒲公英、椿根皮、土茯苓清热利湿止带。

（三）调整月经周期

按照冲任胞宫气血阴阳的转化关系，针对行经期、经后期、经间期、经前期各自的特点分别选方用药，以调整月经周期，提高疗效。行经期为重阳转化期，重在排泄月经为顺，宜活血调经，用五味调经散（《夏桂成实用中医妇科学》）；经后期为阴分增长期，重在阴分的恢复，宜补益肝肾，用归芍地黄汤（《薛氏医案》）；经间期为重阴转化期，以排卵为要，宜益肾活血，用益肾促排卵汤（《夏桂成实用中医妇科学》）；经前期为阳长期，宜温肾暖宫，用毓麟珠（《景岳全书》）。

五味调经散组成：丹参、赤芍、五灵脂、枳壳、香附、玄胡索、鸡血藤、益母草。

归芍地黄汤组成：当归、白芍、熟地黄、生地黄、山萸肉、山药、泽泻、牡丹皮、茯苓。

益肾促排卵汤组成：熟地黄、生地黄、当归、赤芍、白芍、川芎、山萸肉、山药、鹿角、川断、五灵脂、红花。

毓麟珠组成：人参、茯苓、甘草、当归、川芎、白芍、熟地黄、杜仲、菟丝子、鹿角霜、川椒。

（四）中成药治疗

（1）六味地黄丸 口服，适用于肾阴虚证。

（2）桂附地黄丸 口服，适用于肾阳虚证。

（3）五子衍宗丸 口服，适用于肾气虚证。

（4）定坤丹 口服，适用于肝郁血虚证。

（5）桂枝茯苓丸 口服，适用于瘀滞胞宫证。

（6）坤泰胶囊 口服，适用于阴虚火旺证。

（五）针灸治疗

1. 基本治疗

治法：调理冲任，益肾助孕。取任脉穴及肾的背俞穴、原穴为主。

主穴：关元、肾俞、太溪、三阴交。

配穴：肾虚胞寒配复溜、命门；肝气郁结配太冲、期门；痰湿阻滞配中脘、丰隆；瘀阻胞宫配子宫、归来。

方义：肾藏精，主生殖，肾气旺盛，精血充足，冲任调和，乃能摄精成子。关元为任脉穴，位近胞宫，可壮元阴元阳，针之调和冲任，灸之温暖胞宫；肾之背俞穴肾俞、原穴太溪，补益肾气，以治其本；三阴交为肝、脾、肾三经交会穴，可健脾化湿，补益肝肾，调和冲任。

操作：毫针常规刺。肾虚胞寒、痰湿阻滞、瘀滞胞宫可加用灸法。

2. 辨病论治

（1）输卵管性不孕 中医认为女子二七，肾气充盛，天癸已成，下注冲任则任通冲盛，两精相搏，合而成形，胎孕乃成。可见不孕与冲任关系之密切。因此在治疗选穴时以冲任二脉的穴位为主穴。

1）普通针刺：针刺中脘、关元、护宫、肠遗、下脘以及气海、中极、水道、归来、子宫穴，再结合腹腔镜下予以输卵管通液，观察输卵管通畅与否，于无血管区取合适的操作孔，应用手法行盆腔粘连松解、造口术以及输卵管伞端成形术，尽量使输卵管游离，促进恢复盆腔结构，然后再次行输卵管通液，观察通畅情况，并且进行评分。

2）温针灸：许多医家认为输卵管阻塞不通总的病机在于“瘀阻胞络”，因此在治疗时离不开“活血化瘀”这一治则。温针灸利用针灸及温热双重穴位刺激以达到活血散瘀、温通经脉及调节脏腑气机的作用。温针灸治疗输卵管阻塞性不孕患者时，选取中极、气海、子宫、合谷及三阴交穴，并且根据辨证加减穴位，再联合活血化瘀中药口服。或以温针灸关元、足三里、中极、太溪、命门、三阴交及肾俞穴，配合口服散瘀调络中药以及输卵管通液术治疗。

3）针药结合：输卵管阻塞性不孕的特点是“瘀阻不通”，针对这一特点，应用针灸以化瘀通络的同时，再配合活血化瘀的中药，效果尤为显著。治疗从月经结束后2日开始，针灸子宫、气海、关元及三阴交四穴，并配合中药口服及灌肠，连续治疗6个月经周期。或选用针刺关元、归来、子宫、足三里、三阴交、气海、中极与太冲，并且联合应用活血化瘀中药口服及输卵管通液术，治疗3个疗程。

（2）排卵障碍性不孕　排卵障碍是指在多种因素的影响下，HPO轴功能失调，导致卵泡发育不良、卵泡闭锁或虽排卵但是黄体功能不足而导致不孕。排卵障碍性不孕占女性不孕的25%～35%。引起排卵功能障碍的原因有PCOS、高催乳素血症、黄体功能不足等，其中PCOS导致的不孕症其发病率有逐年上升的趋势。中医认为该病的发生主要责之于血海亏虚，肾虚精亏以及气滞血瘀等导致肾气-天癸-冲任-胞宫生殖轴功能异常，影响卵泡的发育成熟及排出，最后导致不孕的发生。

1）普通针刺：中医学认为肾气足，天癸充盛是女子受孕的必备条件，若肾阳亏虚则不能化气行血，冲任不调则天癸衰、卵失所养，最终排卵不畅而不孕。因而治疗应以调和气血、通经活络、补肾益精为主。选穴为关元、三阴交、子宫、足三里、神阙与中极，达到调补冲任、补益肾气的治疗作用。

2）电针：是在传统针刺基础上连接电子针疗仪，通过施以不同波形的微量电流对穴位给予刺激的治疗方法。相比于传统针灸的治疗方法，电针具有刺激量大且容易量化控制的优势。从患者月经结束开始选取疏密波每天给予电针命门、关元、三阴交、子宫及足三里穴30分钟，持续针刺15日，连续治疗3个月经周期。或在口服枸橼酸氯米芬的基础上给予电针患者肾俞、命门、中极、关元、天枢、归来与三阴交，并随证加减。每隔1日给予针灸治疗1次，治疗3个月经周期。

3）针药联合：具有提高临床疗效、缩短疗程等优势，因此临床应用极为广泛，患者接受度高。用针灸联合中药的治疗方法对患者进行治疗，针刺选取气海、中极、关元、子宫、卵巢与三阴交穴，辨证加减穴位。针刺治疗从患者月经第5日开始进行，留针30分钟，每日1次，并联合口服中药以调周。或在B超下监测患者优势卵泡，当其直径＞1.8cm时，通过切脉进行辨病证虚实后选取卵巢三穴、关元、中极、子宫与三阴交等穴进行针刺，并且采用虚补实泻的手法，每日1次，治疗3～5日，卵排针停，同时联合卵巢助孕中药方口服治疗。

（3）免疫性不孕　妊娠是同种半异体移植过程，成功妊娠是免疫耐受的结果，如果免疫功能异常，将导致受孕失败，免疫因素引起的不孕占不孕症的10%～15%。本病以肾虚阴阳气血冲任失调为主要病机，邪毒、湿热及瘀血等均为本病的诱因。

1）电针治疗：治疗时多选取肾经、督脉穴，以调补肾气、蓄养冲任。针灸通过调和阴阳气血平衡、调整脏腑功能，对机体免疫系统起到良性的双向调控作用。针刺八髎穴得气后，连接电针，选用疏密波，通电刺激30分钟，每日治疗1次；然后应用温针灸治疗，取穴：关元、太溪、三阴交及太冲。针刺得气后，进行施灸，每次灸2壮，每日1次，每周治疗6日。

2）穴位埋线：可以对患者腧穴进行长时间持续的生物刺激，促进机体代谢，双向调节人体免疫功能。治疗抗精子免疫性不孕给予穴位埋线治疗，一组选取气海、中极、肾俞及三阴交，另一组选取命门、关元、子宫及足三里，每周治疗1次，两组穴位交替应用（经期暂停），28日为1个疗程。或选取肝俞、肾俞、太溪、三阴交及太冲进行穴位埋线，每周治疗1次；同时配合耳穴贴压肝、肾、内分泌、交感穴，每日按压双侧耳穴5～6次，每次持续2分钟，每周贴压双侧耳穴1次，治疗8周。

3）针药结合：中医学认为免疫性不孕的发病机制是机体正气虚弱，尤以肾虚为其根本。因此在应用针灸治疗的同时，佐以补益肾气之中药，则疗效更佳。治疗予针刺肾俞、三阴交、太溪穴，随证加减针刺穴位，并在针刺治疗的基础上联合口服具有补肾益气功效的归肾丸进行治疗，治疗3～6个月。

（4）PCOS导致的不孕　PCOS是育龄女性易发的一种妇科疾病。其临床表现呈多态性，发病初期很多患者并未给予重视，因此该类患者常以月经不调、不孕等就诊并被确诊。PCOS而导致的不孕症约占无排卵性不孕的50%～70%。中医认为PCOS的病位在肝脾肾，与痰湿、血瘀有着密切的联系。

1）电针：近年来因生活节奏加快、工作压力增大以及人们不健康的生活方式大多不能及时改善并完全纠正，本病的发病率呈现出逐年上升态势。对其治疗方法的研究和探索成为热点，针灸便是其治疗方式之一。给予患者电针膻中、中脘、期门、天枢、关元、子宫、三阴交、足三里及太冲等穴位进行治疗，每周治疗3次（隔日针灸1次），连续治疗3个月。

2）温针灸：PCOS的病机与肾虚血瘀关系十分密切，中医治疗该病主张益肾培元、活血化瘀与温阳通络。温针灸则是在针灸的基础上加用艾灸，这不仅能通过针刺作用于特定穴位发挥其作用，还可以通过艾灸的温热作用达到温经通脉、活血化瘀与培元固本的作用。治疗予以温针灸百会、命门、至阳、大椎、身柱、腰阳关、十七椎及肾俞穴位，在缓解患者症状及促进卵泡发育、性激素紊乱的纠正等方面针刺组较西药组更有优势，疗效更佳。

3）穴位埋线：作为针灸治疗的一个形式，是指在腧穴植入可吸收蛋白线，对穴位形成长效刺激。选取两组穴位：第1组，关元与三阴交；第2组，肾俞、脾俞与肝俞。每5日1次穴位埋线，并且交替应用两组穴位，连续治疗20日。

4）针药结合：在PCOS的治疗中针药结合的治疗方式应用同样比较广泛。针灸结合促排卵西药或中药取得了比较好的临床疗效。治疗在月经周期第5日选取中极、关元、归来等穴行温针灸，并且联合口服中药治疗。或在应用西药作为常规治疗的基础上针刺足三里、脾俞、三阴交、关元、中极、肾俞穴，并且配合口服苍附益坤汤，10日为1个疗程，连续治疗3个疗程。或在患者排卵期用补法针刺主穴子宫、关元与三阴交穴，用泻法针刺配穴血海、行间与肾俞穴；卵泡期仅用补法针刺主穴；在黄体期选取子宫、肾俞与足三里穴行温和灸对患者进行干预治疗，并联合口服苍附导痰汤。持续治疗6个月，可有效改善PCOS患者的月经、促进排卵，从而提高妊娠率。

（5）子宫内膜异位症性不孕　子宫内膜异位症作为另一个育龄女性常见的妇科疾病，其发病率达 10%～15%，而在不孕症妇女中子宫内膜异位症的发病率则高达 40%～50%。子宫内膜异位症引起不孕的原因十分复杂，盆腔微环境的改变、免疫功能异常、卵巢功能异常，甚至中、重度的子宫内膜异位症患者可因卵巢、输卵管周围粘连而影响受精卵的运输，从而造成女性不孕。血瘀为本病的主要发病机制。

针药结合：因本病的主要发病机制为血瘀，因此在给予针灸治疗以活血化瘀、疏通经络、消癥散结与调和阴阳的同时，配以化瘀行滞、止痛消癥功效的中药则疗效更佳。从患者月经周期第 5 日开始对其进行针刺治疗。主穴选择关元、子宫、足三里、三阴交、血海及阴陵泉，随证加减穴位，再配以艾灸气海、关元与神阙穴，同时口服活血化瘀方，连续治疗 6 个月，可以十分显著地提高患者妊娠率，降低患者流产率。

（六）其他治疗

（1）耳针　取内生殖器、皮质下、内分泌、肾、肝、脾，每次 3～5 穴。毫针刺法或压丸法。

（2）穴位注射　取关元、肾俞、归来、次髎、三阴交。每次选 2 穴，选用当归注射液或绒毛膜促性腺激素等，常规穴位注射，从月经周期第 12 日开始治疗，每日 1 次，连续治疗 5 次。

（3）灸法　取神阙。选用熟附子、肉桂、白芷、川椒、乳香、没药、五灵脂、大青盐、冰片等温肾助阳、化瘀行气类中药，共研细末，用黄酒调和制成药饼，置于神阙穴，上置大艾炷灸之，每次 8～10 壮，每周 1～2 次。

（七）外治法

保留灌肠法：丹参 30g，三棱、莪术、枳实、皂角刺、当归、透骨草各 15g，乳香、没药、赤芍各 10g。加水浓煎至 100mL，药液以 37～39℃保留灌肠，每 10 日为 1 个疗程。用于盆腔因素包括输卵管梗阻、盆腔炎性疾病后遗症、子宫内膜异位症等导致的不孕，经期停用。

五、病案

钱某，女，29 岁。2020 年 9 月 19 日初诊。

主诉：未避孕 2 年余未孕。

病史：患者夫妻正常性生活 2 年余，未避孕未孕。LMP：2020 年 6 月末（具体日期不详）。16 岁初潮，平素月经不规律，经期 7～15 日，周期 30～90 日，量少，色暗，少量血块，偶有痛经、腰酸。患者 2019 年曾因“月经后期 3 月余”于外院就诊，查 B 超示：双侧卵巢多囊样改变，予地屈孕酮片口服 3 个月，服药期间月经来潮，停药后月经仍推后。刻下症：停经 2 月余，白带量中，色白，质稍稠，平素饮食不节，时常熬夜，二便调，舌红，苔黄腻，边有齿痕，脉滑。体重指数（BMI）28.4kg/m^2。

男方精液常规检查未见异常。

阴道 B 超：子宫内膜 1.0cm，双侧卵巢呈多囊样改变。

中医诊断：①不孕；②月经后期（脾虚痰湿、阴虚内热证）。

西医诊断：①原发性不孕症；②PCOS。

正值经水将至，治则滋阴清热、健脾除湿、通调气血，处方：茯苓、桑寄生、杜仲、牛膝、丹参、鸡血藤、柏子仁、制鳖甲（先煎）、路路通各 10g，陈皮、黄柏各 6g。7 剂，日 1 剂，早晚分服。嘱患者规律作息，合理膳食，减重，监测基础体温，月经周期第 5 日查性激素及 AMH。

二诊：患者 9 月 21 日月经来潮，经量不多，色红，无血块，无不适。刻下症：基础体温呈低温相，月经将净，舌红，苔薄黄，边有齿痕，脉滑。查性激素五项：E_2：62.12pg/mL，LH：20.05U/L，FSH：6.08U/L，PRL：30.6μg/L，T：2.51nmol/L，AMH：16.52ng/mL。患者月经将净，考虑经后血海空虚，注意蓄养阴精，且防留瘀。处方：白术、茯苓、女贞子、墨旱莲、黄精、巴戟天、制龟板（先煎）各 10g，当归、陈皮、佛手、牡丹皮、白芍各 6g。7 剂，服法同前。

三诊：基础体温呈低温相，白带多，色白，舌淡红，苔薄白，边有齿痕，脉弦滑。患者现经后中末期，滋阴养血，佐以助阳，助排卵。处方：紫河车 3g，太子参、白术、山药、生地黄、杜仲、寄生、鹿角霜、制龟板（先煎）、香附各 10g，神曲、佛手各 6g。7 剂，服法同前。

每日行针刺疗法，选穴中极、关元、太溪、子宫、卵巢、三阴交、血海，针刺得气后加用电针，留针 30 分钟，每日 1 次。10 月 9 日，B 超监测排卵提示优势卵泡已排，少量盆腔积液。

四诊：基础体温呈高温相，白带多，色白质黏，舌淡红，苔薄白，边有齿痕，脉弦滑。患者现经前期，治以健运脾气、培补肾阳、温煦胞宫，佐以疏肝。处方：白术、山药、炙黄芪、太子参、菟丝子、覆盆子、狗脊、杜仲、香附各 10g，紫石英 15g（先煎），神曲、佛手各 6g。7 剂，服法同前。后坚持针药结合周期调治。

五诊：基础体温持续上升 15 日。LMP：2019 年 4 月 8 日。测尿妊娠试验（+），稍有腰酸不适，无腹痛，舌淡红，苔白微腻，舌边有齿痕，脉沉滑。查血 HCG：4446U/L，E_2：660.18pg/mL，P：19.90ng/mL。予安胎，处方：党参 10g，白术 10g，山药 10g，巴戟天 10g，杜仲 10g，续断 10g，紫河车 3g，覆盆子 10g。14 剂，服法同前。上方加减保胎治疗至孕 12 周。

按语：本例患者因未避孕 2 年余未孕，月经 2 月余未至就诊，结合病史、舌脉及辅助检查，诊断明确。中医诊断：①不孕；②月经后期。西医诊断：①原发性不孕症；②PCOS。患者脾虚运化失司，不能为胃行其津液，气血生化乏源，无以化生经血，肾阴不足，虚火内生，煎精灼液，耗伤气血致月经量少、愆期。虚热亦使血液干结，停而为瘀，经血排出不畅，故经行可见少量血块，并感小腹疼痛。脾主运化，肾主水，脾肾亏虚则水液不行，漫溢肌表，故见肥胖。水液内停，成湿成痰，苔腻，脉滑，舌边有齿痕，皆为痰湿内生之象。患者患病日久，多有情志不舒，木失条达。卵泡的顺利发育与排出是攻破本病的关键。总结本例患者以脾肾亏虚为本，以痰、瘀、郁为标，治疗上采取针药结合调周法，即在补肾健脾化痰的基础上协调阴阳，分期论治；并于排卵期时，以针刺助排。导师在治疗本病时，必嘱慰患者宽心，不可心急，在坚持治疗的同时，注意规律作息与饮食；对于肥胖患者，嘱其减重，综合治疗，收效甚佳。

六、预防与调护

提倡婚前检查，及早发现先天性生殖畸形，对于可纠正者，婚前即应进行治疗。婚后如暂无生育愿望或计划，应采取避孕措施，尽量避免人工流产，以防发生生殖系统炎症及宫腔粘连导致继发性不孕症。患结核、阑尾炎或急性淋菌性生殖道感染时应积极治疗，以免造成输卵管或子宫内膜感染。性生活适度。

第二节 辅助生殖技术

一、概念

辅助生殖技术（assisted reproductive technique，ART）指在体外对配子和胚胎采用显微操作等技术，帮助不孕夫妇受孕的一组方法，包括人工授精、体外受精-胚胎移植及其衍生技术等。

二、分类

（一）人工授精

人工授精（artificial insemination，AI）是将精子通过非性交方式注入女性生殖道内，使其受孕的一种技术。包括夫精人工授精（artificial insemination with husband，AIH）和供精人工授精（artificial insemination by donor，AID）。按国家法规，目前 AID 精子来源一律由国家卫生健康委员会认定的人类精子库提供和管理。

具备正常发育的卵泡、正常范围的活动精子数目、健全的女性生殖道结构、至少一条通畅的输卵管的不孕（育）症夫妇，可以实施人工授精治疗。根据授精部位可将人工授精分为宫腔内人工授精（intrauterine insemination，IUI）、宫颈管内人工授精（intra-cervical insemination，ICI）、阴道内人工授精（intra-vaginal insemination，IVI）、输卵管内人工授精（intra-tubal insemination，ITI）及直接经腹腔内人工授精（direct intra-peritoneal insemination，DIPI）等，目前临床上以 IUI 和 ICI 最为常用。宫腔内人工授精常规流程为：将精液洗涤处理后，去除精浆，取 0.3～0.5mL 精子悬浮液，在女方排卵期间，通过导管经宫颈注入宫腔内。人工授精可在自然周期和促排卵周期进行，在促排卵周期中应控制优势卵泡数目，当有 3 个及以上优势卵泡发育时，可能增加多胎妊娠发生率，建议取消本周期人工授精。

（二）体外受精-胚胎移植

体外受精-胚胎移植（in vitro fertilization and embryo transfer，IVF-ET）技术指从女性卵巢内取出卵子，在体外与精子发生受精并培养 3～5 日，再将发育到卵裂球期或囊胚期阶段的胚胎移植到宫腔内，使其着床发育成胎儿的全过程，俗称为“试管婴儿”。1978 年英国学者斯特普托（Steptoe）和爱德华兹（Edwards）采用该技术诞生了世界第一例“试管婴儿”。Edwards 因这一贡献在 2010 年获诺贝尔生理学或医学奖。1988 年我国第一例“试管婴儿”诞生。

1. 适应证

输卵管性不孕症、原因不明的不孕症、子宫内膜异位症、男性因素不育症、排卵异常及宫颈因素等不孕症，通过其他常规治疗无法妊娠，均为 IVF-ET 的适应证。

2. IVF-ET 的主要步骤

药物刺激卵巢、监测卵泡至发育成熟，经阴道超声介导下取卵，将卵母细胞和精子在模拟输卵管环境的培养液中受精，受精卵在体外培养 3～5 日，形成卵裂球期或囊胚期胚胎，再移植入子宫腔内，并同时进行黄体支持。胚胎移植 2 周后测血或尿 HCG 水平确定妊娠，移植 4～5 周后超声检查确定是否宫内临床妊娠。

3. 控制性超促排卵

控制性超促排卵（controlled ovarian hyperstimulation，COH）是指用药物在可控制的范围内诱发多卵泡同时发育和成熟，以获得更多高质量卵子，从而获得更多可供移植胚胎，提高妊娠率。

由于治疗目的、反应和使用的药物等各种因素的不同，在超促排卵方案的选择上存在很大差异。因此，应综合考虑以下问题，强调治疗个体化：①年龄；②治疗目的；③各种药物的差异；④病因及其他病理情况；⑤既往用药史；⑥卵巢储备功能等。

4. 并发症

（1）卵巢过度刺激综合征（ovarian hyperstimulation syndrome，OHSS）　指诱导排卵药物刺激卵巢后，导致多个卵泡发育、雌激素水平过高及颗粒细胞黄素化，引起全身血管通透性增加、血液中水分进入体腔和血液成分浓缩等血流动力学病理改变，HCG 升高会加重病理进程。轻度仅表现为轻度腹胀、卵巢增大；重度表现为腹胀，大量腹腔积液、胸腔积液，导致血液浓缩、重要脏器血栓形成和功能损害及电解质紊乱等严重并发症，严重者可引起死亡。在接受促排卵药物的患者中，约 20%发生不同程度卵巢过度刺激综合征，重症者约 1%～4%。治疗原则以增加胶体渗透压扩容为主，防止血栓形成。辅以改善症状和支持治疗。

（2）多胎妊娠　多个胚胎移植会导致体外助孕后多胎妊娠发生率增加。多胎妊娠可增加母婴并发症、流产和早产的发生率、围产儿患病率和死亡率。目前我国《人类辅助生殖技术规范》限制每周期移植胚胎总数不得超过 3 个，其中 35 岁以下妇女第一次助孕周期移植胚胎数不得超过 2 个。有些国家已经采用了单胚胎移植的概念和技术，以减少双胎妊娠、杜绝三胎及以上多胎妊娠。对于多胎妊娠（三胎以上的妊娠）者，可在孕早或孕中期施行选择性胚胎减灭术。根据不同不孕（育）症病因的治疗需要，IVF-ET 相继衍生了一系列相关的辅助生殖技术，包括配子和胚胎冷冻、囊胚培养、卵质内单精子注射（intracytoplasmic sperm injection，ICSI）、胚胎植入前遗传学诊断/筛查（preimplantation genetie diagnosis/screening，PGD/PGS）及卵母细胞体外成熟（in vitro mat-uration，IVM）等。

（三）卵质内单精子注射（ICSI）

1992 年巴勒莫（Palermo）等将精子直接注射到卵细胞质内，获得正常卵子受精和卵裂过程，诞生人类首例 ICSI 技术受孕的婴儿。

ICSI 的适应证：主要用于严重少、弱、畸精子症，不可逆的梗阻性无精子症，体外受精失败，精子顶体异常以及需行植入前胚胎遗传学诊断/筛查的患者夫妇。

ICSI 的主要步骤：刺激排卵和卵泡监测同 IVF 过程，后行经阴道超声介导下取卵，去除卵丘颗粒细胞，在高倍倒置显微镜下行卵母细胞质内单精子显微注射授精，胚胎体外培养、胚胎移植及黄体支持以及并发症同 IVF 技术。

（四）胚胎植入前遗传学诊断／筛查（PGD/PGS）

1990 年该技术首先应用于 X-性连锁疾病的胚胎性别选择。技术步骤是从体外受精第 3 日的胚胎或第 5 日的囊胚取 1～2 个卵裂球或部分滋养细胞，进行细胞和分子遗传学检测，检出带致病基因和异常核型的胚胎，将正常基因和核型的胚胎移植，得到健康后代。主要用于单基因相关遗传病、染色体病、性连锁遗传病及可能生育异常患儿的高风险人群等。可以使得产前诊断提早到胚胎期，避免了常规中孕期产前诊断可能导致引产对母亲的伤害。随着细胞和分子生物学技术发展，微阵列高通量的芯片检测技术、新一代测序技术应用于临床，目前已经有数百种单基因疾病和染色体核型异常均能在胚胎期得到诊断。

（五）配子移植技术

配子移植技术是将男女生殖细胞取出，并经适当的体外处理后移植入女性体内的一类助孕技术。包括经腹部和经阴道两种途径，将配子移入腹腔（腹腔内配子移植）、输卵管（配子输卵管内移植，gamete intrafallopian transfer，GIFT）及子宫腔（宫腔内配子移植，gamete intrauterine transfer，GIUT）等部位，其中以经阴道 GIUT 应用较多。其特点是技术简便，主要适于双侧输卵管梗阻、缺失或功能丧失者。随着体外培养技术的日臻成熟，配子移植的临床使用逐渐减少，目前主要针对经济比较困难或者反复 IVF-ET 失败的患者，可以作为备选方案之一。辅助生殖技术因涉及伦理、道德和法规问题，需要严格管理。但近年来辅助生殖新技术发展日新月异，如胞质置换、核移植、治疗性克隆和胚胎干细胞体外分化等胚胎工程技术的建立，也必将面临伦理和法律问题。

三、治疗

（一）中医辨证治疗

配合中医药治疗可提高辅助生殖技术的成功率，改善妊娠结局。

1. 肝肾阴虚证

证候：行辅助生殖技术多次，月经先期或后期，量少，色红无块，形体消瘦，腰酸，头晕耳鸣，五心烦热。舌红苔少，脉细数。

治法：滋阴养血，补益肝肾。

方药：养精种玉汤（《傅青主女科》）合左归丸（《景岳全书》）。

养精种玉汤组成：当归、白芍、熟地黄、山茱萸。

左归丸组成：熟地黄、山药、山茱萸、枸杞子、菟丝子、鹿角胶、龟甲胶、牛膝。

临证时可加龟甲、知母、紫河车、肉苁蓉、菟丝子、牡丹皮，既可加强滋肾益精之功，又可稍佐以制火。

2. 脾肾阳虚证

证候：行辅助生殖技术之时，月经后期，量少，色淡，或见月经稀发甚则闭经，面色晦暗，腰酸腿软，性欲淡漠，大便不实，小便清长。舌淡苔薄，脉沉细。

治法：补益脾肾，温养冲任。

方药：毓麟珠（《景岳全书》）去川椒。

毓麟珠组成：人参、茯苓、甘草、当归、川芎、白芍、熟地黄、杜仲、菟丝子、鹿角霜、川椒。

若性欲淡漠，选加淫羊藿、仙茅、石楠藤、肉苁蓉温肾填精。

3. 心肾不交证

证候：行辅助生殖技术之时，精神紧张，失眠多梦，心悸时作，腰酸腿软，手足心热，甚则潮热盗汗，口燥咽干，颧赤唇红。舌红而干，脉细数。

治法：养阴清热，交通心肾。

方药：黄连阿胶汤（《伤寒论》）合交泰丸（《韩氏医通》）加生地黄、牡丹皮、女贞子。

黄连阿胶汤组成：黄连、黄芩、阿胶、鸡子黄、芍药。

交泰丸组成：黄连、肉桂。

若兼有潮热，加知母、龟甲、鳖甲、莲子心、钩藤等以滋阴而清虚热；烦躁失眠便秘，则加酸枣仁、柏子仁宁心安神。

4. 湿热蕴结证

证候：继发不孕，行辅助生殖技术前后，月经先期，经期延长，淋漓不断，赤白带下，腰骶酸痛，少腹坠痛，或低热起伏。舌红苔黄腻，脉弦数。

治法：清热燥湿，活血调经。

方药：红藤败酱散（《夏桂成实用中医妇科学》）。

红藤败酱散组成：红藤、败酱草、乳香、没药、延胡索、木香、当归、赤芍、薏苡仁、山楂。

若经量过多，加入失笑散、大蓟、小蓟、茜草炭以清热凉血，化瘀止血；经行量偏少，经行不畅者加入泽兰叶、制香附、益母草、川牛膝以行气活血；经行腹痛剧烈者，加制乳没、五灵脂化瘀止痛；伴有小腹包块者，加入穿山甲、皂角刺、五灵脂、桔梗、大黄散结消癥。

（二）针灸治疗

针灸辨证选穴：脾肾阳虚型常选子宫、三阴交、关元、气海等；肾虚肝郁型常选合谷、太冲、太溪等；肾虚血瘀型常选气海、中极、子宫、血海、足三里等。

第六章　女性性功能障碍

一、概念

女性性功能障碍指女性性反应周期一个或几个环节发生障碍，或出现与性交有关的疼痛。国外报道，女性性功能障碍的总发生率约40%，围绝经期和绝经后妇女的发生率可超过50%，但造成心理痛苦者仅有10%左右。国内资料不多，一项对540名23～55岁健康妇女的调查发现，性生活不满意者占55.5%，性高潮困难者占39.7%，性交次数每月少于2次者占31.75%。

女性性功能障碍在中医学中根据症状不同可对应为“阴冷”“阴萎”“阴枯”“嫁痛”“缩阴症”“失合症”等病。指女性由于各种原因导致性需求无法满足而产生的疾病。

二、临床表现

女性性功能障碍的分类基本依据性反应周期划分。国际上比较普遍采用的是美国精神病协会的《精神病诊断与统计手册》和世界卫生组织的《国际疾病分类》，但已几经修改。根据《精神病诊断与统计手册（第5版）》（DSM-5），各类女性性功能障碍及其临床特征如下：

1. 性唤起障碍

性唤起障碍（sexual arousal disorder）指性兴趣或性唤起缺乏或显著低下，在下列各项中出现至少3条：①在性活动中，兴趣缺乏或低下；②性或性欲想法或幻想缺乏或低下；③主动发起性活动缺乏或减少，也不接受性伙伴的启动；④在性活动中，几乎总是或在75%～100%的性接触中性兴奋或性愉悦缺乏或低下；⑤在任何内在或外部的性或性暗示（文字、语言或视频）的刺激时，性兴趣或性唤起缺乏或低下；⑥在性活动中，几乎总是或在75%～100%的性接触中，生殖道或非生殖道感觉缺乏或低下。

2. 性高潮障碍

性高潮障碍（sexual orgasmic disorder）指在性活动中，总是或几乎总是（75%～100%的场合）出现下列中的任何1条：①性高潮明显延迟、很少发生或缺失；②性高潮的感觉强度明显降低。

3. 生殖道盆腔痛或插入障碍

生殖道盆腔痛或插入障碍（genitopelvic pain enetration disorder）指持续或反复发生下列中的1条或更多：①在性交过程中阴道插入困难；②在性交中或试图插入时，有明显的外阴阴道痛或盆腔痛；③对预期发生的阴道插入、插入过程或由于插入引起的外阴阴道痛或盆腔痛，有明显的恐慌或焦虑；④在试图阴道插入时盆底肌明显紧张或收缩。

上述症状应持续至少6个月，不能用性以外的精神疾病与性伙伴关系不睦或其他值得注意的应激来解释，也不能归咎于物质、药物或其他疾病的影响。

每种性功能障碍均可分为终身性（原发性）和获得性（继发性）、完全性和境遇性、器质性和功能性。

三、诊断

虽然已有各种客观或量化的物理方法测定女性性反应，但目前女性性功能障碍的诊断主要根据病史、性功能评估及体格检查等，盆腔检查是必需的，以排除生殖道器质性病变。不存在频率或严重程度方面的最低规定，同时要考虑到患者的文化、宗教、社会习俗等背景。还需注意，症状是否已导致本人的心理痛苦和影响与性伙伴的人际关系。

1. 病史采集

病史采集主要通过自我评定问卷形式，内容包括患者年龄、文化程度、职业、宗教信仰、性别认同、性取向、既往性经历、月经生育史、精神病及全身其他疾病史、手术史、化放疗史、外伤史、药物应用史等。

2. 功能评估

功能评估常采用女性性功能积分表，内容主要包括 4 周内性交次数、性欲强度、性高潮次数与强度、性交不适感等。

3. 情感及相关问题评价

对婚姻满意度或与性伴侣情感关系，及在性活动时对自我形体的自信心和其有性需求时与性伴侣交流的能力等作出评价。

4. 心理检查

心理检查包括与性有关的各种心理社会状态的评定。

5. 盆腔及全身检查

盆腔检查有助于明确生殖器的发育和有无器质性病变。另外，还应对心血管、呼吸、运动、神经、直肠及泌尿系统进行检查。

6. 实验室检查

目前用于测定女性性反应的方法主要包括生殖器血流测定、阴道容积、压力和顺应性测定、阴道湿润度测定、盆底肌张力测定、功能磁共振脑部成像等。虽然这些测定方法比较客观甚至量化，但由于女性的主观性唤起和生殖道客观性反应并不始终一致，妇女更多地依据主观感受来评价自身的性生活满意度，所以各种物理测定的临床意义有限。

性激素测定，有关高血压、糖尿病等全身性疾病的检查及神经系统检查等有助于了解器质性病变。

四、治疗

（一）一般治疗

一般治疗包括提供有关性的基本知识和技巧，鼓励阅读介绍性知识的专业书籍，纠正由于社会误导而形成的对性的误解；建议性生活时双方相互沟通，商量改变性交姿势、性生活时间及地点；尝试性幻想、使用背景音乐、视频，推荐使用润滑剂等。

（二）心理治疗

在全面掌握病情特点和明确性功能障碍类型的基础上综合分析，准确判断患者性心理障碍的类型和程度，结合其个性特征、文化、宗教背景等，制定有针对性的治疗方案，鼓励性伙伴同时接受心理治疗。

（三）中医辨证治疗

1. 肾阳虚证

主要证候：性欲淡漠，阴冷不育，前阴寒冷，畏寒喜热，腰膝酸软，精神萎靡，小便清长、夜尿量多。舌淡体胖，苔白，脉沉细弱。

治则：补肾壮阳，温暖下焦。

方药：右归丸《景岳全书》加减。

右归丸组成：制附子、熟地黄、山药、山茱萸、枸杞子、菟丝子、鹿角胶、当归、肉桂。

2. 肾阴虚证

主要证候：无性欲，腰膝酸痛，眩晕耳鸣，失眠健忘，潮热盗汗，五心烦热，口干咽燥。舌红少津，脉细数。

治则：滋肾育阴，养血益气。

方药：左归丸《景岳全书》加减。

左归丸组成：熟地黄、山药、山茱萸、枸杞子、菟丝子、鹿角胶、龟甲胶、牛膝。

3. 心肝郁火证

主要证候：性欲淡漠，不思房事，行房毫无快感，性交疼痛，伴见精神抑郁，胸胁胀痛，口苦目眩，心烦易躁，带下量少。舌红苔薄，脉弦细。

治则：理气解郁，清心润肝。

方药：丹栀逍遥散《内科摘要》加减。

丹栀逍遥散组成：牡丹皮、炒栀子、当归、白芍、柴胡、茯苓、白术、甘草、煨姜、薄荷。

4. 瘀血内阻证

主要证候：小腹常隐痛，经前尤著，经色紫暗有块，块下痛稍减，性交时阴户及小腹刺痛，伴头昏，胸胁乳房胀痛。舌紫暗苔薄白，脉细涩。

治则：行气活血，化瘀通络。

方药：少腹逐瘀汤《医林改错》加减。

少腹逐瘀汤组成：小茴香、干姜、肉桂、当归、川芎、赤芍、没药、蒲黄、五灵脂、延胡索。

5. 痰湿阻滞证

主要证候：性欲减退，形体肥胖，动则气喘，喜静懒动，头昏肢困，不欲饮食，恶心，口黏痰多，白带量多。舌淡胖苔腻湿润，脉濡滑。

治则：燥湿化痰，健脾助运。

方药：苍附导痰丸《叶氏女科证治》加减。

苍附导痰丸组成：苍术、香附、陈皮、法半夏、茯苓、甘草、胆南星、枳壳、生姜、神曲。

6. 湿热下注证

主要证候：尿急、尿频、尿涩、尿痛，发热腹痛，外阴痛痒，带下黄浊，脘腹痞闷，腹胀不舒，大便不爽。舌红苔黄腻，脉濡数。

治则：清热利湿。

方药：龙胆泻肝汤加减。

龙胆泻肝汤组成：龙胆草、栀子、黄芩、柴胡、生地黄、车前子、泽泻、木通、当归、甘草。

（四）针灸治疗

（1）寒凝湿滞证　三阴交、中极、地机、百会、关元、气海、子宫、归来、水道，用泻法。

（2）气滞血郁证　气海、足三里、肝俞、百会、关元、气海、子宫、归来、水道，用泻法。

（3）虚证　足三里、中脘、百会、关元、气海、子宫、归来、水道，用补法。

五、病案

赵某，33岁，工人。

主诉：无性欲及性高潮2年余。

现病史：患者于2年前生一胎后患“崩漏”症，经中药调治病愈。但常感疲乏无力，头晕，无性欲，无性高潮，对同房产生厌恶感。刻下症：腰酸腿软、头目眩晕，心悸气短，畏寒肢冷，耳鸣，月经量少，色暗。舌淡苔薄白，脉沉细。证属肾气亏损，命火不足。治当温肾壮阳。

处方：肉桂3g，制附子5g，仙茅10g，杜仲10g，菟丝子12g，鹿角胶10g，山萸肉、熟地黄、枸杞子、怀山药、黄芪、白术各10g。

按语：患者言及因患崩漏宿疾，恐同房引致旧病复发，故每每拒绝同房，久之导致夫妻感情不和，影响夫妻关系，不得已来就诊。除予中药处方外，每来必多劝慰，介绍性知识，进行性教育，以心理疏导与药物治疗相结合，3月而愈。女性性功能障碍疾病，中医认为其主要病因病机是肾阳虚衰或外感寒邪所致，就脏腑而言在肝肾。因此，温肾养肝、温经祛寒是治疗本类疾病的基本大法。而阴阳互济、阴阳互补是治疗该类疾病的关键所在。该类疾病除了中医的药物治疗外，还应进行心理治疗和性行为治疗，如性感集中训练法，使用动情图像资料，手淫训练等，使之克服对性行为的恐惧心理，建立和恢复性的自然反应。

第七章　盆底功能障碍

第一节　盆腔器官脱垂

一、概念

盆底功能障碍又称盆底缺陷（pelvic floor defects）或盆底支持组织松弛（relaxation of pelvic support），是各种病因导致的盆底支持薄弱，进而盆腔脏器移位，连锁引发其他盆腔器官的位置和功能异常。

盆腔器官脱垂（pelvic organ prolapse，POP）指盆腔器官脱出于阴道内或阴道外。2001年美国国立卫生研究院（National Institutes of Health，NIH）提出：POP 指任何阴道节段的前缘达到或超过处女膜缘外 1cm 以上。可单独发生，但一般情况下是联合发生。

子宫从正常位置沿阴道下降，宫颈外口达坐骨棘水平以下，甚至子宫全部脱出阴道口以外，称子宫脱垂（uterine prolapse）。子宫切除术后若阴道顶端支持结构缺损，则发生阴道穹隆脱垂（vaginal vault prolapse）。阴道前壁脱垂也即阴道前壁膨出，阴道内 2/3 膀胱区域脱出称膀胱膨出（cystocele）。若支持尿道的膀胱宫颈筋膜受损严重，尿道紧连的阴道前壁下 1/3 以尿道口为支点向下膨出，称尿道膨出（urethrocele）。阴道后壁膨出又称为直肠膨出（rectocele），阴道后壁膨出常伴随子宫直肠陷凹疝，如内容物为肠管，称之为肠疝。

盆腔器官脱垂中医学称为“阴挺”“阴挺下脱”“阴脱”“阴蕈”“阴菌”，因多发于产后，故又有“产肠不收”之称。本病早在隋代《诸病源候论·卷四十》中就列有“阴挺出下脱候”及有关论述。《景岳全书·妇人规》明确提出了阴挺的定义，“妇人阴中突出如菌如芝，或挺出数寸，谓之阴挺”，并提出治疗以“升补元气，固涩真阴为主”，对临床治疗具有指导意义。

二、临床表现

轻症患者一般无症状。重度脱垂韧带筋膜有牵拉，盆腔充血，患者有不同程度的腰骶部酸痛或下坠感，站立过久或劳累后症状明显，卧床休息则症状减轻。阴道前壁膨出常伴有尿频、排尿困难、残余尿增加，部分患者可发生压力性尿失禁，但随着膨出的加重，其压力性尿失禁症状可消失，甚至需要手助压迫阴道前壁帮助排尿，易并发尿路感染。阴道后壁膨出常表现为便秘，甚至需要手助压迫阴道后壁帮助排便。外阴肿物脱出后轻者经卧床休息，能自行回纳，重者则不能还纳。暴露在外的宫颈和阴道黏膜长期与衣裤摩擦，可致宫颈和阴道壁发生溃疡而出血，如感染则有脓性分泌物。子宫脱垂不管程度多重一般不影响月经，轻度子宫脱垂也不影响受孕、妊娠和分娩。

阴道内前后壁组织或子宫颈及宫体可脱出阴道口外。脱垂的阴道前后壁、宫颈黏膜常增厚角化，可有溃疡和出血。阴道后壁膨出，肛门检查手指向前方可触及向阴道凸出的直肠，呈盲袋状。位于后穹隆部的球形突出是肠膨出，指诊可触及疝囊内的小肠。轻度子宫脱垂常伴有宫颈延长并肥大。随脱垂子宫的下移，膀胱、输尿管下移与尿道开口形成正三角区。

三、诊断

（一）诊断要点

根据病史及检查所见容易确诊。妇科检查前应嘱患者向下屏气判断脱垂的最重程度，并予以分度。同时注意有无溃疡存在及其部位、大小、深浅、有无感染等。嘱患者在膀胱充盈时咳嗽，观察有无溢尿情况，即压力性尿失禁情况。注意子宫颈的长短，行宫颈细胞学检查。若为重症子宫脱垂，可触摸子宫大小，将脱出的子宫还纳，行双合诊检查子宫两侧有无包块。应用单叶窥器可辅助阴道全面检查，压住阴道前壁时嘱患者向下用力，可显示肠疝和直肠膨出。妇科检查还应注意盆底肌肉组织的检查，主要了解肛提肌的肌力和生殖裂隙宽度。若有大便失禁还应在肛门指诊时注意肛门括约肌功能。

（二）临床分度

临床分度有几种方法，国际上应用最多的是邦普（Bump）提出的盆腔器官脱垂定量分期法（pelvic organ prolapse quantitation，POP-Q）（表 2-7-1、表 2-7-2）。此分期系统分别利用阴道前壁、阴道顶端、阴道后壁上的 2 个解剖指示点与处女膜的关系来界定盆腔器官的脱垂程度。与处女膜平行以 0 表示，位于处女膜以上用负数表示，位于处女膜以下则用正数表示。阴道前壁上的 2 个点分别为 Aa 和 Ba 点，阴道顶端的 2 个点分别为 C 和 D 点，阴道后壁的 Ap、Bp 两点与阴道前壁的 Aa、Ba 点是对应的。另外还包括阴裂的长度（gh）、会阴体的长度（pb），以及阴道的总长度（TVL）。测量值均用厘米（cm）表示。临床诊疗中时并不绝对强调一种分度。手术治疗前后采用同一种即可。程度评价均以患者平卧最大用力向下屏气（Valsalva 动作）时程度为准。

表 2-7-1　盆腔器官脱垂评估指示点（POP-Q 分期）

指示点	内容描述	范围
Aa	阴道前壁中线距处女膜 3cm 处，相当于尿道膀胱沟处	-3cm 至+3cm
Ba	阴道顶端或前穹隆到 Aa 点之间阴道前壁上段中的最远点	在无阴道脱垂时，此点位于-3cm，在子宫切除术后阴道完全外翻时，此点将为+TVL
C	宫颈或子宫切除后阴道顶端所处的最远端	-TVL 至+TVL
D	有宫颈时的后穹隆的位置，它提示了子宫骶骨韧带附着到近端宫颈后壁的水平	-TVL 至+TVL 或空缺（子宫切除后）
Ap	阴道后壁中线距处女膜 3cm 处，Ap 与 Aa 点相对应	-3cm 至+3cm
Bp	阴道顶端或后穹隆到 Ap 点之间阴道后壁上段中的最远点，Bp 与 Ba 点相对应	在无阴道脱垂时，此点位于-3cm，在子宫切除术后阴道完全外翻时，此点将为+TVL

注：阴裂的长度（gh）为尿道外口中线到处女膜后缘的中线距离。

会阴体的长度（pb）为阴裂的后端边缘到肛门中点距离。

阴道总长度（TVL）为总阴道长度。

POP-Q 分期应在向下用力屏气时，以脱垂最大限度出现时的最远增强位距离处女膜的正负值计算。

表 2-7-2　盆腔脏器脱垂分期（POP-Q 分期）

分期	内容
0	无脱垂，Aa、Ap、Ba、Bp 均在-3cm 处，C、D 两点在阴道总长度和阴道总长度-2cm 之间，即 C 或 D 点量化值<（TVL-2）cm
Ⅰ	脱垂最远端在处女膜平面上>1cm，即量化值<-1cm
Ⅱ	脱垂最远端在处女膜平面上<1cm，即量化值>-1cm，但<+1cm
Ⅲ	脱垂最远端超过处女膜平面上>1cm，但<阴道总长度-2cm，即量化值>+1cm 但<（TVL-2）cm
Ⅳ	下生殖道呈全长外翻，脱垂最远端即宫颈或阴道残端脱垂超过或等于阴道总长-2cm，即量化值≥（TVL-2）cm

注：POP-Q 分期应在向下用力屏气时，以脱垂完全呈现出来时的最远端部位计算。应针对每个个体先用 3×3 表格量化描述，再进行分期。为了补偿阴道的伸展性及内在测量上的误差，在 0 和 N 度中的 TVL 值允许有 2cm 的误差。

POP-Q 分期通过 3×3 格表记录以上各测量值，客观地反映盆腔器官脱垂变化的各个部位的具体数值。

我国沿用的传统分度是根据我国在 1981 年部分省、自治区、直辖市“两病”科研协作组的意见，将子宫脱垂分为 3 度。

Ⅰ度　轻型：宫颈外口距处女膜缘<4cm，未达处女膜。

重型：宫颈已达处女膜缘，阴道口可见子宫颈。

Ⅱ度　轻型：宫颈脱出阴道口，宫体仍在阴道内。

重型：部分宫体全部脱出阴道口。

Ⅲ度：宫颈与宫体脱出阴道口外。

阴道前壁膨出我国传统分度为 3 度：

Ⅰ度：阴道前壁形成球状物，向下突出，达处女膜缘，但仍在阴道内。

Ⅱ度：阴道壁展平或消失，部分阴道前壁突出于阴道口外。

Ⅲ度：阴道前壁全部突出于阴道口外。

阴道后壁膨出中国传统分度为 3 度：

Ⅰ度：阴道后壁达处女膜缘，但仍在阴道内。

Ⅱ度：阴道后壁部分脱出阴道口。

Ⅲ度：阴道后壁全部脱出阴道口外。

四、治疗

无自觉症状的轻度 POP 患者（POP-Q 分期Ⅰ～Ⅱ度，尤其是脱垂最低点位于处女膜之上），无须治疗。有症状的患者可采用非手术治疗或手术治疗。治疗方案应个体化，以安全、简单、有效为原则。中医治疗以益气升提，补肾固脱为主要治法。对湿热下注者，应先清利湿热以治标，再予升提固涩治其本。

（一）中医辨证治疗

1. 中气下陷证

证候：阴中有物凸出，劳则加剧，小腹下坠，神倦乏力，少气懒言，或面色无华。舌淡苔薄，脉缓弱。

治法：补益中气，升阳举陷。

方药：补中益气汤（《脾胃论》）加枳壳。

补中益气汤组成：黄芪、人参、柴胡、升麻、当归、白术、陈皮、炙甘草。

若子宫脱垂较重者，重用黄芪、党参补中益气；形寒怕冷者，加附子、肉桂温阳散寒；带下量多、色白质稀者，加山药、芡实、茯苓、桑螵蛸健脾除湿止带；小便频数加益智仁、桑螵蛸补肾缩泉；阴中痛加白芍、郁金、川楝子理气止痛。

2. 肾气亏虚证

证候：阴中有物脱出，久脱不复，腰酸腿软，头晕耳鸣，小便频数或不利，小腹下坠。舌淡苔薄，脉沉弱。

治法：补肾固脱，益气升提。

方药：大补元煎（《景岳全书》）加黄芪、升麻、枳壳。

大补元煎组成：人参、熟地黄、山药、山茱萸、当归、杜仲、菟丝子、甘草。

若带下增多、色白质稀者，加金樱子、芡实、牡蛎收敛止带。

3. 湿热下注证

证候：阴中有物脱出，表面红肿疼痛，甚或溃烂流液，色黄气秽。舌红苔黄腻，脉弦数。

治法：清热利湿。

方药：龙胆泻肝汤（《医宗金鉴》）合五味消毒饮（《医宗金鉴》）。

龙胆泻肝汤组成：龙胆草、栀子、黄芩、柴胡、生地黄、车前子、泽泻、木通、当归、甘草。

五味消毒饮组成：蒲公英、紫花地丁、金银花、菊花、天葵子。

（二）中成药治疗

（1）补中益气丸（颗粒） 口服，适用于中气下陷证。

（2）肾气丸 口服，适用于肾气亏虚证。

（3）龙胆泻肝丸（软胶囊） 口服，适用于湿热下注证。

（三）针灸疗法

1. 基本治疗

治法：补气益肾，固摄胞宫。取任脉、督脉穴为主。

主穴：百会、气海、大赫、维道、子宫。

配穴：中气下陷配足三里、脾俞；肾虚失固配肾俞、太溪。

方义：督、任、冲三脉同起于胞宫，百会属于督脉，位于巅顶，可升阳举陷、固摄胞宫；气海属于任脉，邻近胞宫，可调理冲任、益气固胞；大赫为足少阴肾经和冲脉的交会穴，位于小腹，可固肾调冲维胞；维道位于腰腹，交会于带脉，能维系和约束任、督、冲、带诸脉，固摄胞宫；子宫穴为治疗阴挺的经验效穴。

操作：百会沿前后方向平刺，先针后灸或针灸同施；维道向会阴方向针刺；余穴常规针刺。

2. 其他治疗

（1）穴位注射　取关元、气海、肾俞、足三里。每次选 2 穴，用黄芪注射液或当归注射液或胎盘注射液等，常规穴位注射。

（2）耳针　取内生殖器、皮质下、交感、脾、肾。毫针刺法，或埋针法、压丸法。

（3）穴位敷贴　取百会、神阙。用蓖麻籽 10～20 粒，捣烂成泥膏状，敷贴于穴位上。

（4）芒针　取子宫、提托、气海、带脉。每次选 1 穴，用 3～5 寸长毫针，针尖朝向耻骨联合方向，横行刺入肌层，反复捻转，使患者会阴和小腹有抽动感，或单向捻针，使肌纤维缠绕针身后，再缓慢提针。隔日 1 次。

五、病案

张某，女，50 岁。2020 年 3 月 5 日初诊。

主诉：发现外阴肿物脱出半年。

现病史：患者自诉半年前发现外阴肿物脱出，伴有明显下坠感，阴道分泌物增加，劳累后症状明显，卧床休息后症状可缓解。无尿频、尿急及排尿、排便困难等症状。近期症状进行性加重，脱出较前明显，平素纳差，乏力气短，小腹坠胀不适。舌淡，舌体胖大，苔薄，脉缓弱。

月经史：14 岁初潮，月经周期 30 日，经期 7 日。49 岁绝经。

生育史：G3P3，三胎均为足月顺产。

辅助检查：取膀胱截石位，窥阴器扩展阴道示：外阴已婚已产型，阴道分泌物增多，阴道前壁膨出，子宫颈顶部脱出，位于阴道口内，用力屏气后处于处女膜外缘 1cm。双侧附件未触及包块及压痛。

西医诊断：子宫脱垂。

中医诊断：阴挺（中气下陷证）。

治法：补益中气，升阳举陷。

中药处方：补中益气汤加减。黄芪 30g，党参 15g，当归 3g，陈皮 6g，升麻 6g，柴胡 6g，白术 9g，山药 9g，芡实 9g，甘草 9g。7 剂，水煎，每日 1 剂，早、晚分服。

针灸处方：选关元、气海、百会、足三里、三阴交、子宫、中极、肾俞等穴位，行补法，反复提插捻转后，予以温针灸 30 分钟。

二诊：诉下坠感减轻，阴道分泌物减少，继续原方治疗。此后根据复诊症状辨证加减，连续治疗 2 月余，患者子宫脱出症状明显改善。

按语：患者子宫脱垂系脾胃气虚，中气下陷所致。脾胃为气血生化之源，脾胃气虚，纳运乏力，故饮食不佳，气短乏力；脾主升清，脾虚则清阳不升，中气下陷，出现子宫脱垂。故选取补中益气汤加减，以补中益气，升阳举陷。方中重用黄芪为君药，其性甘温，入脾肺经，补中气，且升阳举陷。党参补中益气，甘草补脾和中，调和诸药。《医宗金鉴》谓“黄芪补表气，人参补里气，炙草补中气”，可大补一身之气。佐以升麻、柴胡，协助君药升提下降中气，白术补气健脾，助脾运化，以资气血生化之源。“血为气之宅”，其气既虚，营血易亏，故用当归补养营血。陈皮理气和胃，使诸药补而不滞。山药、芡实健脾除湿止带。现代药理研究表明，补中益气汤对于子宫及周围组织结构均有着选择性的兴奋作用，可有效促进子宫与周围组织的收缩力。

患者多孕多产且绝经后出现盆腔器官脱垂，说明其盆底组织结构位置和功能发生异常。解剖学提示支配膀胱、子宫及其支持结构的神经与下腹部的神经位于同一脊髓节段，故针灸选穴遵循“腧穴所在，主治所及”原则，多选取分布于腹部的穴位，选取的经络有任脉、督脉、足太阳膀胱经、足太阴脾经和足阳明胃经。关元穴为任脉与足三阴经交会穴，可温肾固脱；气海为气之海，可补益气血。中极为膀胱募穴，百会属督脉，为诸阳之会，可升阳举陷，为治疗盆腔器官脱垂要穴。脾胃为后天之本，可化生气血，足三里为足阳明胃经合穴、胃下合穴，可健运脾胃，滋养胞宫；足太阴脾经循行入腹，脾气主升，能维持胞宫在正常位置，故具有调节腹部脏器功能的特点，且三阴交为足三阴经之交会穴，可调补三阴经经气。子宫穴为经外奇穴，善治各种妇科疾病。肾俞为肾之背俞穴，补肾气以固脱。辅以灸法，其温热之力可渗透组织深层，加快盆腔血液循环，改善组织营养，恢复脏器及肌肉功能和位置。

六、预防与调护

防止生育过多、过密，严密观察并正确处理产程；提高助产技术，保护好会阴，必要时行会阴侧切术，避免滞产和第二产程延长；重视产后摄生，避免产妇产后过早参加重体力劳动；积极治疗慢性咳嗽、习惯性便秘；加强营养，增强体质，提倡做产后保健操。

第二节　压力性尿失禁

一、概念

压力性尿失禁（stress incontinence，SUI）指腹压突然增加导致的尿液不自主流出，但不是由逼尿肌收缩压或膀胱壁对尿液的张力压所引起的。其特点是正常状态下无遗尿，而腹压突然增高时尿液自动流出。也称真性压力性尿失禁、张力性尿失禁、应力性尿失禁。2006 年中国流行病学调查显示，压力性尿失禁在成年女性的发生率为 18.9%，是一个重要的卫生和社会问题。

属于中医学“遗尿”“遗溺”范畴。

二、临床表现

几乎所有的下尿路症状及许多阴道症状都可见于压力性尿失禁。腹压增加下不自主溢尿是最典型的症状，而尿急、尿频、急迫性尿失禁和排尿后膀胱区胀满感亦是常见的症状。80%的压力性尿失禁患者伴有阴道膨出。

压力性尿失禁有主观分度和客观分度。客观分度主要基于尿垫试验，临床常用简单的主观分度。Ⅰ级尿失禁只有发生在剧烈压力下，如咳嗽、打喷嚏或慢跑。Ⅱ级尿失禁发生在中度压力下，如快速运动或上下楼梯。Ⅲ级尿失禁发生在轻度压力下，如站立时，但患者在仰卧位时可控制尿液。

三、诊断

无单一的压力性尿失禁的诊断性试验。以患者的症状为主要依据，压力性尿失禁除常规体格检查、妇科检查及相关的神经系统检查外，还需相关压力试验、指压试验、棉签试验和尿动力学检查等辅助检查，排除急迫性尿失禁、充盈性尿失禁及感染等情况。

1. 压力试验（stress test）

患者膀胱充盈时，取截石位检查。嘱患者咳嗽的同时，医师观察尿道口。如果每次咳嗽时均伴随着尿液的不自主溢出，则可提示压力性尿失禁。延迟溢尿，或有大量的尿液溢出提示非抑制性的膀胱收缩。如果截石位状态下没有尿液溢出，应让患者站立位时重复压力试验。

2. 指压试验（Bonney test）

检查者把中、示指放入阴道前壁的尿道两侧，指尖位于膀胱与尿道交接处，向前上抬高膀胱颈，再行诱发压力试验，如压力性尿失禁现象消失，则为阳性。

3. 棉签试验（Q-tip test）

患者仰卧位，将涂有利多卡因凝胶的棉签置入尿道，使棉签头处于尿道膀胱交界处，分别测量患者在静息时及 Valsalva 动作（紧闭声门）时棉签棒与地面之间形成的角度。在静息及做 Valsalva 动作时该角度差小于 15° 为良好结果，说明有良好的解剖学支持，如角度差大于 30° ，说明解剖学支持薄弱，15° ～30° 时，结果不能确定。

4. 尿流动力学检查（urodynamics study）

尿流动力学检查包括膀胱内压测定和尿流率测定，膀胱内压测定主要观察逼尿肌的反射以及患者控制或抑制这种反射的能力，膀胱内压力的测定可以区别患者是因为非抑制性逼尿肌收缩还是压力性尿失禁而引起的尿失禁。尿流率测定可以了解膀胱排尿速度和排空能力。

5. 其他

尿道膀胱镜检查（cystoscopy）和超声检查可辅助诊断。

四、治疗

（一）中医辨证治疗

1. 脾肺气虚

证候：经常小腹坠胀、尿意频数，尿时尿量不多，咳嗽时外阴似有物脱出，四肢困倦，少气懒言。面色少华，食欲不振，大便溏薄，舌质淡红，苔薄白，脉沉无力。

治法：健脾益肺。

方药：补中益气汤。

补中益气汤组成：黄芪、人参、柴胡、升麻、当归、白术、陈皮、炙甘草。

2. 肝肾阴虚

证候：小便滴沥不断，头晕腰酸，手足心热，舌质红少苔，脉沉细。

治法：补益肝肾，固摄小便。

方药：六味地黄丸。

六味地黄丸组成：熟地黄、山萸肉、山药、泽泻、牡丹皮、茯苓。

3. 心肾气虚

证候：尿频清长，睡眠不宁，面白神疲，纳少乏力，肢冷自汗，大便溏薄，舌淡，苔薄滑。

治法：温阳补肾宁心，固摄小便。

方药：鹿茸丸。

鹿茸丸组成：鹿茸、川椒、桂心、制附子、制牡蛎、石斛、肉苁蓉、鸡肶、沉香。

（二）针灸治疗

穴位：关元、中极、三阴交、足三里、气海、肾俞、会阳、中髎、次髎、百会穴。经脉以任脉及足太阳经为主。

五、病案

李某，女，30 岁。2019 年 11 月 25 日初诊。

主诉：产后尿频数，伴失禁 3 个月。

现病史：患者诉产后出现小便频数，无尿急、尿痛，打喷嚏、咳嗽时尿液会不自主流出。此次分娩产程较长，胎儿出生体重 4050g，产后经常腰腿酸痛，头晕耳鸣。舌淡胖苔白滑，脉沉细无力。

月经史：13 岁初潮，月经周期 28 日，经期 7 日。

生育史：G1P1，足月顺产。

检查：尿常规未见异常，膀胱及 B 超尿残余量正常。

西医诊断：压力性尿失禁。

中医诊断：遗溺（肾气亏虚证）。

中医治法：温阳化气，补肾固摄。

中药处方：肾气丸加减。熟地黄 20g，山茱萸 15g，山药 15g，泽泻 9g，茯苓 9g，牡丹皮 9g，乌药 6g，益智仁 6g，桑螵蛸 6g，怀牛膝 6g，肉桂 3g，炮附子 3g。7 剂，水煎，每日 1 剂，早、晚分服。

针灸处方：选取关元、气海、中极、三阴交、足三里、会阳、次髎、中髎、肾俞、膀胱俞、百会等穴位，行补法，反复提插捻转得气后，予以温针灸 30 分钟。

二诊：诉尿频症状及漏尿次数较前明显减轻，腰腿酸痛、头晕耳鸣症状好转。后患者继续巩固治疗 1 个月，尿频、漏尿症状消失。3 个月后电话随访，诉未复发。

按语：本病病位在膀胱，与肾脏密切相关。患者冬季产子后出现尿频数及失禁，伴腰腿酸痛、头晕耳鸣等肾虚表现，肾为水脏，水泉不止，此咎在命门，乃肾之阴精不足，肾阳虚弱，气化失常所致；加之妊娠及分娩产伤致气血阴阳虚弱，肾气亏虚，膀胱失约，故出现尿频及漏尿症状。故治以温阳化气，补肾固摄为主，选取肾气丸加减治疗。选熟地黄为君药，滋补肾阴，益精填髓。山茱萸补肝肾，涩精气，山药健脾气，固肾经。三药补足三阴经，使藏精气而不泄。茯苓健脾益肾，泽泻渗利膀胱，牡丹皮入心清火安神。三药通利清阳，补足三阳经而不滞。佐以乌药、益智仁、桑螵蛸加强温肾缩尿止遗之力。水足阳秘，则气化有力，加少量肉桂、附子取“少火生气”之意，以化阴中之阳，鼓舞肾气，再由牛膝引火归原。

针灸处方选穴体现远近配合、循经取穴。任脉关元、气海、中极三穴合用，可增强尿道周围组织紧张度，增高尿道括约肌肌张力。“虚则补之”，足三里、三阴交配合肾俞滋后天、固先天，百会居巅顶而升阳。同时，利用艾灸的温热作用可以改善膀胱及盆底肌的毛细血管血流循环，加强局部组织营养，促进损失肌肉神经恢复。有研究表明会阳、次髎、中髎、肾俞、膀胱俞的皮层、深层分布有相应节段的脊神经，刺激这些穴位可对支配膀胱储尿的交感神经进行调节，从而改善控尿能力，缓解尿失禁症状。

第八章　外阴色素减退性疾病

外阴色素减退性疾病是一组以瘙痒为主要症状，外阴皮肤色素减退为主要体征的外阴皮肤疾病，主要包括外阴皮肤及黏膜硬化性苔藓和外阴慢性单纯性苔藓及其他皮肤病。因病变部位皮肤和黏膜多呈白色，故又称其为外阴白色病变。

第一节　外阴慢性单纯性苔藓

外阴慢性单纯性苔藓（lichen simplex chronicus of vulva）属于 2006 年 ISSVD 分类中的棘层细胞增生型，先前的疾病名“外阴鳞状上皮增生”和“增生性营养不良”已不再是最常见的外阴白色病变。本病多见于 30～60 岁妇女，恶变率为 2%～5%。

中医古籍无此病名，根据其症状及体征可归属于“阴痒”“阴疮”“阴门瘙痒”“阴痛”等范畴，属妇科难治之证。明代《外科正宗·阴疮》曰：“妇人阴疮乃七情郁火伤肝脾，湿热下注为患。”

一、临床表现

1. 症状

症状主要为外阴瘙痒，多难耐受而搔抓，搔抓进一步加重皮损，形成所谓的“痒-抓”恶性循环。

2. 体征

病损常位于大阴唇、阴唇间沟、阴蒂包皮及阴唇后联合等处，可为孤立、多发或左右形态对称性病灶。病损早期表现为皮肤暗红或粉红色，加重后则为白色病变。后期则表现为皮肤增厚、色素沉着，皮肤纹理明显，呈苔藓样改变。可有抓痕、皲裂、溃疡等。

二、诊断

1. 诊断要点

根据症状及体征可以做出初步诊断，确诊靠组织学检查。活检应在色素减退区、皲裂、溃疡、硬结、隆起或粗糙处进行，选择不同部位多点取材。活检前先用 1%甲苯胺蓝涂抹局部皮肤，干燥后用 1%乙酸液擦洗脱色，在不脱色区活检。

2. 辨证要点

依据患者瘙痒及局部病变特点，结合兼证、舌脉综合分析。若外阴瘙痒剧烈，灼热疼痛，局部粗糙增厚，红肿或溃疡流水，带下量多色黄，臭秽，属湿热下注；若外阴瘙痒，局部增厚、粗糙，性情抑郁，多属肝郁。

3. 鉴别诊断

慢性单纯性苔藓应与白癜风、白化病、特异性外阴炎、外阴上皮内病变及癌等相鉴别。若外阴病边界分明、表面光滑润泽、质地正常，无自觉症状者为白癜风。身体其他部位发现多个相同白色病变，应考虑白化病。外阴皮肤增厚，发白或发红，伴有瘙痒且阴道分泌物增多应首先排除假丝酵母菌病、滴虫性阴道炎等，分泌物中可查见病原体，炎症治愈后白色区域逐渐消失。外阴皮肤出现对称性红、增厚，伴有严重瘙痒，但无分泌物增多者，可能为糖尿病所致外阴炎。若伴有长期不愈的溃疡，尽早活检送病理检查以排除外阴癌。

三、治疗

（一）治疗思路

本病属临床难治性疾病，本着“治外必本诸内”的原则，应内外并举，采用内服与外治，整体与局部相结合进行施治，是提高疗效的重要环节。

（二）一般治疗

应保持外阴部皮肤清洁干燥，禁用肥皂或其他刺激性药物擦洗；忌食辛辣和过敏食物；衣着宜宽大，忌穿不透气的化纤内裤。瘙痒时应局部用药，忌搔抓；凡精神较紧张、瘙痒症状明显、夜卧不安者，可加用镇静、安眠和抗过敏药物治疗。

（三）中医辨证治疗

1. 肝郁气滞证

证候：外阴瘙痒，干燥，灼热疼痛，局部皮肤粗糙、增厚或皲裂、脱屑、溃疡，或色素减退，性情抑郁，经前乳房胀痛，胸闷嗳气，两胁胀痛。舌暗苔薄，脉细弦。

治法：疏肝解郁，养血通络。

方药：黑逍遥散（《太平惠民和剂局方》）去生姜，加川芎。

黑逍遥散组成：生地黄、当归、白芍、柴胡、茯苓、白术、甘草、煨姜、薄荷。

咽干口燥、头晕目眩者，加枸杞子、麦冬、沙参、川楝子滋阴清热；心烦易怒者，加牡丹皮、栀子清泻肝火；外阴痒痛者，加郁金、石菖蒲等理气通络止痛；肝火旺盛，外阴局部瘀阻较甚，呈现红肿、痒痛者，方用清肝引经汤。

2. 湿热下注证

证候：外阴奇痒，灼热疼痛，外阴皮肤黏膜变白、粗糙肥厚或溃破流黄水，带下量多，色黄，秽臭，胸闷烦躁，口苦口干，溲赤便秘。舌红苔黄腻，脉滑数。

治法：清热利湿，通络止痒。

方药：龙胆泻肝汤（《医宗金鉴》）去木通。

龙胆泻肝汤组成：龙胆草、栀子、黄芩、柴胡、生地黄、车前子、泽泻、木通、当归、甘草。

局部红肿，渗流黄水者，加蚤休、土茯苓、连翘、大黄清热解毒；黄带增多者，加椿根皮、薏苡仁清热利湿。

（四）中成药治疗

（1）龙胆泻肝丸（胶囊） 口服，适用于湿热下注证。

（2）逍遥丸 口服，适用于肝郁气滞证。

（五）针灸治疗

治法：清热利湿止痒。取足厥阴经及任脉穴为主。

处方：蠡沟、太冲、中极、三阴交。

配穴：肝经湿热配行间、曲骨；肝肾阴虚配肝俞、太溪；湿虫滋生配曲泉、百虫窝。

方义：前阴乃宗筋之所聚，足厥阴肝经环阴器，足厥阴络脉结于阴器，蠡沟为足厥阴肝经之络穴，能疏利肝胆湿热止痒，为治疗阴痒常用要穴；太冲为肝之原穴，既可清肝经湿热，又可补肝肾之阴；中极为任脉与足三阴之会，又是膀胱之募穴，可清下焦湿热，调带止痒；三阴交为足三阴之交会穴，可调理脾、肝、肾，清下焦湿热，除外阴瘙痒。

操作：蠡沟针尖向上斜刺，针感向大腿内侧放射；中极针尖稍向下斜刺，使针感向前阴放射；余穴常规针刺。

（六）其他治疗

（1）耳针 取外生殖器、神门、肝、肾、脾、肾上腺。每次选用 3～5 穴，毫针刺法，或埋针法、压丸法。

（2）穴位注射 取长强、曲骨、环跳、足三里、三阴交。每次选取 2～3 穴，用维生素 B_{12} 注射液，常规穴位注射。

（七）外治法

（1）外洗方（经验方）[《中西医结合妇产科学》（新世纪第 2 版）] 茵陈、蒲公英、紫花地丁、地肤子、何首乌、冰片（后下），水煎外洗，适用于肝郁气滞证。

（2）白斑外洗方（经验方）[《中西医结合妇产科学》（新世纪第 2 版）] 鹤虱、苦参、蛇床子、野菊花，水煎熏洗、坐浴，适用于湿热下注证。

（3）白斑外敷方（经验方）[《中西医结合妇产科学》（新世纪第 2 版）] 炉甘石、密陀僧、飞滑石、煅石膏、制南星、皂荚、枯矾、炮山甲，共研为末，用麻油或凡士林调匀消毒，于每次坐浴后搽患处，每日 1～3 次，适用于湿热下注证。

四、预防与调护

注意个人卫生，保持外阴清洁；积极治疗带下病、阴痒等疾病，保持心情舒畅；增强体质；忌食辛辣、温燥、宣发之品。药物治疗对控制瘙痒、改善局部病变或防止其发展均能取得较好的效果，但治疗后仍应继续长期随访，当伴见溃破、硬结者，应警惕其有外阴癌变的可能。

第二节 外阴硬化性苔藓

外阴硬化性苔藓（lichen sclerosus）以外阴、肛周皮肤变薄、色素减退呈白色病变为主要特征，属于2006年国际外阴病研究协会（International Society for the Study of Vulvovaginal Disease，ISSVD）分类中的苔藓样型或硬化型亚型。

《诸病源候论》曰："白癣之状，白色硿硿然而痒，此亦是腠理虚受风，风与气并，血涩而不能荣肌肉故也。"本病可发生于任何年龄，但以40岁左右妇女多见，其次为幼女。

一、临床表现

硬化性苔藓可发生于任何年龄，但以40岁左右妇女多见，其次为幼女。

1. 症状

症状主要为病损区瘙痒、性交痛及外阴烧灼感，程度较慢性单纯性苔藓患者轻，晚期可出现性交困难。幼女患者瘙痒症状多不明显，可在排尿或排便后感外阴或肛周不适。

2. 体征

病损区常位于大阴唇、小阴唇、阴蒂包皮、阴唇后联合及肛周，多呈对称性。一般不累及阴道黏膜。早期皮肤红肿，出现粉红、象牙白色或有光泽的多角形小丘疹，丘疹融合成片后呈紫癜状；若病变发展，出现外阴萎缩，表现为大阴唇变薄，小阴唇变小甚至消失，阴蒂萎缩而其包皮过长，皮肤变白、发亮、皱缩、弹性差，常伴有皲裂及脱皮，病变通常对称，并可累及会阴及肛周而呈蝴蝶状。晚期病变皮肤菲薄、皱缩似卷烟纸或羊皮纸，阴道口挛缩狭窄。由于幼女病变过度角化不似成年人明显、检查见局部皮肤呈珠黄色或与色素沉着点相间形成花斑样，若为外阴及肛周病变，可呈现锁孔状或白色病损坏。多数患者的病变在青春期可自行消失。

二、诊断

1. 诊断要点

根据临床表现可做出初步诊断，确诊靠组织学检查。活检应在皲裂、溃疡、挛缩处进行，应多点活检。

2. 辨证要点

依据患者瘙痒及局部病变特点，结合兼证、舌脉综合分析。外阴瘙痒难忍，局部皮肤萎缩干燥或增厚无弹性，头晕耳鸣，目涩腰酸，属肝肾亏损；外阴瘙痒，局部皮肤黏膜发白萎缩，或增厚粗糙，形寒肢冷，纳呆便溏，腰脊冷痛，属脾肾阳虚；外阴干燥瘙痒，局部皮肤发白变薄，脱屑皲裂，头晕眼花，心悸怔忡，属血虚化燥。

3. 鉴别诊断

硬化性苔藓应与白癜风、白化病、老年生理性萎缩相鉴别。

三、治疗

（一）治疗思路

本病发病部位属肝、肾两经，而皮肤、黏膜又属肺经，故治疗上要兼顾三经；需调理脏腑以治其本、应用中药外治法以治其标，仔细查找诱因，针对病因进行治疗。本病病程缠绵，宜采用中西医结合方法内外同治以提高疗效。

（二）中医辨证治疗

根据辨病辨证相结合的原则，采用“虚者补之”的治则。治法以滋阴养血，补虚润燥为主，内外结合、标本兼施，可收到良好的效果。

1. 肝肾亏损证

证候：外阴干燥瘙痒，夜间尤甚，局部皮肤黏膜萎缩平坦，色素减退或消失，变白或粉红，干燥薄脆，阴道口缩小，伴头晕耳鸣，双目干涩，腰膝酸软。舌红苔少，脉细弱。

治法：补益肝肾，养荣润燥。

方药：归肾丸（《景岳全书》）合二至丸（《医方集解》）。

归肾丸组成：熟地黄、山药、山茱萸、当归、杜仲、菟丝子、枸杞子、茯苓。

二至丸组成：女贞子、墨旱莲。

头晕目眩者，加当归、白芍、钩藤养血平肝，或方用杞菊地黄丸（《医级》）治疗；外阴皮肤黏膜弹性减退、性交困难者，加淫羊藿、仙茅、肉苁蓉温补肾阳；大便干结者，加玄参、麦冬、何首乌滋阴养血润肠；阴户烧灼痒痛者，加黄柏、知母滋阴降火。

2. 血虚化燥证

证候：外阴干燥瘙痒，变薄，变白，脱屑，皲裂，阴唇、阴蒂萎缩或粘连，头晕眼花，心悸怔忡，气短乏力，面色萎黄。舌淡苔薄，脉细。

治法：益气养血，润燥止痒。

方药：人参养荣汤（《太平惠民和剂局方》）。

人参养荣汤组成：人参、黄芪、桂心、陈皮、熟地黄、当归、白芍、白术、茯苓、五味子、远志、生姜、大枣。

外阴皮肤脱屑、皲裂者，加桃仁、红花、穿山甲、鳖甲活血；阴蒂、阴唇萎缩者，加仙茅、淫羊藿、菟丝子、肉苁蓉温补肾阳。

3. 脾肾阳虚证

证候：外阴瘙痒，局部皮肤黏膜薄脆，变白，弹性减退，形寒肢冷，纳呆便溏，腰脊冷痛，小便频数，性欲淡漠。舌淡胖苔薄白或薄润，脉沉弱。

治法：温肾健脾，养血润燥。

方药：右归丸（《景岳全书》）加黄芪、白术。

右归丸组成：制附子、熟地黄、山药、山茱萸、枸杞子、菟丝子、鹿角胶、当归、肉桂。

外阴瘙痒者，加秦艽、地肤子、土茯苓祛风止痒；萎缩明显者，加淫羊藿、补骨脂。

（三）针灸治疗

治法：清热利湿止痒。取足厥阴经及任脉穴为主。

处方：蠡沟、太冲、中极、三阴交。

配穴：肝经湿热配行间、曲骨；肝肾阴虚配肝俞、太溪；湿虫滋生配曲泉、百虫窝。

操作：蠡沟针尖向上斜刺，针感向大腿内侧放射；中极针尖稍向下斜刺，使针感向前阴放射；余穴常规针刺。

（四）外治法

（1）外洗方 1（经验方）[《中西医结合妇产科学》（新世纪第 2 版）]　淫羊藿、白花蛇舌草、蒺藜、当归、川断、白鲜皮、硼砂。水煎外洗坐浴，适用于肝肾阴虚证。

（2）外洗方 2（经验方）[《中西医结合妇产科学》（新世纪第 2 版）]　艾叶、川椒、硼砂、马齿苋、当归。水煎外洗坐浴，适用于脾肾阳虚证。

四、预防与调护

本病中西药结合应用，相辅相成，长期坚持用药，多数患者症状可得到改善。本病极少恶变，患者应注意个人卫生，保持外阴清洁；积极治疗带下病、阴痒等疾病，保持心情舒畅；增强体质；忌食辛辣、温燥、宣发之品。

第九章 妊娠病

第一节 流 产

一、概念

胚胎或胎儿尚未具有生存能力而妊娠终止者，称为流产（abortion，miscarriage）。不同国家和地区对流产妊娠周数有不同的定义。我国仍将妊娠未达到 28 周、胎儿体重不足 100g 而终止者，称为流产。发生在妊娠 12 周前者，称为早期流产，而发生在妊娠 12 周或之后者，称为晚期流产。流产分为自然流产（spontaneous abortion）和人工流产（artificial abortion）。胚胎着床后 31%发生自然流产，其中 80%为早期流产。在早期流产中，约 2/3 为隐性流产（clinically silent miscarriage），即发生在月经期前的流产，也称生化妊娠（chemical pregnancy）。

按发展的不同阶段，自然流产分为先兆流产、难免流产、不全流产、完全流产、稽留流产、复发（习惯）性流产、流产合并感染等类型。根据自然流产的类型和发生时间的不同，中医学有“胎漏”“胎动不安”“胎动欲堕”“堕胎”“小产”“暗产”“滑胎”等之分。妊娠期阴道少量流血、时下时止或淋漓不断而无腰酸、腹痛、小腹坠胀者，称为“胎漏”，或“胞漏”“漏胎”等；妊娠期出现腰酸腹痛、胎动下坠、阴道少量流血者，称为“胎动不安”或“胎气不安”。胎漏、胎动不安相当于先兆流产。若腹痛加剧，阴道流血增多或有流液、腰酸下坠势难留者，称“胎动欲堕”，相当于难免流产。妊娠早期胚胎自然殒堕者，称“堕胎”，相当于早期流产；妊娠 3 个月以上，7 个月以内，胎儿已成形而自然殒堕者，称为“小产”，或“半产”，相当于晚期流产。若怀孕 1 个月不知其已受孕而殒堕者，称为“暗产”，相当于隐性流产。凡堕胎或小产连续发生 3 次或 3 次以上者，称为“滑胎”，亦称“屡孕屡堕”或“数堕胎”，相当于复发性流产。

二、临床表现

本病临床表现主要为停经后阴道流血和腹痛。

1. 早期流产

妊娠物排出前胚胎多已死亡。开始时绒毛与膜剥离，血窦开放，出现阴道流血，剥离的胚胎和血液刺激子宫收缩，排出胚胎及其他妊娠物，产生阵发性下腹部疼痛。胚胎及其附属物完全排出后，子宫收缩，血窦闭合，出血停止。

2. 晚期流产

胎儿排出前后还有生机，其原因多为子宫解剖异常，其临床过程与早产相似，胎儿娩出后胎盘娩出，出血不多；也有少数流产前胎儿已死亡，其原因多为非解剖因素所致，如严重胎儿发育异常、自身免疫异常、血栓前状态、宫内感染或妊娠附属物异常等。

三、诊断

1. 病史

询问患者有无停经史和反复流产史；有无早孕反应、阴道流血，阴道流血量及持续时间；有无阴道排液及妊娠物排出；有无腹痛，腹痛部位、性质、程度；有无发热、阴道分泌物性状及有无臭味等。

2. 体格检查

测量体温、脉搏、呼吸、血压；注意有无贫血及感染征象。消毒外阴后行妇科检查，注意宫颈口是否扩张，羊膜囊是否膨出，有无妊娠物堵塞宫颈口；子宫大小与停经周数是否相符，有无压痛；双侧附件有无压痛、增厚或包块。操作应轻柔。

3. 辅助检查

（1）*超声检查*　可明确妊娠囊的位置、形态及有无胎心搏动，确定妊娠部位和胚胎是否存活，以指导正确的治疗方法。若妊娠囊形态异常或位置下移，预后不良。不全流产及稽留流产均可借助超声检查协助确诊。妊娠 8 周前经阴道超声检查更准确。

（2）*尿、血 HCG 测定*　采用胶体金法 HCG 检测试纸条检测尿液，可快速明确是否妊娠。为进一步判断妊娠转归，多采用敏感性更高的血 HCG 水平动态测定，正常妊娠 6～8 周时，其值每日应以 6%的速度增长，若 48 小时增长速度＜66%，提示妊娠预后不良。

（3）*孕酮测定*　因体内孕酮呈脉冲式分泌，血孕酮的测定值波动程度很大，对临床的指导意义不大。

（4）*宫颈功能不全的诊断*　宫颈先天发育异常或后天损伤所造成的宫颈功能异常而无法维持妊娠，最终导致流产，称为宫颈功能不全。主要根据病史、超声检查和临床表现做出诊断。

四、临床类型

按自然流产发展的不同阶段，分为以下临床类型。

1. 先兆流产

先兆流产（threatened abortion）指妊娠 28 周前先出现少量阴道流血，常表现为暗红色或血性白带，无妊娠物排出，随后出现阵发性下腹痛或腰背痛。妇科检查宫颈口未开，胎膜未破，子宫大小与停经周数相符。经休息及治疗后症状消失，可继续妊娠若阴道流血量增多或下腹痛加剧，可发展为难免流产。

2. 难免流产

难免流产（inevitable abortion）指流产不可避免。在先兆流产基础上，阴道流血量增多，阵发性下腹痛加剧，或出现阴道流液（胎膜破裂）。妇科检查宫颈口已扩张，有时可见胚胎组织或羊膜囊堵塞于宫颈口内，子宫大小与停经周数基本相符或略小。

3. 不全流产

不全流产（incomplete abortion）指难免流产继续发展，部分妊娠物排出宫腔，还有部分残留于宫腔内或嵌顿于宫颈口处，或胎儿排出后胎盘滞留宫腔或嵌顿于宫颈口，影响子宫收缩，导致出血，甚至发生休克。妇科检查见宫颈口已扩张，宫颈口有妊娠物堵塞及持续性血液流出，子宫小于停经周数。

4. 完全流产

完全流产（complete abortion）指妊娠物已全部排出，阴道流血逐渐停止，腹痛逐渐消失。妇科检查宫颈口已关闭，子宫接近正常大小。

5. 稽留流产

稽留流产（missed abortion）又称过期流产。指胚胎或胎儿已死亡滞留宫腔内未能及时自然排出者。表现为早孕反应消失，有先兆流产症状或无任何症状，子宫不再增大反而缩小。若已到中期妊娠，孕妇腹部不见增大，胎动消失。妇科检查宫颈口未开，子宫较停经周数小，质地不软，未闻及胎心。

6. 复发性流产

复发性流产（recurrent abortion，RA）指与同一性伴侣连续发生 3 次及 3 次以上的自然流产。复发性流产大多数为早期流产，少数为晚期流产。虽然复发性流产的定义为连续 3 次或 3 次以上，但大多数专家认为连续发生 2 次流产即应重视并予评估，因为其再次流产的风险与 3 次者相近。复发性流产的原因与偶发性流产（sporadic abortion）基本一致，但各种原因所占的比例有所不同，如胚胎染色体异常的发生率随着流产次数的增加而下降。早期复发性流产常见原因为胚胎染色体异常、免疫功能异常、黄体功能不全、甲状腺功能低下等；晚期复发性流产常见原因为子宫解剖异常、自身免疫异常、血栓前状态等。

7. 流产合并感染（septic abortion）

流产过程中，若阴道流血时间长，有组织残留于宫腔内或非法堕胎，有可能引起宫腔感染，常为厌氧菌及需氧菌混合感染，严重感染可扩展至盆腔、腹腔甚至全身，并发盆腔炎、腹膜炎、败血症及感染性休克。

五、治疗

（一）治疗思路

一经确诊，应根据临床分类给予积极恰当的处理。先兆流产应保胎治疗；难免流产、不全流产、稽留流产者，当尽快去除宫腔内容物。复发性流产应本着预防为主、防治结合的原则，孕前针对病因予以治疗，结合中药预培其损，孕后积极保胎，用药至少超过既往流产时间 2 周；流产合并感染则应在控制感染的同时尽快清除宫内残留物。

（二）中医辨证治疗

1. 先兆流产

本病辨证中应注意腰腹疼痛的性质、程度，阴道出血的量、色、质等征象，以及出现的兼证、舌脉等进行综合分析，指导治疗。对有外伤史、他病史、服药史者，应在诊察胎儿状况的基础上确定安胎或去胎的原则。安胎大法以补肾固冲为主，并根据不同情况辅以益气、养血、清热等法。若经治疗后腰酸腹痛加重，阴道出血增多，以致胎堕难留者，又当去胎益母。

（1）肾虚证

证候：妊娠期阴道少量下血，色淡暗，腰酸，腹坠痛，头晕耳鸣，两膝酸软，小便频数，夜尿多，或曾屡次堕胎。舌淡苔白，脉沉细滑尺弱。

治法：补肾益气，固冲安胎。

方药：寿胎丸（《医学衷中参西录》）加党参、白术。

寿胎丸组成：菟丝子、桑寄生、川续断、阿胶。

若阴道下血量多者，可加用山茱萸、墨旱莲、苎麻根，重用续断、菟丝子固冲止血；腹坠明显者，加黄芪、升麻益气升提安胎；若肾阴虚，兼见手足心热，面赤唇红，口干咽燥，舌红少苔，脉细滑而数，加熟地黄、山茱萸、地骨皮滋阴补肾，固冲安胎；若肾阳虚，兼见腰痛如折，形寒肢冷，面色晦暗，小便清长，舌淡苔白滑，脉沉迟，治宜补肾助阳、固冲安胎。方用补肾安胎饮（《中医妇科治疗学》）。

（2）气血虚弱证

证候：妊娠期阴道少量流血，色淡红，质稀薄，或腰腹胀痛，小腹下坠，神疲肢倦，面色㿠白，头晕眼花，心悸气短。舌淡苔薄白，脉细滑。

治法：补气养血，固肾安胎。

方药：胎元饮（《景岳全书》）去当归，加黄芪、升麻、阿胶、桑寄生。

胎元饮组成：人参、白术、炙甘草、熟地黄、当归、芍药、杜仲、陈皮。

（3）血热证

证候：妊娠期阴道下血，色深红或鲜红，质稠，或腰腹坠胀作痛，心烦少寐，口干口渴，溲赤便结。舌红苔黄，脉滑数。

治法：清热凉血，固冲安胎。

方药：保阴煎（《景岳全书》）加苎麻根。

保阴煎组成：熟地黄、生地黄、山药、白芍、川续断、黄芩、黄柏、生甘草。

若下血多者，加阿胶、墨旱莲、地榆炭凉血止血；腰痛者，加菟丝子、杜仲、桑寄生补肾安胎。

（4）血瘀证

证候：宿有癥疾，或孕后阴道下血，色暗红或红，甚则腰酸、腹痛下坠。舌暗或边有瘀点，脉弦滑或沉弦。

治法：活血消癥，补肾安胎。

方药：桂枝茯苓丸（《金匮要略》）加菟丝子、桑寄生、续断。

桂枝茯苓丸组成：桂枝、茯苓、牡丹皮、桃仁、赤芍。

若妊娠期间不慎跌仆闪挫，继则腰腹疼痛，胎动下坠，阴道流血，精神倦怠，脉滑无力。治宜益气养血、固肾安胎。方用加味圣愈汤（《医宗金鉴》）。若下血较多者，去当归、川芎，加艾叶炭、阿胶、苎麻根止血安胎。

加味圣愈汤组成：熟地黄、当归、川芎、白芍、人参、黄芪、杜仲、续断、砂仁。

（5）中成药治疗

1）固肾安胎丸：口服，适用于肾阴虚证。

2）孕康口服液：口服，适用于气血虚弱证。

3）滋肾育胎丸：口服，适用于脾肾两虚证。

2. 难免流产

一旦确诊，应尽早使胚胎、胎盘组织完全排出。早期流产应行刮宫术，并仔细检查妊娠物，送病理检查；如有可能争取做绒毛染色体核型分析，对明确流产原因有一定帮助。晚期流产时，若胎儿已娩出，因子宫较大，可用缩宫素10～20U，加入5%葡萄糖液500mL静脉滴注，促使子宫收缩。当胎儿和胎盘组织排出后需检查是否完全，必要时可行刮宫以清除宫腔内残留物。需给予抗生素预防感染。

3. 不全流产

诊断明确后及时行刮宫术或钳刮术，以清除宫腔内残留组织，必要时补液、输血，给予抗生素预防感染。刮出物需送病理检查。

4. 完全流产

流产症状消失，超声检查宫腔内无残留物，若无感染征象，则不需特殊处理。

5. 稽留流产

诊断确定后应尽早清宫。因胎盘组织机化，与子宫壁紧密粘连，故本病刮宫较困难。同时，由于胎儿死亡释放凝血活酶进入血液循环，易发生凝血功能障碍，导致弥散性血管内凝血（DIC），故应在术前检查血常规、凝血功能，并做好输血准备。若凝血功能正常，则先给戊酸雌二醇片（补佳乐），口服，每日1片，连用3日，以提高子宫肌对缩宫素的敏感性。若子宫小于12孕周者，行刮宫术时应注射缩宫素10U，加强子宫收缩，减少出血。一次不能刮净，可于5～7日后再次刮宫。如子宫大于12孕周者，可使用米非司酮（RU486）加米索前列醇，或静滴缩宫素，促使胎儿、胎盘自然排出，必要时再行清宫。若凝血功能检查异常，应尽早使用肝素、纤维蛋白原，输新鲜血或新鲜冰冻血浆，待凝血功能改善后再行引产或刮宫。难免流产、不全流产、完全流产、稽留流产康复期，均可根据中医辨证治疗，促进子宫修复，减少术后并发症的发生。

6. 复发性流产

滑胎多为虚证，故以补虚为治疗原则。治疗时可以预防为主，防治结合。

（1）肾气亏损证

证候：屡孕屡堕，甚或如期而堕，月经初潮晚，月经周期延后或时前时后，经量较少，色淡暗，头晕耳鸣，腰膝酸软，夜尿频多，眼眶暗黑，或面有暗斑。舌淡或淡暗，脉沉弱。

治法：补肾益气，调固冲任。

方药：补肾固冲丸（《中医学新编》）。

补肾固冲丸组成：菟丝子、川续断、阿胶、党参、白术、大枣、熟地黄、杜仲、巴戟天、鹿角霜、枸杞子、砂仁、当归。

（2）气血虚弱证

证候：屡孕屡堕，月经量少，或月经周期延后，或闭经，面色白或萎黄，头晕心悸，神疲乏力。舌淡苔薄，脉细弱。

治法：益气养血，调固冲任。

方药：泰山磐石散（《景岳全书》）。

泰山磐石散组成：黄芪、人参、白术、炙甘草、熟地黄、当归、白芍、川芎、川续断、黄芩、砂仁、糯米。

若小腹空坠不适，重用党参、黄芪，并加升麻、柴胡升阳举陷；若心悸失眠，加酸枣仁、柏子仁、夜交藤养心安神。

7. 流产合并感染

治疗原则：控制感染的同时尽快清除宫内残留物。

辨证治疗：本型多系感染邪毒所致，以清热解毒，化湿祛瘀为大法。

证候：高热寒战，阴道不规则流血，色如败酱，臭秽，或带下色黄如脓，其气臭秽，腹痛拒按，便秘溲黄。舌红苔黄腻，脉滑数。

治法：清热解毒，凉血化瘀。

方药：五味消毒饮（《医宗金鉴》）合大黄牡丹汤（《金匮要略》）加红藤、败酱草、连翘、茵陈。

五味消毒饮组成：蒲公英、紫花地丁、金银花、菊花、天葵子。

大黄牡丹汤组成：大黄、牡丹皮、桃仁、冬瓜仁、芒硝。

（三）针灸治疗

1. 先兆流产

治则：补肾健脾，调理冲任，调理脏腑，理气安胎。以足阳明胃经、任督二脉为主。

主穴：中脘、足三里（双）、脾俞、肾俞、内关（双）。

配穴：肾虚者加百会、太溪（双）、隐白；气虚者加三焦、关元；血热者加曲池、太冲；血虚者加膈俞、血海。

操作：毫针刺，主穴用平补平泻法，配穴按虚补实泻操作。

方义：内关属手厥阴心包经腧穴，可宁心安神、理气镇痛、安神养胎。足三里属足阳明胃经之合穴，为强壮保健要穴，调理气血、固本培元、缓急止痛。脾俞、肾俞可补肾健脾、调理冲任，理气安胎。中脘属任脉，可理气止痛、补中安胎。

2. 复发性流产

主穴：足三里、肾俞、三阴交、关元、气海。

配穴：肾虚证加命门；气血虚弱证加血海；血热证加血海、太冲；血瘀证加血海。

操作要点：嘱患者取仰卧位或俯卧位，避开血管，取穴后，局部用酒精消毒，用毫针快速刺入皮下，用平补平泻法行针得气后，留针，每隔 10 分钟行针 1 次。此法适于胎漏、胎动不安、滑胎史者孕前调理，自月经周期第 5 日开始，隔日治疗 1 次，4 周为 1 个疗程，连续治疗 3 个疗程。

（四）耳针治疗

取子宫、卵巢、肝、脾、肾、胃穴，每次取 2～3 穴，中等刺激，留针 15～20 分钟，隔日 1 次，也可耳穴埋针。用于治疗先兆流产。

（五）艾灸治疗

1）灸膝下一寸 7 壮，治先兆流产。

2）灸足三里，指压内关、间使，治疗先兆流产腹痛。

六、病案

案 1　王某，女，28 岁，已婚。2020 年 11 月 25 日初诊。

主诉：停经48日，阴道少量流血伴下腹坠痛1日。

现病史：停经30日自测尿妊娠试验（+），2020年11月15日查B超示：宫内早孕，可见囊内胎芽及原始心管搏动。患者1日前因劳累后出现阴道少量流血，色淡红，质稀，伴下腹坠痛，腰酸困，神疲乏力，少气懒言，脱发，纳差，夜寐差，多梦易醒，大便稀溏，小便正常。舌淡，舌体大小适中，边有齿痕，薄白，脉滑无力。

月经史：初潮13岁，平素月经规律，经期4～5日，周期28～30日，经色暗红，经量较少，无血块，无痛经史，LMP：2020年10月7日。

婚育史：初婚，23岁结婚，G2P0，2019年2月孕40日药物流产。

妇科检查：外阴呈已婚未产式。阴道畅，少量淡红色分泌物。子宫增大，质软，宫颈口未开，胎膜未破。双附件区未触及异常。

辅助检查：（2020年12月5日）血HCG：84 345U/L；P：16.64ng/mL；妇科彩超：宫内早孕、单胎存活，孕囊1.7cm×2.0cm×1.8cm，囊内可见胎芽，大小约0.5cm，孕囊下方可见1.2cm×0.6cm液性暗区。

西医诊断：先兆流产。

中医诊断：胎漏、胎动不安（脾胃虚弱、气血两虚证）。

治法：益气健脾，养血安胎。

处方：胎元饮合补中益气汤加减。生黄芪20g，白术15g，党参15g，当归10g，炒白芍15g，熟地黄10g，续断15g，菟丝子15g，补骨脂10g，覆盆子10g，仙鹤草10g，升麻6g，柴胡6g，陈皮9g，茯神15g，酸枣仁15g，炙甘草6g，苎麻根10g。7剂，日1剂，400mL水煎，早、晚饭后半小时温服。

针灸治疗：辨证为脾胃虚弱、气血两虚证，治宜：补益气血，固本培元，调理脾胃。予以温针针刺脾俞、肾俞、胃俞、三阴交、足三里、气海、关元、至阴、白穴。

服药期间卧床休息，避免劳累，禁性生活，清淡营养饮食，调畅情志。

二诊：服上方4剂后，阴道出血停止，下腹坠胀疼痛、腰酸明显减轻；服药7剂后，无明显下腹坠胀痛、腰酸，乏力、少气懒言等症状缓解，夜寐改善，大便正常。舌淡，舌体大小适中，苔薄白，脉细滑。上方去当归，其余药物不变。针灸治疗同初诊。

处方：生黄芪20g，白术15g，党参15g，炒白芍15g，熟地黄10g，续断15g，菟丝子15g，补骨脂10g，覆盆子10g，仙鹤草10g，升麻6g，柴胡6g，陈皮9g，茯神15g，酸枣仁15g，炙甘草6g。7剂，日1剂，400mL水煎，早、晚饭后半小时温服。

三诊：服上药7剂，患者寐可，下腹坠胀痛、腰酸、乏力等症状消失，未见阴道流血，大小便正常。舌淡，薄白，脉滑。复查血P：31.04ng/mL；妇科B超示：宫内早孕、单胎存活，孕囊3.4cm×2.8cm×3cm，囊内可见胎芽，大小约2.4cm。一诊处方去茯神、酸枣仁、苎麻根、仙鹤草，继服7剂以巩固疗效。针灸治疗：温针针刺脾俞、肾俞、胃俞、气海、关元、至阴。同时配合穴位贴敷双侧三阴交、双侧足三里。

处方：生黄芪20g，白术15g，党参15g，炒白芍15g，熟地黄10g，菟丝子15g，续断15g，补骨脂10g，覆盆子10g，升麻6g，柴胡6g，陈皮9g，炙甘草6g。7剂，日1剂，400mL水煎，早、晚饭后半小时温服。

电话随访：2021年7月17日剖宫产1子，体健。

按语：先兆流产的治疗，首先应适当休息，禁止性生活。妊娠后气血下聚以养胎元，脾胃运化得健，则化生有源，气血充足，胎有所养。妇女妊娠经血停闭，气血下聚以养胎元，胎元在宫内全赖母体气血滋养。胎孕之形成在于肾精，胎元之固在于肾气，而肾精肾气又必赖于后天水谷精微以充养，胎儿生长亦有赖于后天水谷精微。若脾胃虚弱，则冲任气血亏虚，胎无所系，胚无所养，而致先兆流产。先兆流产多以孕早期阴道少量流血，色淡红或褐，伴腰酸、腹坠，超声检查见宫腔内有孕囊，可见胎心胎芽。临床辨证多为脾胃虚弱、肾气不固。故治疗多用黄芪、白术、党参、升麻、柴胡、益气升阳以安胎，炒白芍、熟地黄养血滋阴以安胎，菟丝子、续断、补骨脂、覆盆子固肾益精以安胎，共同达到安胎的作用。针灸治疗本病，主要采用普通针刺、温针、子午流注针法、穴位注射、穴位埋线、耳针、艾灸、穴位贴敷等疗法。取穴频次较高的有肾俞、神阙、关元、足三里等。肾俞为肾之背俞穴，是肾脏之经气输注之处，为补肾强肾之要穴，以补肾壮阳。神阙在脐中央，属任脉，有培元固本功。关元内应胞宫精室，封藏一身真元，可健脾补肾益精。足三里穴为阳明胃经合穴，阳明经多气多血。冲脉隶于阳明，针刺足三里可健脾益气、调和气血、培土化元。涌泉、命门、百会、中极等也多有选用，任脉督脉穴位常见，十二经选穴以肝、脾、肾经多见。针灸上述穴位可达到补肾健脾、调理冲任、调理脏腑、理气安胎功效。另外，先兆流产患者实验室检查发现黄体酮值偏低且呈下降趋势，属黄体功能不全者，在中药辨证治疗的同时，可肌内注射黄体酮 20mg，每日 1 次，或口服孕激素制剂；若属甲状腺功能减退者可口服小剂量左甲状腺素钠片。经治疗，若阴道流血停止，超声检查提示胚胎存活，可继续妊娠。若临床症状加重，超声检查发现胚胎发育不良，血 HCG 持续不升或下降，表明流产不可避免，应终止妊娠。

案 2 赵某，女，28 岁，已婚，护士。2020 年 8 月 27 日初诊。

主诉：婚后 3 年，反复流产 3 次。

现病史：患者既往月经规律，周期 28～30 日，经期 3 日，经量偏少，经色暗红，夹血块，轻微痛经，可忍受。LMP：2020 年 8 月 26 日。婚后未避孕，屡孕屡堕反复发生 3 次，每次均孕 50^{+}日流产，末次流产日期为 2019 年 12 月。刻下症：患者神清，精神一般，行经第 2 日，经量偏少，头晕耳鸣，腰膝酸软，无心悸、胸闷，纳食一般，夜寐欠安，小便频数，大便偏干，2～3 日一行。舌淡红，舌体大小适中，苔薄白略腻，脉细。

既往史：无特殊。

月经史：初潮 14 岁，平素月经规律，周期 28～30 日，经期 3 日，经量偏少，经色暗红，夹血块，轻微痛经，可忍受。LMP：2020 年 8 月 26 日。

婚育史：25 岁结婚，G3P0，2018 年 1 月、2018 年 12 月、2019 年 12 月均孕 50^{+}日自然流产行清宫术。

妇科检查：外阴：已婚未产式，阴毛分布均匀，未见湿疹及白斑；阴道：畅，可见少量血迹；宫颈：常大，糜烂样改变；子宫及双附件未予触诊。

辅助检查：染色体、性激素六项、甲功六项、免疫均无异常。B 超示：子宫大小形态正常，子宫内膜厚 0.8cm。

中医诊断：滑胎（肾气亏虚证）。

西医诊断：复发性流产。

就诊时正值月经第 2 日，治以活血化瘀，顺应月经周期。

处方：当归 12g，生地黄 12g，炒桃仁 10g，红花 10g，甘草 6g，赤芍 12g，北柴胡 10g，川芎 10g，川牛膝 30g，丹参 15g，黄芪 30g，党参 15g，白术 12g。4 剂，日 1 剂，水煎服，早晚饭后半小时分服。服药期间避免劳累，清淡营养饮食，调畅情志。并嘱其继续复诊。

二诊：现阴道无流血，腰膝酸软，夜寐欠安，小便频数，大便可。舌暗红，舌体大小适中，苔薄白，脉沉细。此时正值经后期，调整处方以补肾益气，调和阴阳治疗。

处方：菟丝子 15g，续断 15g，巴戟天 12g，杜仲 12g，当归 10g，熟地黄 15g，鹿角霜 10g，黄芪 30g，党参 15g，白术 12g，砂仁 10g，淫羊藿 10g，仙茅 10g。7 剂，日 1 剂，水煎服，早晚饭后半小时分服。服药期间避免劳累，清淡营养饮食，调畅情志。并嘱其监测排卵，适时同房。

针刺取穴：足三里、肾俞、三阴交、关元、气海、命门，隔日 1 次，每次留针 30 分钟，每 10 分钟行针 1 次，直至下次月经来潮或妊娠。

三诊：诉服药后腰酸症状明显缓解，夜寐较前好转，二便调畅。查 B 超示：子宫内膜厚度 1.0cm，左侧卵泡大小 1.0cm×1.2cm。继续给予上方 4 剂及针刺治疗，嘱其 2～3 日来院 B 超监测排卵。

四诊：查 B 超示：子宫内膜厚度 1.1cm，左侧可见优势卵泡，大小 1.8cm×2.0cm。在前方基础上减仙茅、淫羊藿、鹿角霜，加丹参 15g、茺蔚子 12g、赤芍 12g 破卵治疗。3 剂，日 1 剂，水煎服，早晚饭后半小时分服。嘱其当日同房，隔日复查 B 超。

复查 B 超示双侧均未见优势卵泡，考虑卵泡破裂，此时正值月经后期，治以疏导气血、调和阴阳，方药在前方基础加茯苓 12g。7 剂，日 1 剂，水煎服，早晚饭后半小时分服。

五诊：停经 31 日，诉下腹憋胀，偶有腰酸，无腹痛，阴道无流血，舌淡红，苔薄白，脉细滑。自测尿 HCG（+），查血 HCG：1412U/L，P：71mmol/L，E_2：359pg/mL。治以健脾益肾，养血安胎。处方：桑寄生 15g，续断 15g，菟丝子 15g，黄芪 30g，党参 15g，白术 12g，白芍 15g，甘草 6g，熟地黄 15g，砂仁 10g，山药 15g。7 剂，日 1 剂，水煎服，早晚饭后半小时分服。

六诊：停经 38 日，诉偶有下腹憋胀，恶心、干呕，纳食差，无腰酸、腹痛，阴道无流血，舌淡红，苔薄白，脉细滑。方药在前基础上加紫苏梗 12g、紫苏叶 10g、竹茹 10g。10 剂，日 1 剂，水煎服，早晚饭后半小时分服。

七诊：停经 48 日，诉恶心、干呕症状较前好转，食欲渐佳，无下腹憋胀、无腰酸、腹痛，阴道无流血，舌淡红，苔薄白，脉细滑。查血 HCG：46 889U/L，P：87mmol/L，E_2：549pg/mL。B 超示：宫内可见一孕囊，囊内可见胎芽及原始心管搏动，提示早孕、单胎存活。继原方药治疗，14 剂，日 1 剂，水煎服，早晚饭后半小时分服。

八诊：停经 62 日，超过既往流产时间。诉无不适，继用原方药治疗巩固疗效，20 剂，日 1 剂，水煎服，早晚饭后半小时分服。

九诊：停经 3 个月，行 NT 彩超检查未见异常，胚胎大小与孕周相符。

随访：顺娩 1 女，体健。

按语：患者为育龄期妇女，既往反复流产 3 次。行相关检查均未见明显异常。结合患者多次流产行清宫术，现月经量少，B 超示内膜较薄，表示冲任血海不足，结合患者症状，辨病属滑胎病，辨证属肾气亏虚证。因患者就诊时正值经期，故中医治疗顺应月经周期，给予中药活血化瘀治疗。方中当归养血活血，生地黄清热凉血；炒桃仁、红花活血祛瘀调经；赤芍凉血祛瘀；北柴胡疏肝解郁；川芎活血行气，川牛膝引血下行；丹参活血祛瘀；黄芪、党参补中益气；白术健脾和胃；甘草调和诸药。用药 4 剂后，此时正值经后期，调整处方以补肾益气，调和阴阳治疗。处方中菟丝子、续断补益肝肾；巴戟天补肾助阳，杜仲补益肝肾；当归补血养血；熟地黄补血养阴；鹿角霜温肾壮阳；黄芪、党参补中益气；白术健脾和胃，砂仁醒脾化湿；淫羊藿、仙茅补肾助阳。同时配合针刺调理冲任，直至下次月经来潮或妊娠。复诊时根据B超指导同房，经间期阳气渐长，宜补肾活血，促进排卵，故加丹参通行血脉，茺蔚子活血调经，赤芍凉血化瘀。9月13日复诊时此时正值分泌期，查B超未见卵泡，考虑卵泡破裂，此时治以疏导气血、调和阴阳，方药在前方基础上加茯苓以健脾助运。药用后成功妊娠。妊娠后防治流产为第一要义，根据患者症状，治以健脾益肾，养血安胎。复诊觉恶心、纳差，故加紫苏梗、紫苏叶理气和胃安胎，竹茹清中止呕。治疗至超过既往流产时间2周，随访胚胎发育正常。

七、预防与调护

大多数流产可以预防。婚前检查可发现流产的潜在因素。孕前应强健夫妇体质，补充营养，孕后慎交合，避免劳累，以免扰动胎元。反复流产者，一旦受孕宜尽早安胎。

第二节　异 位 妊 娠

一、概念

受精卵在子宫体腔以外着床称为异位妊娠（ectopic pregnancy），习惯称宫外孕（extrauterine pregnancy）。异位妊娠以输卵管妊娠最常见（占95%），少见的还有卵巢妊娠、腹腔妊娠、宫颈妊娠、阔韧带妊娠。此外，剖宫产瘢痕部位妊娠近年在国内明显增多；子宫残角妊娠因其临床表现与异位妊娠类似，故也附于本章内简述。异位妊娠是妇产科常见的急腹症，发病率为2%～3%，是早期妊娠孕妇死亡的主要原因。近年来，由于异位妊娠得到更早的诊断和处理，患者的存活率和生育保留能力明显提高。

中医古籍中没有“异位妊娠”的病名，但在“妊娠腹痛”“停经腹痛”“少腹瘀血”“经漏”“妊娠下血”及“癥瘕”等病证中有类似症状的描述。

二、临床表现

输卵管妊娠的临床表现与受精卵着床部位、是否流产或破裂以及出血量多少和时间长短等有关。输卵管妊娠早期，若尚未发生流产或破裂，常无特殊的临床表现，其过程与早孕或先兆流产相似。

（一）症状

典型症状为停经、腹痛与阴道流血，即异位妊娠三联征。

（1）停经　多有6～8周停经史。

（2）腹痛　是输卵管妊娠患者的主要症状，常表现为一侧下腹部隐痛或酸胀感。当发生输卵管妊娠流产或破裂时，突感侧下腹部撕裂样疼痛，常伴有恶心、呕吐。

（3）阴道流血　不规则阴道流血，色暗红或深褐，量少，呈点滴状，一般不超过月经量，可伴有蜕膜管型或蜕膜碎片排出。

（4）晕厥与休克　由于腹腔内出血及剧烈腹痛，轻者出现晕厥，严重者出现失血性休克。休克程度与腹腔内出血速度及血量成正比，但与阴道流血量无明显关系。

（5）腹部包块　输卵管妊娠流产或破裂时所形成的血肿时间较久者，由于血液凝固并与周围组织或器官发生粘连而形成包块。

（二）体征

（1）一般情况　当腹腔出血不多时，血压可代偿性轻度升高；当腹腔出血较多时，可出现面色苍白、脉搏快而细弱、心率增快和血压下降等休克表现。通常体温正常，休克时体温略低，腹腔内血液吸收时体温略升高，但不超过 38℃。

（2）腹部检查　下腹有明显压痛及反跳痛，尤以患侧为著，但腹肌紧张不明显。出血较多时，叩诊有移动性浊音。有些患者下腹可触及包块。

（3）妇科检查　输卵管妊娠未破损期有宫颈举痛或摇摆痛；子宫略增大，小于孕周，质稍软；一侧附件区可有轻度压痛，或可扪及质软有压痛的包块。若输卵管妊娠破损内出血较多时，阴道后穹隆饱满，宫颈举痛、摇摆痛明显，子宫有漂浮感；一侧附件区或子宫后方可触及质软肿块，边界不清，触痛明显。陈旧性输卵管妊娠时，可在子宫直肠窝处触到半实质性压痛包块，边界不清。

三、诊断

1. 诊断要点

输卵管妊娠流产或破裂时，临床表现不明显，诊断较困难，需采用辅助检查方能确诊。由于血 HCG 检测和经阴道超声检查的应用，很多异位妊娠在发生流产或破裂前得到及早的诊断。

输卵管妊娠流产或破裂后，诊断多无困难。若有困难应严密观察病情变化，阴道流血淋漓不断，腹痛加剧，盆包块增大以及血红蛋白呈下降趋势等，有助于确诊。必要时可采用下列检查方法协助诊断。

2. 超声检查

超声检查对异位妊娠诊断必不可少，还有助于明确异位妊娠部位和大小，经阴道超声检查较经腹部超声检查准确性高。异位妊娠的声像特点：宫腔内未探及妊娠囊。若宫旁探及异常低回声区，且见卵黄囊、胚芽及原始心管搏动、可确诊异位妊娠若宫旁探及混合回声区，子宫直肠窝有游离暗区，虽未见胚芽及胎心搏动，也应高度怀疑异位妊娠，即使宫外未探及异常回声，也不能排除异位妊娠。由于子宫内有时可见到假妊娠囊（蜕膜管型与血液形成），应注意鉴别，以免误诊为宫内妊娠。子宫直肠窝积液也不能诊断异位妊娠。超声检查与血 HCG 测定相结合，对异位妊娠的诊断帮助更大。

3. HCG 测定

尿或血 HCG 测定对早期诊断异位妊娠至关重要。异位妊娠时，体内 HCG 水平较宫内妊娠低，但超过 99%的异位妊娠患者 HCG 阳性，除非极少数陈旧性宫外孕可表现为阴性结果。血 HCG 阳性，若经阴道超声可以见到孕囊、卵黄囊甚至胚芽的部位，即可明确宫内或异位妊娠，若经阴道超声未能在宫内或宫外见到孕囊或胚芽，则为未知部位妊娠（PUL），需警惕异位妊娠的可能。血清 HCG 值有助于 PUL 进一步明确诊断，若≥3500U/L，则应怀疑异位妊娠存在。若<3500U/L，则需继续观察 HCG 的变化。如果 HCG 持续上升，复查经阴道超声明确妊娠部位；如果 HCG 没有上升或上升缓慢，可以刮宫取内膜做病理检查。

4. 血清孕酮测定

血清孕酮测定对预测异位妊娠意义不大。

5. 腹腔镜检查

腹腔镜检查不再是异位妊娠诊断的“金标准”，且有 3%～4%的患者因妊娠囊过小而被漏诊，也可能因输卵管扩张和颜色改变而误诊为异位妊娠。目前很少将腹腔镜作为检查的手段，而更多作为手术治疗。

6. 经阴道后穹隆穿刺

经阴道后穹隆穿刺是一种简单可靠的诊断方法，适用于疑有腹腔内出血的患者。腹腔内出血最易积聚于直肠子宫陷凹，即使血量不多，也能经阴道后穹隆穿刺抽出血液。抽出暗红色不凝血液，说明有腹腔积血。若穿刺针头误入静脉，则血液较红，将标本放置 10 分钟左右即可凝结。当无内出血、内出血量很少、血肿位置较高或直肠子宫陷凹有粘连时，可能抽不出血液，因此阴道后穹隆穿刺阴性不能排除输卵管妊娠。

7. 诊断性刮宫

诊断性刮宫很少应用，适用于与不能存活的宫内妊娠的鉴别诊断和超声检查不能确定妊娠部位者。将宫腔排出物或刮出物做病理检查，切片中见到绒毛，可诊断为宫内妊娠；仅见蜕膜未见绒毛，有助于诊断异位妊娠。

8. 辨证要点

根据少腹痛和阴道流血（包括内出血缓急和量）的特点，结合贫血程度、伴随症状及舌脉可辨其虚实缓急。一般来讲，输卵管妊娠未破损型属胎阻胞络之少腹血瘀证；已破损型为气虚血瘀或气陷血脱之少腹蓄血证；陈旧性异位妊娠包块型属瘀结成癥证。由于内出血隐蔽，故稍有疏忽即可发生气血暴脱、阴阳离决的危候。

四、治疗

（一）治疗思路

异位妊娠的治疗主要分药物治疗、手术治疗和期待治疗，取决于异位妊娠的临床类型、发展阶段及病情的缓急轻重。一般应中西药结合以提高疗效。药物治疗必须符合下列条件：①无药物治疗禁忌证；②输卵管妊娠未发生破裂；③妊娠囊直径＜4cm；④血 HCG＜2000U/L；⑤无明显内出血。主要禁忌证：①生命体征不稳定；②异位妊娠破裂；③妊娠囊直径≥4cm 或≥3.5cm 伴胎心搏动；④药物过敏、慢性肝病、血液系统疾病、活动性肺部疾病、免疫缺陷、消化性溃疡等。手术治疗适用于：①生命体征不稳定或有腹腔内出血征象者；②异位妊娠有进展者（如血 HCG＞3000U/L 或持续升高、有胎心搏动、附件区大包块等）；③随诊不可靠者；④有药物治疗禁忌证或药物治疗无效者；⑤持续性异位妊娠者。

（二）中医辨证治疗

中医中药治疗根据疾病发展阶段和临床类型联合化学药物辨证论治，以活血化瘀、杀胚消癥为主要治法，遣方用药应注意，峻猛药中病即止，以防再次出血。

1. 未破损期——胎阻胞络证

证候：短暂停经后下腹一侧隐痛，妊娠试验阳性或弱阳性，血β-HCG升高缓慢；超声探及一侧附件混合性占位，宫内无孕囊。舌暗红苔薄白，脉弦细涩。

治法：活血祛瘀，消癥杀胚。

方药：宫外孕Ⅱ号方（山西医科大学第一医院）加紫草、蜈蚣、水蛭、天花粉。

宫外孕Ⅱ号方：赤芍、丹参、桃仁、三棱、莪术。

本期患者内服中药应酌情与西药同时使用，以提高杀胚效力。

2. 已破损期

（1）不稳定型——胎元阻络、气虚血瘀证（输卵管妊娠流产）

证候：停经后下腹一侧轻微疼痛反复发作，血β-HCG动态监测缓慢升高；超声探及一侧附件混合性囊性占位，宫内未见孕囊。舌淡暗苔薄白，脉细滑。

治法：益气化瘀，消癥杀胚。

方药：宫外孕Ⅰ号方（山西医科大学第一医院）加党参、黄芪、紫草、蜈蚣、水蛭、天花粉。

宫外孕Ⅰ号方组成：赤芍、丹参、桃仁。

本型患者容易反复内出血，应中西药物配合继续杀胚，动态监测血β-HCG、超声和血常规，做好随时抢救休克的准备。

（2）休克型——气陷血脱证（输卵管妊娠破裂）

证候：停经后突发下腹一侧撕裂样剧痛，面色苍白，四肢厥冷，冷汗淋漓，烦躁不安，甚或昏厥，血压明显下降；后穹隆穿刺抽出陈旧不凝血；或超声探及一侧附件混合性囊性占位，子宫直肠陷凹积液。舌淡暗苔薄白，脉沉细或芤。

治法：回阳救脱，补气举陷。

方药：参附汤（《世医得效方》）合生脉散（《内外伤辨惑论》）加黄芪、柴胡、炒白术。

参附汤组成：人参、制附片。

生脉散组成：人参、五味子、麦冬。

休克型应中西医结合积极抢救，立即吸氧、输液、输血，补足血容量，维持血压和酸碱平衡。同时可服用中成药参附口服液加生脉口服液。病人应绝对卧床，严格控制饮食，禁止灌肠和不必要的盆腔检查。在纠正休克的同时应立即手术。

（3）包块型——瘀结成癥证（陈旧性异位妊娠）

证候：输卵管妊娠破损日久，腹痛减轻或消失；血β-HCG持续下降或转阴性；超声探及一侧附件混合性囊性占位。舌暗苔薄白，脉弦细或涩。

治法：活血化瘀，消癥散结。

方药：①内服方：理冲丸（《医学衷中参西录》）加土鳖虫、水蛭、炙鳖甲。②中药保留灌肠方：桃仁、赤芍、蒲公英、三棱、莪术、丹参、透骨草。

理冲丸组成：黄芪、党参、白术、山药、天花粉、知母、三棱、莪术、生鸡内金。

（三）针灸治疗

主穴：气海、关元、中极、子宫、足三里、三阴交。

配穴：腰酸加肾俞、次髎、委中；白带多加地机、阴陵泉；腹胀加带脉、太冲。气海为任脉之穴，具有升阳补气、益肾固精的作用；中极、关元为治疗妇科病之要穴，具有温经散寒、通调任带之功；子宫为经外奇穴，专治妇科疾病；足三里为胃经之穴，具有健脾和胃、扶正培元、通经活络的作用；三阴交具有健脾利湿、补肝益肾、调和营血作用。诸穴相配，具有健脾固肾、调补任带、扶正祛邪之作用。临床上针灸加西药结合的治疗方式，可以提高治愈率，且针灸无肝肾功能的损伤及胃肠道反应，适合长期治疗，同时在治疗过程中，缓解化疗药的不良反应。

五、病案

周某，女，31 岁。主因“阴道不规则出血 20 日”于 2021 年 7 月 15 日入院。

患者平素月经规律，周期 29～30 日，经期 5 日，经量适中，经色暗红，偶夹血块，痛经，可耐受。LMP：2021 年 5 月 24 日，量、色、质如常。患者 6 月 24 日阴道少量出血，6 月 27 日阴道出血量增多，自服“致康胶囊”3 粒，每日 2 次，止血治疗 3 日。服药后阴道出血量较前减少，持续至 7 月 7 日阴道出血仍未净，自测尿妊娠试验阳性。于 7 月 10 日就诊于宁夏中医医院门诊，查血 HCG：755.53U/L；妇科腔内彩超示：子宫前位，形态饱满，肌层回声不均质；宫内膜厚 0.7cm，双附件区未探及包块。建议定期复查。患者 7 月 14 日复诊查血 HCG：1799.26U/L，P：4.36ng/mL；阴超示：子宫前位，形态饱满，肌层回声不均匀，宫内膜前移，厚约 0.6cm；右附件区可见一略高回声包块，大小约 1.4cm×1.1cm，边界清，形态规则，内部透声可，左侧附件区未探及包块。妇科检查：阴道畅，少量血迹，色暗红；宫颈：肥大，其上可见数个纳氏囊肿，宫颈举痛、摇摆痛（-）；子宫：前位，活动可，压痛（-）；双附件：右侧附件压痛（±），左侧附件区未触及异常。经门诊以“异位妊娠”收住院。入院症见：患者神清，精神一般，阴道少量流血，色暗红，偶感下腹憋胀痛，腰酸，无肛门憋胀感，偶有恶心，无呕吐，乏力，无头晕、头痛。纳食可，夜寐安，二便调。舌质暗，舌体大小适中，苔薄白略腻，脉弦滑。

入院诊断：中医诊断：异位妊娠（胎元阻络证）。

西医诊断：异位妊娠。

治法：化瘀消癥杀胚。

口服方药：宫外孕Ⅰ号方加减。丹参 15g，赤芍 12g，桃仁 10g，炒王不留行 15g，路路通 15g，浙贝母 15g，醋三棱 10g，醋莪术 10g，皂角刺 20g，天花粉 20g，醋香附 12g，桂枝 10g。7 剂，每日 1 剂，400mL 水煎服，一次 200mL，分早晚两次饭后温服。

自拟盆炎方外敷：败酱草 30g，红藤 30g，丹参 30g，赤芍 10g，乳香 6g，没药 6g，透骨草 15g，醋三棱 10g，醋莪术 10g，延胡索 15g，丝瓜络 12g，皂角刺 10g。7 剂，腹部外敷，每日 1 次。

盆腔消癥灌肠液（院内制剂）：生大黄 12g，虎杖 12g，丹参 12g，蒲公英 12g，夏枯草 12g，金银花 10g，野菊花 12g。7 剂，保留灌肠，每日 1 次。

针灸：气海、关元、中极、子宫、足三里、三阴交、肾俞、带脉、委中、丰隆。温针灸每日 1 次，每次 30 分钟。

同时予以甲氨蝶呤 82mg（50mg/m^2）单次肌内注射，配合米非司酮 50mg，每日 2 次，连服 3 日。

7月19日复查血HCG：1461.00U/L。

7月22日复查血常规、肝肾功能均无异常；血HCG：1132.47U/L；阴超示：子宫前位，体积增大，形态饱满，肌层回声不均匀，内膜线居中，厚度约0.5cm。右侧附件区可见一略高回声包块，大小约2.0cm×1.4cm，边界清，形态规则，内部透声可；左侧附件区未探及包块。

患者查血HCG较前下降，B超提示异位妊娠包明显增大，阴道流血停止，无明显下腹憋胀痛，舌质暗，舌体大小适中，苔薄白，脉弦滑。与患者及其家属商议后要求二次化疗，故继续上述方案治疗。口服方药在前方基础上加猫爪草15g、藤梨根15g。余治疗方案不变。治疗7日。

7月26日复查血HCG：725.15U/L。

7月29日复查血常规、肝肾功能均无异常；血HCG：116.57U/L；阴超示：子宫前位，体积增大，形态饱满，肌层回声不均质，内膜线居中，厚度约0.7cm。右侧附件区可见一略高回声包块，大小约1.5cm×1.4cm，边界清，形态规则，内部透声可；左侧附件区未探及包块。

患者7月30日出院。8月6日随诊复查血HCG：25.15U/L，8月13日复查血HCG：4.02U/L。9月8日月经来潮，量、色、质如常，9月13日月经结束，9月15日复查阴超：子宫前位，体积增大，形态饱满，肌层回声不均匀，内膜线居中，厚度约0.6cm。双侧附件区未探及包块。

按语：患者孕后胎元未能运达子宫而停于宫外，瘀阻冲任，阻滞气机，故下腹憋胀痛；血不循经，则有不规则阴道流血；瘀阻腰府，不通则痛，则见腰酸；舌淡暗，舌体大小适中，苔薄白略腻，脉弦滑为妊娠瘀阻之征。辨为异位妊娠未破损期胎元阻络证。因患者生命体征平稳，血HCG<2000U/L，B超提示附件区包块<4cm，无药物禁忌，故予以异位妊娠保守治疗。中医治宜化瘀消癥杀胚，给予宫外孕Ⅰ号方加减口服，方中丹参、赤芍活血化瘀，桃仁化瘀消癥，醋三棱、醋莪术、皂角刺、浙贝母消癥散结；炒王不留行、路路通化瘀通络；天花粉杀胚；醋香附行气；桂枝温经以助化瘀。同时配合盆炎方外敷、盆腔消癥灌肠液灌肠、针灸以活血化瘀消癥综合治疗；针灸取气海、关元、中极、子宫以益肾固精、温经散寒、通调任带；足三里健脾和胃、扶正培元、通经活络；三阴交健脾利湿、补肝益肾、调和营血；因患者腰酸，故配肾俞、委中益肾强药；下腹憋胀痛，取带脉、丰隆调理气血。西医根据患者体表面积予以单次甲氨蝶呤肌内注射配合米非司酮口服杀胚治疗。患者第一疗程结束后复查血HCG较前降低，右侧附件区可见包块无明显增大，观察生命体征平稳，无骨髓抑制及肝肾功能损伤，故予以二次化疗。中药在前方基础上加猫爪草、藤梨根增强散结作用。第二疗程结束后复查血HCG明显降低，随诊复查血HCG基本正常，B超提示右附件区包块消失。

六、预防与调护

育龄妇女应采取切实可行的避孕措施，减少人工流产等，避免生殖器感染。放置宫内避孕器，施行人工流产等宫腔内操作时，要严格遵守操作常规，防止盆腔感染和损伤。积极、彻底治疗子宫内膜异位症、生殖系统炎症及性传播疾病。确诊异位妊娠后，应绝对卧床休息，减少体位变动，勿增加腹压，避免不必要的妇科检查；专人护理，密切观察病情变化。

第三节　妊 娠 剧 吐

一、概念

妊娠剧吐（hyperemesis gravidarum，HG）指妊娠早期孕妇出现严重持续的恶心、呕吐，并引起脱水酮症甚至酸中毒，需要住院治疗者。有恶心呕吐的孕妇中通常只有 0.3%～1.0% 发展为妊娠剧吐。

中医认为，妊娠早期，出现严重的恶心呕吐，头晕厌食，甚则食入即吐者，称为“妊娠恶阻”，又称“妊娠呕吐”“子病”“阻病”等。

二、临床表现

大多数妊娠剧吐发生于妊娠 10 周以前。典型表现为妊娠 6 周左右出现恶心、呕吐并随妊娠进展逐渐加重，至妊娠 8 周左右发展为持续性呕吐，不能进食，导致孕妇脱水、电解质紊乱甚至酸中毒。极为严重者出现嗜睡、意识模糊、谵妄甚至昏迷、死亡。孕妇体重下降，下降幅度甚至超过发病前的 5%，出现明显消瘦、极度疲乏、口唇干裂、皮肤干燥、眼球凹陷及尿量减少等症状。孕妇肝肾功能受损出现黄疸、血胆红素和转氨酶升高、尿素氮和肌酐增高、尿蛋白和管型。严重者可因维生素 B 缺乏发生韦尼克（Wernicke）脑病。

三、诊断

1. 诊断要点

妊娠剧吐为排除性诊断，应仔细询问病史，排除可能引起呕吐的其他疾病，如胃肠道感染（伴腹泻）、胆囊炎、胆道蛔虫、胰腺炎（伴腹痛，血浆淀粉酶水平升高达正常值 510 倍）、尿路感染（伴排尿困难或腰部疼痛）、病毒性肝炎（血清肝炎标志物阳性，肝酶水平显著升高）等。对妊娠剧吐的孕妇还应行辅助检查以协助了解病情。

2. 尿液检查

测定尿酮体、尿量、尿比重；中段尿细菌培养以排除泌尿系统感染。

3. 血液检查测定

通过血常规、肝肾功能、电解质等评估病情严重程度。部分妊娠剧吐的孕妇肝酶升高，但通常不超过正常上限值的 4 倍或 300U/L；血清胆红素水平升高，但不超过 4mg/dL（1mg/dL=17.1μmol/L）。

4. 超声检查

超声检查可排除多胎妊娠、滋养细胞疾病等。

5. 辨证要点

根据呕吐物的性状、患者的口感，结合全身证候、舌脉进行综合分析，以辨寒热虚实。凡口苦、呕吐物为酸水或苦水者，多为肝热犯胃；口淡、呕吐物为清水或食物者，多为脾胃虚弱；口黏腻、呕吐物为痰涎者，多为痰湿内停；口干渴、呕吐血样物者，多为气阴两虚。

四、治疗

（一）中医辨证治疗

以调气和中，降逆止呕为大法。用药时需兼顾胎元，如有胎元不固，则需酌加安胎之品。凡重坠沉降之品不宜过用；升提补气之品亦应少用。

1. 脾虚痰湿证

证候：妊娠早期，恶心呕吐，甚则食入即吐，口淡，吐出物为清水或食物，头晕，神疲倦怠，嗜睡。舌淡苔白，脉缓滑无力。

治法：健脾化痰，降逆止呕。

方药：香砂六君子汤（《古今名医方论》）加生姜。

香砂六君子汤组成：木香、砂仁、陈皮、法半夏、党参、白术、茯苓、甘草、生姜。

若口腻痰多，时时流涎者，加益智仁、白豆蔻、石菖蒲以温脾摄涎。

2. 肝胃不和证

证候：妊娠早期，恶心呕吐，甚则食入即吐，呕吐酸水或苦水，口苦咽干，头晕而胀，胸胁胀痛。舌红苔薄黄或黄，脉弦滑数。

治法：清肝和胃，降逆止呕。

方药：黄连温胆汤（《六因条辨》）合左金丸（《丹溪心法》），去枳实。

黄连温胆汤组成：黄连、陈皮、法半夏、茯苓、甘草、枳实、竹茹。

左金丸：黄连、吴茱萸。

若口苦口渴甚者，加芦根、石斛、栀子清热生津；头晕甚，加杭菊花、钩藤以清热平肝。

3. 气阴两虚证

上述两证皆可因呕吐不止、饮食难进而进展致本证。

证候：呕吐频繁带血样物，精神萎靡，形体消瘦，眼眶下陷，四肢无力，发热口渴，尿少便秘，唇舌干燥。舌红少津苔薄黄或光剥，脉细数无力。

治法：益气养阴，和胃止呕。

方药：生脉散（《内外伤辨惑论》）合益胃汤（《温病条辨》）加竹茹、芦根、乌梅。

生脉散组成：人参、五味子、麦冬。

益胃汤组成：生地黄、沙参、麦冬、玉竹、冰糖。

若呕吐物带血可酌加白及、藕节、白茅根以凉血止血。

（二）针灸治疗

1. 基本治疗

治法：和胃平冲，降逆止呕。取胃的募穴、下合穴为主。

主穴：中脘、足三里、内关、公孙。

配穴：脾胃虚弱配脾俞、胃俞；肝胃不和配期门、太冲；痰湿阻滞配丰隆、地机。

方义：中脘是胃之募、腑之会穴，可通调腑气，和胃降逆；足三里乃胃的下合穴，与中脘合用，可健脾强胃，降逆止呕；内关为心包经的络穴，可沟通三焦，宣上导下；公孙为脾经之络穴，联络于胃，通于冲脉，与内关相配为八脉交会配穴法，可健脾和胃，平降冲逆。

操作：针刺手法要轻柔，用平补平泻法。腹部腧穴宜浅刺，慎用提插法。

2. 其他治疗

（1）耳针　取胃、神门、肝、内分泌、皮质下。每次选2～3穴，毫针刺法或压丸法。

（2）穴位敷贴　取胃俞、中脘、内关、足三里。用生姜片先涂擦腧穴至局部皮肤潮红，再将生姜片用医用无菌敷贴固定于上穴。

（3）皮肤针　取中脘、足三里、内关、公孙。叩刺至局部皮肤潮红。

五、病案

鲍某，女，34岁，已婚，护士。

主诉：孕68日，恶心、呕吐35日，加重2周。

现病史：患者平素月经基本规律，周期27～28日，经期7日，经量适中，经色暗红，否认痛经。LMP：2020年7月10日。停经36日自测尿妊娠试验阳性。停经46日出现恶心、呕吐及择食等早孕反应，始轻微。2020年8月31日就诊于永宁县中医院，查P：31.30ng/mL、血HCG：191 491U/L；B超示：宫内早孕。近2周来，患者出现妊娠反应剧烈，食入即吐，食欲差，今日就诊于我院查尿常规示：尿酮体（++）。刻下症：患者神志清，精神差，恶心、呕吐，呕吐物为胃内容物及淡黄水，食入即吐，胃脘部胀满，头晕，乏力，食欲差，夜寐差，小便量少、色黄，大便量少。舌淡红，舌体大小适中，舌苔薄白，脉细滑。

既往史：无特殊。

月经史：初潮15岁，平素月经规律，周期27～28日，经期7日，经量适中，经色暗红，否认痛经。LMP：2020年7月10日。

婚育史：27岁结婚，G1P0，爱人身体健康。

妇科检查：外阴：已婚未产式，阴毛分布均匀，未见湿疹及白斑；阴道：畅；宫颈：常大，光滑；子宫及双附件未予触诊。

辅助检查：2020年8月31日P：31.30ng/mL、血HCG：191 491U/L；B超示：宫内早孕。2020年9月17日尿常规示：尿酮体（+）。

中医诊断：妊娠恶阻病（脾胃虚弱证）。

西医诊断：妊娠剧吐。

治疗原则：健脾和胃，降逆止呕。

处方：香附六君子汤加减。党参12g，白术15g，茯苓10g，甘草6g，半夏6g，陈皮10g，砂仁10g，生姜6g，大枣10g，紫苏叶10g，紫苏梗10g。7剂，水煎服，日1剂，早晚分2次服。

针刺取穴：中脘、足三里（双）、内关（双）、公孙（双）、脾俞（双）、胃俞（双），1日1次，留针30分钟。治疗1周后症状缓解，继续给予上述治疗方案，未再呕吐，余症均减。

按语：患者青年女性，已孕68日，恶心、呕吐为主症，辨证属于脾胃虚弱证。治以健脾和胃，降逆止呕，处方香砂六君子汤加减。方中党参补中益气；白术、茯苓健脾和胃安胎；半夏降逆止呕；陈皮燥湿健脾，砂仁醒脾安胎；生姜温中止呕；大枣补脾益气；紫苏叶、紫苏梗理气安胎；甘草调和诸药。同时配合针刺胃的募穴、下合穴以和胃平冲，降逆止呕治疗。

六、预防与调护

调情志，保持精神愉快，克服恐惧心理，增强治愈信心。用药宜清淡，药味宜少，宜浓煎，少量频服；汤药中可适当加生姜汁。宜进食清淡而富于营养的食物，以流质、半流质饮食为主，勿食生冷、油腻及辛辣之品，宜少食多餐。

第十章　产褥期疾病

第一节　产后缺乳

一、概念

哺乳期内产妇乳腺无乳汁分泌，或泌乳量少，不能满足喂养婴儿者，称产后缺乳（postpartum hypogalactia）。据报道，产后 1 个月内及以后母乳喂养失败因乳量不足者约占 34.39%。

产后缺乳又称“乳汁不足”，指哺乳期内，产妇乳汁甚少或全无。属“缺乳”“乳汁不行”“乳汁不下”等范畴。本病多于产后第二三日至 1 周内发生，甚或发生在整个哺乳期。

二、临床表现

本病特点是产妇乳汁甚少或全无，不能满足哺育婴儿的需要。

三、诊断

产妇哺乳时，如不能满足以下 5 点，可考虑确诊为产后缺乳。

（1）哺乳次数　出生后 1～2 个月婴儿 24 小时哺乳 8 次以上，哺乳时可听见吞咽声。

（2）排泄情况　婴儿每天换湿尿布 6 块以上，有少量多次大便。

（3）睡眠　两次哺乳之间，婴儿满足并安静，3 个月内婴儿常在吸吮中入睡，自发放弃乳头。

（4）体重　婴儿每周平均增加 150g 左右，3 个月内婴儿每周增加 200g 左右。

（5）神情　婴儿双眼明亮，反应灵敏。母亲在哺乳前有乳房胀感，哺乳时有射乳反射，哺乳后乳房变软。

辨证要点：本病应根据乳房有无胀痛及乳汁的稀稠，结合全身情况及舌脉辨其虚实。乳房柔软、乳汁清稀、面色少华、倦怠乏力、舌淡、少苔、脉虚细者，属气血虚弱证；乳房胀硬或疼痛，乳汁浓稠，伴胸胁胀闷，情志不遂，舌淡苔薄脉弦者，为肝郁气滞证；乳房丰满，按之松软而无胀感，胸闷泛恶，纳少便溏，大便黏滞不畅，舌淡胖，苔白腻，脉弦滑，为痰湿阻滞证。

四、治疗

（一）治疗思路

以中医治疗为主，调理气血，通络下乳。应辨别虚实，虚者补而通之，实者化而通之，还应结合产后调护及精神调护等。

（二）中医辨证治疗

中药内服治疗产后缺乳历史悠久，各医家根据中医理论进行辨证施治，临床经验积累丰富，效果显著。主要辨证为气血虚弱证和肝郁气滞证。

1. 气血虚弱证

症状：产后乳少，甚或全无，乳汁清稀，乳房柔软，无胀满感，神倦食少，面色无华。舌淡，苔少，脉细弱。

治法：补气养血，佐以通乳。

方药：通乳丹（《傅青主女科》）去木通，加通草。

通乳丹组成：人参、黄芪、当归、麦冬、木通、桔梗、猪蹄。

2. 肝气郁滞证

症状：产后乳汁涩少，浓稠，或乳汁不下，乳房胀痛，情志抑郁，胸胁胀痛，食欲不振，或身有微热。舌淡红，苔薄黄，脉弦细或弦数。

治法：疏肝解郁，活络通乳。

方药：下乳涌泉散（《清太医院配方》）。

下乳涌泉散组成：当归、白芍、川芎、熟地黄、柴胡、青皮、王不留行、穿山甲、漏芦、桔梗、通草、白芷、天花粉。

3. 痰湿阻滞证

证候：乳汁稀少或点滴全无，乳房丰满柔软，形体肥胖，胸闷泛恶，纳食欠佳，或食多乳少，大便偏溏。舌胖，苔白腻，脉沉细而滑。

治法：健脾化痰，通络下乳。

方药：漏芦散（《太平惠民和剂局方》）合苍附导痰丸（《叶氏女科证治》）。

漏芦散组成：漏芦、蛇蜕、瓜蒌。

苍附导痰丸组成：苍术、香附、陈皮、法半夏、茯苓、甘草、胆南星、枳壳、生姜、神曲。

形体畏寒，加干姜、川桂枝；大便溏泄，去瓜蒌皮，加炒白术、砂仁（后下）。

（三）中成药治疗

（1）催乳丸、十全大补丸　口服，适用于气血虚弱证。

（2）逍遥丸　口服，适用于肝郁气滞证。

（3）香砂六君子丸　口服，适用于痰湿阻滞证。

（四）针灸治疗

治法：调理气血，疏通乳络。取足阳明经穴为主。

主穴：膻中、乳根、少泽。

配穴：气血不足配脾俞、足三里；肝气郁结配内关、太冲；痰浊阻滞配中脘、丰隆。

方义：膻中位于两乳之间，为气会，虚证补之能益气养血生乳，实证泻之能理气开郁通乳；乳根属多气多血的足阳明经穴，位于乳下，既能补益气血，化生乳汁，又能行气活血，通畅乳络；少泽为手太阳经井穴，小肠经主液所生病，且配五行属金，能疏泄肝木之郁，善通乳络，为生乳、通乳之经验效穴。

操作：膻中向两侧乳房平刺，乳根向乳房基底部平刺，使乳房有微胀感，两穴可配合拔罐；少泽浅刺。气血不足、痰浊阻滞者，可加用灸法。

（五）其他治疗

（1）耳针　取胸、内分泌、交感、皮质下、肝、脾、胃。每次选 3～5 穴，毫针刺法，或压丸法。

（2）穴位注射　取乳根、膻中、肝俞、脾俞。每次选 2 穴，选用黄芪注射液或当归注射液等。常规穴位注射。

（3）皮肤针　取背部（从肺俞至三焦俞）及乳房周围。背部从上而下每隔 2cm 叩刺一处，并可沿肋间向左右两侧斜行叩刺，乳房周围做放射状叩刺，乳晕部做环形叩刺，以局部潮红为度。

（4）灸法　取膻中、乳根。用艾条温和灸 10～20 分钟，每日 2 次。7～10 日为 1 个疗程。

（5）推拿　取俯卧位，用单掌或双掌推揉胸、腹、背腰、骶部，点按脾俞、肝俞、膈俞。用拇指按摩乳根、膻中、中脘、关元等穴位。

（六）外敷法

可用葱汤熏洗乳房，或用橘皮煎水湿敷乳房，或手指按摩乳房；适用于肝郁气滞证。

五、预防与调护

产后给予高蛋白、高热量、易消化及富含胶原蛋白饮食，充分补充汤汁，忌辛辣酸咸。保持心情舒畅，切忌情绪抑郁，并充分休息。鼓励母婴同室，做到早接触、早吸吮，掌握正确的哺乳姿势。使婴儿反复吸吮刺激乳头，加快乳腺排空。孕期注意乳头护理及卫生，常用肥皂擦洗乳头，防止乳头皲裂。若乳头凹陷，可嘱孕妇经常将乳头向外牵拉。

第二节　产褥期抑郁症

一、概念

产褥期抑郁症（postpartum depression），是产褥期精神障碍的一种常见类型，主要表现为产褥期持续和严重的情绪低落以及一系列症候，如动力减低、失眠、悲观等，甚至影响对新生儿的照料能力。其发病率国外报道约为 30%，通常在产后 2 周内出现症状。主要症状为持续的情绪压抑、自我评价降低等，严重者有自杀或杀婴倾向。诊断主要依据症状，但需排除器质性疾病。心理治疗为重要的治疗手段，药物治疗适用于中重度患者。

中医将产褥期抑郁症称为“产后情志异常”，即产妇在产褥期出现精神抑郁，沉默寡言，情绪低落，或心烦不安，失眠多梦，或神志错乱，狂言妄语等症者。

二、临床表现

主要表现有：①情绪改变：心情压抑、沮丧、情绪淡漠，甚至焦虑、恐惧、易怒，夜间加重；有时表现为孤独、不愿见人或伤心、流泪。②自我评价降低：自暴自弃、自罪感，对身边的人充满敌意，与家人关系不协调、创造性思维受损，主动性降低。③对生活缺乏信心，觉得生活无意义，出现厌食、睡眠障碍、易疲倦、性欲减退。严重者甚至绝望，有自杀或杀婴倾向，有时陷于错乱或昏睡状态。于产后 2 周内发病，产后 4～6 周症状明显。

三、诊断

（一）诊断要点

产褥期抑郁症至今尚无统一的诊断标准。许多产妇有不同程度的抑郁表现。根据美国精神病学会（American Psychiatric Association，APA）在《精神疾病诊断与统计手册（第 4 版）》（DSM-IV）（1994 年）中制定的标准，产褥期抑郁症诊断标准如下所示：

1）在产后 2 周内出现下列 5 条或 5 条以上的症状，必须具备①、②两条：①情绪抑郁；②对全部或多数活动明显缺乏兴趣或愉悦；③体重显著下降或增加；④失眠或睡眠过度；⑤精神运动性兴奋或阻滞；⑥疲劳或乏力；⑦遇事均感毫无意义或有自罪感；⑧思维能力减退或注意力不集中；⑨反复出现想死亡的想法。

2）在产后 4 周内发病。

（二）辨证要点

根据产后多虚多瘀及气血变化的特点，结合产后全身症状及舌脉可辨明虚实。若产后精神不振、悲伤欲哭、神疲乏力、舌淡苔薄白、脉细弱，多属虚；若产后精神郁闷、喜怒无常、舌暗有瘀斑、脉弦或涩者，多属实。

四、治疗

治疗包括心理治疗和药物治疗。

（一）中医辨证治疗

1. 心血不足证

主要证候：产后精神抑郁，沉默寡言，情绪低落，悲伤欲哭，心神不宁，失眠多梦，健忘心悸，恶露量多；神疲乏力，面色苍白或萎黄。舌淡，苔薄白，脉细弱。

治法：养血滋阴，补心安神。

方药：天王补心丹。

天王补心丹组成：柏子仁、酸枣仁、麦冬、天冬、丹参、玄参、人参、茯苓、辰砂、五味子、远志、当归、桔梗、生地黄。

2. 肝气郁结证

主要证候：产后心情抑郁，或心烦易怒，心神不安，夜不入寐，或噩梦纷纭，惊恐易醒；恶露量或多或少，色紫暗，有血块；胸胁、乳房胀痛，善太息。舌淡红，苔薄，脉弦或弦细。

治法：疏肝解郁，镇静安神。

方药：逍遥散加夜交藤、合欢皮、磁石、柏子仁。

逍遥散组成：当归、白芍、柴胡、茯苓、白术、甘草、煨姜、薄荷。

3. 血瘀证

主要证候：产后抑郁寡欢，默默不语，神思恍惚，失眠多梦；或神志错乱，狂言妄语，如见鬼神，喜怒无常，哭笑不休；恶露不下，或下而不畅，色紫暗，有血块，小腹疼痛，拒按，面色晦暗。舌紫暗，有瘀斑，苔白，脉弦或涩。

治法：活血化瘀，镇静安神。

方药：癫狂梦醒汤加龙骨、牡蛎、酸枣仁。

癫狂梦醒汤组成：桃仁、赤芍、柴胡、香附、青皮、陈皮、桑皮、大腹皮、半夏、苏子、木通、甘草。

（二）针灸治疗

1. 心血不足证

取肝俞、肾俞、关元、气海、三阴交等穴，用补法并加艾灸。

2. 肝气郁结证

取肝俞、心俞、内关、神门、三阴交等穴，用泻法。

五、预防与调护

加强孕期管理，了解孕妇个性特征、有无家族精神病史；对存在家庭人际关系问题者，应给予关心、协调，使孕妇精神安定。临产前加强精神调护可减轻对分娩的恐惧。合理安排产后生活，保证休息，调畅情志，减少产后不良刺激。

第十一章　子宫颈肿瘤

第一节　子宫颈鳞状上皮内病变

一、概念

子宫颈鳞状上皮内病变（squamous intraepithelial lesion，SIL），是与子宫颈浸润癌密切相关的一组子宫颈病变，常发生于 25～35 岁妇女。大部分低级别鳞状上皮内病变（low-grade squamous intraepithelial lesion，LSIL）可自然消退，但高级别鳞状上皮内病变（high-grade squamous intraepithelial lesion，HSIL）具有癌变潜能。子宫颈鳞状上皮内病变反映了子宫颈癌发生发展中的连续过程，通过筛查发现，及时治疗高级别病变，是预防子宫颈浸润癌行之有效的措施。高级别子宫颈腺上皮内癌变（high-grade cervical glandular intraepithelial neoplasia，HG-CGIN）比较少见。

中医无本病病名，根据子宫颈鳞状上皮内病变的临床症状，其可归于中医学“带下病”范畴论治。

二、临床表现

本病无特殊症状。偶有阴道排液增多，伴或不伴臭味。也可在性生活或妇科检查后发生接触性出血。检查子宫颈可光滑，或仅见局部红斑、白色上皮，或子宫颈糜烂样表现，未见明显病灶。

三、诊断

1. 子宫颈细胞学检查

子宫颈细胞学检查是子宫颈鳞状上皮内病变及早期子宫颈癌筛查的基本方法，细胞学检查特异性高，但敏感性较低。可选用巴氏涂片法或液基细胞涂片法，筛查应在性生活开始 3 年后开始或 21 岁以后开始，并定期复查。子宫颈细胞学检查的报告形式主要有 TBS 分类系统，该系统较好地结合了细胞学、组织学与临床处理方案，推荐使用。

2. HPV 检测

HPV 检测敏感性较高，特异性较低。可与细胞学检查联合应用于 25 岁以上女性的子宫颈癌筛查；也可用于 21～25 岁女性细胞学初筛为轻度异常的分流，当细胞学检查结果为意义未明的不典型鳞状细胞（ASCUS）时进行高危型 HPV 检测，阳性者行阴道镜检查，阴性者 12 个月后行细胞学检查；也可作为 25 岁以上女性的子宫颈癌初筛，阳性者用细胞学分流，阴性者常规随访。

3. 阴道镜检查

筛查发现有异常，如细胞学检查示 ASCUS 伴 HPV 检测阳性或细胞学检查示 LSIL 及以上或 HPV 检测 16/18 型阳性者，建议行阴道镜检查。

4. 子宫颈活组织检查

子宫颈活组织检查是确诊子宫颈鳞状上皮内病变的可靠方法。任何肉眼可疑病灶，或阴道镜诊断为高级别病变者均应行单点或多点活检。若需要了解子宫颈管的病变情况，应行子宫颈管搔刮术（ECC）。

5. 辨证要点

宫颈病变当根据宫颈局部病变性质，带下的量、色、质、气味及全身伴随症状、舌脉、素体情况等综合分析。

四、治疗

（一）中医辨证治疗

1. 热毒蕴结证

证候：带下量多，色黄或黄绿如脓，质稠，或夹血色，小腹胀痛，腰骶酸楚，小便黄赤，或有阴部灼痛、瘙痒。舌红苔黄，脉滑数。

治法：清热解毒，燥湿止带。

方药：止带方（《世补斋·不谢方》）合五味消毒饮（《医宗金鉴》）。

止带方组成：猪苓、茯苓、牡丹皮、泽泻、车前子、黄柏、栀子、茵陈、赤芍、牛膝。

五味消毒饮组成：蒲公英、紫花地丁、金银花、菊花、天葵子。

若小腹胀痛甚者，加红藤、败酱草、川楝子等清热解毒；外阴灼热疼痛者，加龙胆、通草清肝经湿热；带下秽臭者，加土茯苓、苦参、鸡冠花以燥湿止带；带下夹血者，加生地黄、紫草、大蓟、小蓟、椿根白皮等清热凉血止血。

2. 湿热下注证

证候：带下量多，色黄或呈脓性，质黏稠，有臭气，或带下色白质黏，呈豆渣样，外阴瘙痒，小腹作痛，口苦口腻，胸闷纳呆，小便短赤。舌红苔黄腻，脉滑数。

治法：清热利湿，解毒杀虫。

方药：止带方（《世补斋·不谢方》，组成见前证）。

3. 脾虚湿盛证

证候：带下量多，色白或淡黄，质稀薄，或如涕如唾，绵绵不断，无臭，面色㿠白或萎黄，四肢倦怠，脘胁不舒，纳少便溏，或四肢浮肿。舌淡胖苔白或腻，脉细缓。

治法：健脾益气，升阳除湿。

方药：完带汤（《傅青主女科》）。

完带汤组成：白术、苍术、陈皮、柴胡、白芍、山药、荆芥穗。

4. 肾阳虚损证

证候：带下量多，绵绵不断，质清稀如水，腰酸如折，畏寒肢冷，小腹冷感，面色晦暗，小便清长，或夜尿多，大便溏薄。舌淡苔白润，脉沉迟。

治法：温肾培元，固涩止带。

方药：内补丸（《女科切要》）。

内补丸组成：制附子、肉桂、鹿茸、菟丝子、肉苁蓉、紫菀、潼蒺藜、白蒺藜、桑螵蛸、黄芪。

便溏者，去肉苁蓉，加补骨脂、肉豆蔻固肾涩肠；带下如崩者，加鹿角霜、莲子、白芷、金樱子固涩止带。

（二）针灸治疗

治法：利湿化浊，固摄止带。取任脉及足太阴经穴为主。

主穴：中极、三阴交、带脉、白环俞。

配穴：湿热下注配阴陵泉、行间；脾虚湿盛配脾俞、足三里；肾虚不固配肾俞、关元。

方义：中极为任脉与足三阴经的交会穴，有固任化湿、健脾益肾之效；带脉穴属足少阳经，为足少阳、带脉二经交会穴，是带脉经气所过之处，可协调冲任，止带下，调经血，理下焦；三阴交调理肝、脾、肾，以治其本；白环俞属足太阳经，可调膀胱气化，利湿止带，是治疗带下病的效穴。

操作：中极针尖向下斜刺，使针感传至耻骨联合下为佳；带脉向前斜刺，不宜深刺；白环俞直刺，使骶部酸胀为佳；三阴交常规针刺。带脉、三阴交可加电针。

（三）其他治疗

（1）拔罐　取十七椎、腰眼、八髎周围之络脉。三棱针点刺出血后拔罐。每 3～5 日治疗一次。用于湿热下注证。

（2）穴位注射　取双侧三阴交。辨证选用黄芪注射液或胎盘注射液、双黄连注射液，常规穴位注射。

（3）耳针　取内生殖器、脾、肾、三焦。毫针刺法，或埋针法、压丸法。

五、病案

患者，女，35 岁。2021 年 9 月 30 日初诊。

主诉：性交出血 1 次。

现病史：患者不明原因出现性交出血 1 次，色红、量少，并伴有带下量多，色白，质稀薄，绵绵不断，无臭，面色萎黄，四肢倦怠，脘胁不舒，纳少便溏，四肢浮肿。舌淡胖苔白，脉细缓。

既往史：否认肝炎、结核病病史。

妇科检查：外阴已婚已产型，阴毛分布正常，阴道畅，黏膜不充血，分泌物较多，色白，质稀，宫颈光滑，有接触性出血，子宫体大小正常，活动，无压痛，附件无异常。

辅助检查：宫颈液基薄层细胞学检查：低级别鳞状上皮内病变，人乳头瘤状病毒检查：未见异常。

西医诊断：子宫颈鳞状上皮内病变。

中医诊断：带下类病（脾虚湿盛证）。

治法：健脾益气，升阳除湿。

处方：完带汤加减。麸炒白术 30g，麸炒山药 30g，人参 10g，炒白芍 15g，车前子 10g，苍术 12g，陈皮 12g，黑芥穗 10g，柴胡 18g，甘草 10g。7 剂，日 1 剂，水煎服。

保妇康栓，临睡前纳入阴道深处，隔日 1 次，每次 1 粒，7 日为 1 个疗程。连用 2 个疗程，经期停止用药。

复诊：带下量较前明显减少，仍为白色，舌淡胖苔白，脉细缓。继用上方 14 剂，停用保妇康栓。

按语：子宫颈鳞状上皮内病变，在中医学属“带下病”范畴，本例患者以性交出血来就诊，辨证为脾虚湿盛，故用药以白术、山药补脾祛湿，苍术燥湿健脾，陈皮理气健脾，白芍柔肝理脾，车前子利湿清热，黑芥穗轻清升散，柴胡疏肝解郁，甘草调和诸药。

六、预防与调护

LSIL 会自然消退，也可能发展为浸润癌。LSIL、HSIL 治疗后采用细胞学或阴道镜相结合的方法进行随访，间隔时间为 4～6 个月。如检查结果为不典型鳞状细胞，可选择至少间隔 6 个月的 HPV-DNA 检测作为随访方法，如为阴性，每年行细胞学检查随访。对于治疗后切缘或子宫颈管内有 SIL 的患者，采用阴道镜检查与子宫颈管内取样的方法，间隔 4～6 个月随访。

第二节　子宫颈癌

一、概念

子宫颈癌（cervical cancer）是最常见的妇科恶性肿瘤。高发年龄为 50～55 岁。由于子宫颈癌筛查的普及，子宫颈癌和癌前病变得以早期发现和治疗，其发病率和死亡率明显下降。

中医学无“子宫颈癌”的病名，根据其临床表现，可归属于中医学“五色带”“癥瘕”“崩漏”等范畴。

二、临床表现

早期的子宫颈癌常无明显症状和体征。子宫颈癌患者因子宫颈外观正常易漏诊或误诊。随病变发展，可出现以下症状：

1. 阴道流血

阴道流血常表现为接触性出血，即性生活或妇科检查后阴道流血。也可表现为不规则阴道流血，或经期延长、经量增多。老年患者常为绝经后不规则阴道流血。出血量根据病灶大小、侵及间质内血管情况而不同，若侵蚀大血管可引起大出血。一般外生型癌出血较早，量多；内生型癌出血较晚。

2. 阴道排液

多数患者有白色或血性、稀薄如水样或米泔状、有腥臭味的阴道排液。晚期患者因癌组织坏死伴感染，可有大量米泔样或脓性恶臭白带。

3. 晚期症状

根据癌灶累及范围出现不同的继发性症状。如尿频、尿急、便秘、下肢肿痛等；癌肿压迫或累及输尿管时，可引起输尿管梗阻、肾盂积水及尿毒症；晚期可有贫血、恶病质等全身衰竭症状。

4. 体征

微小浸润癌可无明显病灶，子宫颈光滑或呈糜烂样改变。随病情发展，可出现不同体征。外生型子宫颈癌可见息肉状、菜花状赘生物，常伴感染，质脆易出血；内生型表现为子宫颈肥大、质硬、子宫颈管膨大；晚期癌组织坏死脱落，形成溃疡或空洞伴恶臭。阴道壁受累时，可见赘生物生长或阴道壁变硬；宫旁组织受累时，双合诊、三合诊检查可扪及子宫旁组织增厚、结节状、质硬或形成冰冻骨盆状。

三、诊断

（一）诊断要点

早期病例的诊断应采用子宫颈细胞学检查和（或）HPV 检测、阴道镜检查、子宫颈活组织检查的“三阶梯”程序，确诊依据为组织学诊断。检查方法同子宫颈鳞状上皮内病变。子宫颈有明显病灶者，可直接在癌灶取材。

对子宫颈活检为 HSIL 但不能除外浸润癌者或活检为可疑微小浸润癌需要测量肿瘤范围或除外进展期浸润癌者，需行子宫锥切术。切除组织应做连续病理切片（24～36 张）检查。

确诊后根据具体情况选择胸部 X 线或 CT 平扫、静脉肾盂造影、膀胱镜检查、直肠镜检查、超声检查及盆腔或腹腔增强 CT 或 MRI、正电子发射计算机体层显像（PET/CT）等影像学检查。

（二）临床分期

采用国际妇产科联盟（FIGO）临床分期标准（2018 年）（表 2-11-1）。临床分期在治疗前进行，治疗后不再更改。

表 2-11-1 子宫颈癌临床分期（FIGO，2018 年）

分期	标准
Ⅰ期	癌灶局限于子宫颈（扩展至子宫体可以不予考虑）
ⅠA	仅在显微镜下可见浸润癌，最大浸润深度<5mm①
ⅠA1	间质浸润深度<3mm
ⅠA2	间质浸润深度≥3mm，且<5mm
ⅠB	浸润癌浸润深度≥5mm（超过 IA 期），癌灶仍局限在子宫颈②
ⅠB1	间质浸润深度≥5mm，病灶最大直径<2cm
ⅠB2	癌灶最大径线>2cm，<4cm
ⅠB3	肉眼所见病灶最大直径≥4cm
Ⅱ期	癌灶已超出子宫，但未达盆壁，或未达阴道下 1/3
ⅡA	癌灶侵犯阴道上 2/3，无宫旁组织浸润
ⅡA1	肉眼可见病灶最大直径<4cm

续表

分期	标准
ⅡA2	肉眼可见病灶最大直径≥4cm
ⅡB	有明显宫旁组织浸润
Ⅲ期	癌灶累及阴道下 1/3，和（或）扩展到骨盆壁，和（或）引起肾盂积水或无功能肾，和（或）累及盆腔和（或）主动脉旁淋巴结[③]
ⅢA	癌灶侵及阴道下 1/3，但未侵及盆壁
ⅢB	癌灶侵及骨盆壁和（或）引起肾积水或无功能肾
ⅢC	不论肿瘤大小和扩散程度，累及盆腔和（或）主动脉旁淋巴结
ⅢC1	仅累及盆腔淋巴结
ⅢC2	主动脉旁淋巴结
Ⅳ期	癌灶超出真骨盆或（活检证实）侵犯膀胱或直肠黏膜
ⅣA	癌灶侵及邻近器官
ⅣB	癌灶远处转移

注：如分期存在争议，应归于更早的期别。①可利用影像学和病理学结果对临床检查的肿瘤大小和扩展程度进行补充用于分期。②淋巴脉管间隙浸润（LVSI）不改变分期，不再考虑病灶浸润宽度。③需注明ⅢC 期的影像和病理发现，例如：影像学发现盆腔淋巴结转移，则分期为ⅢC1r，若是病理学发现的，则分期为ⅢC1p，需记录影像和病理技术的类型。

（三）转移途径

本病转移途径主要为直接蔓延及淋巴转移，血行转移极少。

1. 直接蔓延

直接蔓延最常见。癌组织局部浸润，向邻近器官及组织扩散。常向下侵及阴道壁，极少向上经宫颈管累及宫腔；癌灶向两侧蔓延可累及主韧带及宫颈旁、阴道旁组织甚至骨盆壁；当癌灶压迫或侵及输尿管时，可导致输尿管阻塞及肾积水。晚期可累及邻近的膀胱或直肠，形成癌性膀胱阴道瘘或直肠阴道瘘。

2. 淋巴转移

癌灶局部浸润后可累及淋巴管形成瘤栓，瘤栓可随淋巴引流而进入局部淋巴结，在淋巴管内扩散。淋巴转移包括一级组（包括宫旁、宫颈旁、闭孔、髂内、髂外、髂总、骶前淋巴结）和二级组（包括腹股沟深、浅及腹主动脉旁淋巴结）。

3. 血行转移

血行转移极少见。晚期可转移至肺、肝或骨骼等。

（四）辨证要点

带下量多、色白无臭属虚；带下量多、色质异常而有臭气为实。白带多属脾虚、肾虚；黄带属湿热；赤白带或少量出血属湿热；杂色带或出血量多属湿毒；带下质稀如水属虚寒。

（五）鉴别诊断

鉴别诊断主要依据宫颈活组织病理检查，与有类似临床症状或体征的各种子宫颈病变进行鉴别。

（1）宫颈良性病变　宫颈糜烂、宫颈息肉、宫颈子宫内膜异位症和宫颈结核性溃疡等。

（2）宫颈良性肿瘤　宫颈黏膜下肌瘤、宫颈管肌瘤、宫颈乳头瘤等。

（3）其他宫颈恶性肿瘤　原发性恶性黑色素瘤、肉瘤及淋巴瘤、转移性癌等。

四、治疗

（一）治疗思路

本病可依据临床分期、患者年龄、生育要求、全身情况等综合考虑而制定治疗方案。应采用以手术和放疗为主，化疗为辅的个体化综合治疗方案。中医治疗应在辨证的基础上，根据病情的不同时期处理好扶正与祛邪的关系，早期以祛邪为主，中晚期以扶正为主。

（二）中医辨证治疗

采用标本兼治、攻补兼施、全身与局部治疗相结合的原则。全身治疗以辨证论治为主，以改善全身功能为主要目的，在配合手术及放、化疗时能起到独特的作用。局部治疗是中医治疗子宫颈癌的主要特色。

1. 肝郁化火证

证候：阴道流血淋漓不断，或带下量多，色白或赤白相兼，有臭味，烦躁易怒，胸胁少腹胀痛，食欲不振。苔薄白或微黄，脉弦或弦数。

治法：疏肝理气，解毒散结。

方药：丹栀逍遥散（《内科摘要》）加半枝莲、白花蛇舌草、土茯苓、椿根白皮。

丹栀逍遥散组成：牡丹皮、炒栀子、当归、白芍、柴胡、茯苓、白术、甘草、煨姜、薄荷。

若少腹胀痛甚者，可酌加延胡索、川楝子；赤带不止加茜草炭、芡实。

2. 湿热瘀毒证

证候：带下量多，为杂色秽水，或如米泔汤，或似洗肉血水，或如脓性，秽臭难闻，或阴道流血淋漓不断，甚者突然大量出血，小腹疼痛，溲黄便结。舌红或见瘀点瘀斑，脉滑数。

治法：清热利湿，化瘀解毒。

方药：宫颈抗癌汤（《现代中医妇科学》）。

宫颈抗癌汤组成：黄柏、茵陈、薏苡仁、土茯苓、赤芍、牡丹皮、蒲公英、半枝莲、白花蛇舌草、败酱草、紫草、黄药子。

若阴道流血量多、有块、腹痛，可酌加三七粉、茜草炭、益母草化瘀止血；大便秘结者，可酌加大黄、桃仁通腑泄热。

3. 脾肾阳虚证

证候：带下量多，色白质稀，秽臭不重，或阴道流血淋漓不断，或突然下血量多，神疲倦怠，四肢不温，纳少便溏，腰脊冷痛。舌淡胖、边有齿痕，苔白，脉沉细弱。

治法：温肾健脾，化浊解毒。

方药：金匮肾气丸（《金匮要略》）合理中汤（《伤寒论》）加薏苡仁、白花蛇舌草。

金匮肾气丸组成：制附片、肉桂、熟地黄、怀山药、山茱萸、牡丹皮、泽泻、茯苓。

理中丸组成：党参、白术、干姜、炙甘草。

阴道流血量多者，去肉桂，加黄芪。

4. 肝肾阴虚证

证候：阴道流血淋漓不断，或带下赤白相兼，质稠，有臭味，形体消瘦，头晕耳鸣，五心烦热，口干便秘，腰膝酸软。舌红少苔，脉细数。

治法：滋阴清热，佐以解毒。

方药：知柏地黄丸（《医宗金鉴》）加紫草、白花蛇舌草、半枝莲。

知柏地黄丸组成：知母、黄柏、熟地黄、怀山药、山茱萸、牡丹皮、泽泻、茯苓。

若大便秘结，酌加生首乌、瓜蒌仁、桃仁润肠通便；失眠多梦、心悸不宁者，加阿胶、制首乌、酸枣仁养心安神。

（三）针灸治疗

治法：清热利湿，健脾补肾。以取任脉、带脉、足太阴经、足少阴经穴位为主。

主穴：带脉、中极、白环俞、阴陵泉、行间。

操作：局部穴位常规消毒后，选取毫针针刺以上主穴，多采用平补平泻法。

（四）局部用药

1. 三品方（《难治妇产科病的良方妙法》）

白砒、明矾煅制后加雄黄、没药、麝香适量混合制压成“三品”饼、杆形，紫外线消毒后供宫颈局部外用。辅助药为双紫粉、鹤酱油粉。双紫粉由紫草、紫花地丁、草河车、黄柏、墨旱莲共研细末而成；鹤酱油粉由仙鹤草、败酱草、金银花、黄柏、苦参、冰片共研细末而成，均经高压消毒后供外用。此适用于宫颈鳞状上皮原位癌及宫颈鳞状上皮癌ⅠA期。

2. 麝胆栓

药物组成为麝香、枯矾、雄黄、猪胆汁、冰片、硼砂、青黛、白花蛇舌草、茵陈、黄柏、百部、蓖麻油等，制成栓剂，阴道给药，每晚 1 粒，10 次为 1 个疗程。适用于中、晚期子宫颈癌，以改善宫颈局部症状。

五、病案

患者，女，45 岁。2021 年 10 月 23 日初诊。

主诉：性交出血半年。

现病史：半年前，患者不明原因出现性交出血，色红、量少，并伴有白带量多，呈米泔水样，有异味。患病以来，纳差，口干不欲饮。舌红，有瘀点，苔黄腻，脉滑数。

既往史：否认肝炎、结核病病史。

妇科检查：外阴已婚已产型，阴毛分布正常，阴道畅，黏膜不充血，分泌物较多，色白，质稀，有异味，宫颈肥大，表面呈中度糜烂状，有接触性出血，子宫体大小正常，活动，无压痛，附件无异常。

辅助检查：宫颈液基薄层细胞学检查：低级别鳞状上皮内病变，人乳头瘤状病毒检查：HPV16 阳性。

西医诊断：子宫颈癌。

中医诊断：崩漏（湿热瘀毒证）。

治法：清热利湿，化瘀解毒。

处方：宫颈抗癌汤。黄柏 9g，茵陈 10g，薏苡仁 12g，土茯苓 30g，赤芍 9g，牡丹皮 12g，蒲公英 15g，半枝莲 15g，黄药子 15g，白花蛇舌草 30g，败酱草 12g，紫草 10g。7 剂，日 1 剂，水煎服。保妇康栓，临睡前纳入阴道深处，隔日 1 次，每次 1 粒，7 日为 1 个疗程。连用 3 个疗程，经前停止用药。

复诊：带下量较前减少，异味较前减缓。舌红，有瘀点，苔黄腻，脉滑数。继用上方 14 剂。

按语：本例患者以子宫颈癌来就诊，主要表现为性交出血，色红、量少，并伴有白带量多，呈米泔水样，有异味，辨证为湿热瘀毒，故用茵陈清热利湿，赤芍、牡丹皮清热凉血，蒲公英、半枝莲、白花蛇舌草、败酱草、紫草清热解毒，黄柏清下焦湿热，土茯苓除湿解毒散结，薏苡仁健脾利湿，解毒散结，黄药子清热解毒散结。

六、预防与调护

加强性知识教育，杜绝性紊乱。重视高危因素及高危人群，有异常症状者及时就医。积极治疗性传播疾病，早期发现及诊治 SIL，并密切随访。开展子宫颈癌的筛查，做到早发现、早诊断、早治疗。

第十二章 卵巢肿瘤

卵巢肿瘤是常见的妇科肿瘤，可发生于任何年龄。其中恶性肿瘤早期病变不易发现，晚期病例缺乏有效的治疗手段，致死率居妇科恶性肿瘤首位。

一、概念

卵巢肿瘤是常见的妇科肿瘤，可发生于任何年龄。其发病范围较广泛，组织学类型复杂，是全身各脏器肿瘤类型最多的器官。有良性、交界性、恶性之分。由于卵巢解剖部位较深，恶性肿瘤早期病变不易发现，晚期病例缺乏有效的治疗手段，致死率居妇科恶性肿瘤首位。

中医学将卵巢肿瘤归属于“肠覃”“癥瘕”范畴。

目前，本病采用世界卫生组织 2014 年制定的卵巢肿瘤组织学分类法。主要的组织学分类如下：

1. 上皮性肿瘤

上皮性肿瘤最常见；占原发性卵巢肿瘤的 50%～70%，占卵巢恶性肿瘤的 85%～90%；肿瘤来源于卵巢表面的生发上皮，而生发上皮来自原始体腔上皮，具有向各种米勒上皮分化的潜能：如向输卵管上皮分化形成浆液性肿瘤；向宫颈上皮分化形成黏液性肿瘤；向子宫内膜分化形成子宫内膜样肿瘤。

2. 生殖细胞肿瘤

生殖细胞肿瘤占卵巢肿瘤的 20%～40%；生殖细胞来源于生殖腺以外的内胚叶组织，有发生多种组织的功能。未分化者为无性细胞瘤，胚胎多能者为胚胎癌，向胚胎结构分化为畸胎瘤，向胚外结构分化为卵黄囊瘤、绒毛膜癌。

3. 性索间质肿瘤

性索间质肿瘤占卵巢肿瘤 5%；来源于原始体腔的间叶组织，可向男女两性分化。性索向上皮分化，形成颗粒细胞瘤或支持细胞瘤；向间质分化，形成卵泡膜细胞瘤或间质细胞瘤。此类肿瘤具有内分泌功能，又称功能性卵巢肿瘤。

4. 继发性肿瘤

继发性肿瘤占卵巢肿瘤的 5%～10%；其原发部位常为胃肠道、乳腺及生殖器官。

二、临床表现

1. 良性肿瘤

肿瘤较小时多无症状，常在妇科检查时偶然发现。肿瘤增大时，感腹胀或腹部扪及肿块。肿瘤长大占满盆、腹腔时，可出现尿频、便秘、气急、心悸等压迫症状。检查见腹部膨隆，叩诊实音，无移动性浊音。双合诊和三合诊检查可在子宫一侧或双侧触及圆形或类圆形肿块，多为囊性，表面光滑，活动，与子宫无粘连。

2. 恶性肿瘤

早期常无症状。晚期主要症状为腹胀、腹部肿块、腹腔积液及其他消化道症状；部分患者可有消瘦、贫血等恶病质表现；功能性肿瘤可出现不规则阴道流血或绝经后出血。妇科检查可扪及肿块多为双侧，实性或囊实性，表面凹凸不平，活动差，常伴有腹腔积液。三合诊检查可在直肠子宫陷凹处触及质硬结节或肿块。有时可扪及上腹部肿块及腹股沟、腋下或锁骨上肿大的淋巴结。

3. 蒂扭转

蒂扭转为常见的妇科急腹症，约 10%的卵巢肿瘤可发生蒂扭转。好发于瘤蒂较长、中等大、活动度良好、重心偏于一侧的肿瘤，如成熟畸胎瘤。常在体位突然改变，或妊娠期、产褥期子宫大小、位置改变时发生蒂扭转。卵巢肿瘤扭转的蒂由骨盆漏斗韧带、卵巢固有韧带和输卵管组成。发生急性扭转后，因静脉回流受阻，瘤内充血或血管破裂致瘤内出血，导致瘤体迅速增大。若动脉血流受阻，肿瘤可发生坏死、破裂和继发感染。蒂扭转的典型症状是体位改变后突然发生一侧下腹剧痛，常伴恶心、呕吐甚至休克。双合诊检查可扪及肿块张力较大，有压痛，以蒂部最明显。有时不全扭转可自然复位，腹痛随之缓解。治疗原则是一经确诊，尽快进行手术。术中应在蒂根下方钳夹。切除肿瘤和瘤蒂，在钳夹前切不可回复扭转，以防栓子脱落。

4. 破裂

约 3%卵巢肿瘤会发生破裂。有自发性破裂和外伤性破裂。自发性破裂常由肿瘤浸润性生长穿破囊壁所致。外伤性破裂常由腹部受重击、分娩、性交、盆腔检查及穿刺后引起。症状轻重取决于破裂口大小、流入腹腔囊液的量和性质。小的囊肿或单纯浆液性囊腺瘤破裂时，患者仅有轻度腹痛；大囊肿或畸胎瘤破裂后，患者常有剧烈腹痛伴恶心呕吐。破裂也可导致腹腔内出血、腹膜炎及休克。体征有腹部压痛、腹肌紧张，可有腹腔积液征，盆腔原存在的肿块消失或缩小。诊断肿瘤破裂后应立即手术，术中尽量吸净囊液，切除肿块，彻底清洗盆、腹腔。并涂片行细胞学检查；切除的标本送病理学检查。

5. 感染

感染较少见。多继发于蒂扭转或破裂。也可因邻近器官感染灶（如阑尾脓肿）的扩散所致。患者可有发热、腹痛、腹部压痛及反跳痛、腹肌紧张、腹部肿块及白细胞升高等。治疗原则是先抗感染，再手术切除肿瘤。若短期内感染不能控制，应即刻手术。

6. 恶变

肿瘤迅速生长尤其是双侧性，应考虑有恶变可能，应尽早手术。

三、诊断

1. 诊断要点

结合病史和体征，辅以必要的辅助检查确定：①肿块来源是否为卵巢；②肿块性质是否为肿瘤；③肿块是良性还是恶性；④可能的组织学类型；⑤恶性肿瘤的转移范围。常用的辅助检查见下文。

2. 影像学检查

（1）超声检查　能检测肿块的部位、大小、形态及囊性或实性、与子宫关系等，并能鉴别卵巢肿瘤、腹水和结核性包裹性积液。其临床诊断符合率>90%，但直径<1cm 的实性肿瘤

不易测出。彩色多普勒超声扫描可测定肿块血流变化，有助于诊断。

（2）磁共振、CT、PET 检查　磁共振可较好判断肿块性质及其与周围器官的关系，有利于病灶定位及病灶与相邻结构关系的确定；CT 可判断周围侵犯、淋巴结转移及远处转移情况；PET 或 PET/CT 一般不推荐初次诊断选用。

3. 肿瘤标志物

（1）血清 CA125　80%的患者血清 CA125 水平升高，但近半数的早期病例并不升高，不单独用于早期诊断，更多用于病情监测和疗效评估。

（2）血清 AFP　对卵巢卵黄囊瘤有特异性诊断价值。对未成熟畸胎瘤、混合性无性细胞瘤中含卵黄囊瘤成分者有协助诊断意义。

（3）血清 HCG　对非妊娠性绒癌有特异性。

（4）性激素　卵巢颗粒细胞瘤、卵泡膜细胞瘤产生较高水平雌激素，而浆液性、黏液性囊腺瘤或布伦纳瘤有时也可分泌一定量雌激素。

（5）血清 CEA　与 CA125 联合应用来判断盆腔肿块的良、恶性。

4. 腹腔镜检查

腹腔镜检查可直接观察肿块外观和盆腔、腹腔及横膈等部位，在可疑部位进行多点活检，抽取腹腔积液行细胞学检查。还可正确估计病变范围，明确期别。

5. 细胞学检查

抽取腹腔积液或腹腔冲洗液和胸腔积液，查找癌细胞。

6. 辨证要点

首先要辨病性之善恶。再辨病程之新久，病之初起，邪实正气不虚，病久邪毒走窜，正气虚衰。还要辨全身症状，情志抑郁、少腹胀甚于痛、时痛时止属气滞血瘀；胸脘痞满，时有恶心、苔腻、脉滑属痰湿凝聚；腹胀或痛、便干尿黄属湿热郁毒；神疲乏力、口干欲饮、五心烦热属气阴两亏。

四、治疗

（一）治疗思路

若卵巢肿块直径<5cm，疑为卵巢瘤样病变，可予短期观察或用中药治疗。一旦确诊为良性肿瘤或直径在 5cm 以上者，应首选手术治疗，必要时术中可行冰冻切片检查，以确定手术范围。肿瘤较小者也可采用腹腔镜手术或中药治疗。恶性肿瘤以根治性手术为主，辅以化疗、放疗、中药等综合治疗。中医可作为辅助治疗手段，用于术后调理及化疗、放疗中扶正减毒。

（二）中医辨证治疗

首先要辨病性之善恶。良性一般生长缓慢，质地较软，边界清楚，活动良好，恶性一般生长较快，质地坚硬，边界不清，并伴消瘦、腹水等。

再辨病程之新久。病之初起，邪实正气不虚，中期以邪实正虚为主，病久邪毒走窜，正气虚衰。在疾病发展中，邪可以伤正，虚可以致实。实邪多属瘀、痰、寒、湿、热等。一般包块固定、质硬，痛有定处，舌暗或有瘀点者属瘀；包块质地软，舌淡苔腻者属痰；小腹冷痛，喜温者属寒；带下色黄，舌苔黄腻者属湿热。虚者以气虚、肾虚多见，一般小腹空坠，气短懒言属气虚；腰膝酸软，夜尿频多属肾虚，神疲乏力、口干欲饮、五心烦热属气阴两亏。

1. 气滞血瘀证

证候：下腹包块质硬，下腹胀痛，经期延长，或经量多，经色暗夹血块，精神抑郁，善太息，心烦易怒，胸胁胀闷，经前乳房胀痛。舌暗，舌边见瘀点或瘀斑，苔薄白，脉弦涩。

治法：行气化瘀，散结消癥。

方药：膈下逐瘀汤（《医林改错》）加三棱、莪术、土鳖虫、夏枯草。

膈下逐瘀汤组成：桃仁、牡丹皮、香附、枳壳、乌药、延胡索、五灵脂、当归、川芎、赤芍、红花、甘草。

若腹胀甚者加槟榔、枳实行气导滞。属恶性肿瘤者，可酌加半枝莲、全蝎、蜈蚣等解毒抑瘤。

2. 痰湿凝聚证

证候：腹部肿块，按之不坚，推揉不散，小腹或胀或满，经质黏稠、夹血块；体形肥胖，胸脘痞闷，时有恶心，肢体困倦，带下量多，色白质黏稠。苔白腻，脉弦滑或沉滑。

治法：燥湿豁痰，活血消癥。

方药：苍附导痰丸（《叶氏女科证治》）合桂枝茯苓丸（《金匮要略》）加山慈菇、夏枯草、薏苡仁。

苍附导痰丸组成：苍术、香附、陈皮、法半夏、茯苓、甘草、胆南星、枳壳、生姜、神曲。

桂枝茯苓丸组成：桂枝、茯茯、牡丹皮、桃仁、赤芍。

若积块不坚，病程已久，可加鸡内金、浙贝母、三棱、莪术；若带下量多，可加芡实、乌贼骨；若脾虚气弱，加党参、白术、黄芪。

3. 湿热郁毒证

证候：腹部肿块，腹胀或痛或满；或不规则阴道流血，甚伴有腹水，带下量多色黄，月经量多，经期延长，经色暗，有血块，质黏稠，经行小腹疼痛；身热口渴，心烦不宁，大便秘结，小便黄赤大便干燥，尿黄灼，口干口苦。舌红边见瘀点或瘀斑苔黄腻，脉弦滑或滑数。

治法：清热利湿，解毒散结。

方药：四妙丸（《成方便读》）加半枝莲、蒲公英、败酱草。

四妙丸组成：苍术、黄柏、生薏苡仁、怀牛膝。

毒热盛者加龙胆、苦参、白花蛇舌草以加强清热解毒；腹水多者加大腹皮、木瓜、茯苓以行气利水。

4. 寒凝血瘀证

证候：下腹包块质硬，小腹冷痛，喜温恶寒，月经后期，量少，经行腹痛，色暗淡，有血块；面色晦暗，形寒肢冷，手足不温。舌淡暗，边见瘀点或瘀斑，苔白，脉弦紧。

治法：温经散寒，祛瘀消癥。

方药：少腹逐瘀汤。

少腹逐瘀汤组成：小茴香、干姜、肉桂、当归、川芎、赤芍、没药、蒲黄、五灵脂、延胡索。

积块坚牢者加穿山甲；月经量多者加血余炭、花蕊石；漏下不止者加三七；月经过少或闭经者加泽兰、牛膝；经行腹部冷痛者加艾叶、吴茱萸。

5. 气阴两亏证

证候：神疲乏力，气短懒言，口干欲饮，颧红，五心烦热，纳呆，溲黄便结。舌红少苔，脉细数。

治法：益气养血，滋阴清热。

方药：生脉饮（《内外伤辨惑论》）合二至丸（《医方集解》）加黄芪、生地黄、地骨皮。

生脉饮组成：人参、麦冬、五味子。

二至丸组成：女贞子、墨旱莲。

6. 气虚血瘀证

证候：下腹部结块，下腹空坠，月经量多，或经期延长，经色淡红，有血块，经行或经后下腹痛；面色无华，气短懒言，语声低微，倦怠嗜卧，纳少便溏。舌暗淡，舌边有瘀点或瘀斑，苔薄白，脉细涩。

治法：补气活血，化瘀消癥。

方药：四君子汤合桂枝茯苓丸。

四君子汤组成：党参、茯苓、白术、甘草。

桂枝茯苓丸组成：桂枝、茯苓、牡丹皮、桃仁、赤芍。

若经量多，经期酌加阿胶、炮姜：若经漏不止，经期酌加三七、蒲黄；若积块较坚，可酌加鸡内金、荔枝核、浙贝母、橘核、川芎等。

7. 肾虚血瘀证

证候：下腹部积块，下腹或胀或痛，月经后期，量或多或少，经色紫暗，有血块，面色晦暗，婚久不孕，腰膝酸软，小便清长，夜尿多。舌淡暗，边见瘀点或瘀斑，苔白润，脉沉涩。

治法：补肾活血，消癥散结。

方药：金匮肾气丸（《金匮要略》）合桂枝茯苓丸。

金匮肾气丸组成：制附片、肉桂、熟地黄、怀山药、山茱萸、牡丹皮、泽泻、茯苓。

桂枝茯苓丸组成：桂枝、茯苓、牡丹皮、桃仁、赤芍。

若积块较坚，加三棱、莪术、血竭；若积块不坚，可加浙贝母、鸡内金：若经行腹痛明显，经期可加艾叶、吴茱萸、延胡索：若经量多，经期可加三七、炒蒲黄、五灵脂。

（三）针灸治疗

针灸可改善肿瘤患者的部分症状，具有较好的镇痛作用。宜在放化疗前进行针灸治疗，可更有效减轻放化疗反应。

1. 改善症状，延长生存期

治法：扶正调本。以强壮保健穴为主。

主穴：关元、足三里、三阴交。

配穴：瘀血内停配膈俞、血海；痰湿结聚配中脘、丰隆、阴陵泉；气血不足配气海、脾俞、胃俞；脾肾阳虚配肾俞、命门；肝肾阴虚配太冲、太溪、照海。

操作：根据患者不同的体质类型选用 3～5 个穴位，每日或隔日治疗 1 次。可根据不同症状，配合艾灸，或用温针灸法或用艾炷灸法。

2. 减轻化疗反应

治法：扶正化浊。以督脉、足阳明、足太阴经穴为主。

主穴：大椎、足三里、三阴交。

配穴：免疫功能抑制配内关、关元；白细胞减少配膈俞、脾俞、胃俞、肝俞、肾俞；胃肠反应配内关、中脘、天枢；口腔咽喉反应配照海、列缺、廉泉；直肠反应配天枢、大肠俞、支沟、梁丘。

方义：大椎为诸阳之会，针灸有宣导阳气、消散瘀热之效；足三里、三阴交健脾益气、化湿祛痰。

操作：针刺或加温针灸，或采用隔姜灸。

（四）其他治疗

（1）耳针　取穴为卵巢相应耳穴部位压痛点、枕、皮质下、神门等。用毫针刺，中等强度刺激，留针 1 小时至数小时，可间歇行针。也可用耳穴压丸法。用于肿瘤疼痛。

（2）灸法　取大椎、足三里、三阴交、膈俞、脾俞、胃俞、肾俞、命门。用艾条温和灸每次选用 2～3 穴，每穴施灸 15～20 分钟。或在背俞穴隔姜铺灸。用于放化疗后副反应。

五、预防与调护

1. 筛查

主要应用血清 CA125 检测联合盆腔超声检查，但目前还缺乏有循证医学依据的适用普通人群的卵巢、输卵管及原发性腹膜癌筛查方案。

2. 遗传咨询和相关基因检测

对高风险人群的卵巢癌预防有一定意义。建议有卵巢癌、输卵管癌、腹膜癌或乳腺癌家族史的妇女，进行遗传咨询、接受 *BRCA* 基因检测，对确定有基因突变者，美国国立综合癌症网络（NCCN）建议在完成生育后实施降低卵巢癌风险的预防性双附件切除。对有非息肉结直肠癌、子宫内膜癌或卵巢癌家族史的妇女行林奇（Lynch）综合征Ⅱ相关的错配修复基因检测，对有突变的妇女进行严密监测。

3. 预防性输卵管切除

在实施保留卵巢的子宫切除术时，建议可同时切除双侧输卵管，以降低卵巢癌的风险。

4. 随访

对于卵巢癌应长期随访和监测。

（1）随访时间　术后 1 年内每月随访 1 次，术后第 2 年每 3 个月 1 次，术后第 3～5 年，视病情 4～6 个月随访 1 次，5 年以上每年随访 1 次。

（2）检测内容　包括临床症状、体征、全身及盆腔检查。B 超、CT、MRI 检查；肿瘤标志物 CA125、HE4、CEA、AFP、HCG、雌激素、雄激素等可根据病情适时检查。

第十三章 乳腺疾病

第一节 急性乳腺炎

一、概念

急性乳腺炎（acute mastitis）是乳腺的急性化脓性感染，多见于产后哺乳的妇女，尤以初产妇更为多见，往往发生在产后 3～4 周。临床特点是乳房结块，红肿热痛。因乳房血管丰富，早期就可出现寒战、高热及脉搏快速等脓毒血症表现。此外，妊娠期、非妊娠期和非哺乳期亦可发生本病。

本病属中医“乳痈”范畴。发生于哺乳期的称“外吹乳痈”，占到全部乳痈病例的 90%以上：发生于妊娠期的称“内吹乳痈”，不论男女老幼，在非哺乳期和非妊娠期发生的称为“不乳”“儿乳痈”，临床少见。乳痈之名首见于晋代皇甫谧的《针灸甲乙经·卷十二·妇人杂病》：“乳痈有热，三里主之。”古代文献中有称“妒乳”“吹乳”“乳毒”等。

二、临床表现

1. 乳房肿胀疼痛

初起时患乳肿大，胀痛或触痛，翻身或吮乳时痛甚，疼痛部位多在乳房的外下象限，伴乳汁排泄不畅。病情发展到成脓阶段时，乳房结块逐渐增大，疼痛加重，或焮红灼热，伴壮热不退，口渴喜饮，便秘溲赤。患部疼痛加剧，呈持续性搏动性疼痛或刺痛。脓成溃破后脓流通畅，则逐渐肿消痛止；若脓流不畅，肿势不消，疼痛不减，多为有袋脓现象或脓液波及其他乳腺叶而引起病变。

2. 发热

初起时可出现恶寒发热，化脓时可有高热、寒战。若感染严重，并发脓毒症者，常可在突然的剧烈寒战后出现高达 40～41℃的发热。

3. 其他症状

初起时可出现头痛骨楚、胸闷不适、恶心呕吐等症状。化脓时可有口渴、纳差、小便黄、大便干结等症状。

4. 乳房检查

初起时患部压痛，结块或有或无，皮色微红或不红。化脓时患部肿块逐渐增大，结块明显，皮肤红热水肿，触痛显著，拒按。脓已成时肿块变软，按之有波动感。当局部有波动感或超声证明有脓肿形成时，应在压痛最明显的炎症区或超声定位下进行穿刺，抽到脓液表示脓肿已形成，脓液应做细菌培养及药物敏感试验。若病变部位较深，则皮肤发红及波动感均不甚明显。已溃者创口流脓黄白而稠厚，若脓肿向乳管内穿破，可自乳头流出脓液。患侧腋下常可扪及肿大的淋巴结，并有触痛。

三、诊断与鉴别诊断

（一）诊断要点

急性乳腺炎根据病史和查体均能做出正确的诊断，凡在哺乳期的年轻妇女出现乳房局部的胀痛，甚至出现寒战、高热等情况时，急性乳腺炎的诊断是比较容易的。血常规检查成脓期白细胞总数及中性粒细胞数升高。B 超检查有助于确定脓肿形成与否和脓肿的位置、数目和范围。脓液细菌培养及药敏试验则有助于明确致病菌种类，指导选用抗生素。

（二）鉴别诊断

1. 炎性乳腺癌

炎性乳腺癌临床虽不多见，但也多发生在年轻妇女，尤其是在妊娠期或哺乳期。患乳迅速肿胀变硬，常累及整个乳房的 1/3 以上，尤以乳房下半部为甚。病变局部皮肤呈暗红或紫红色，皮肤肿胀，毛孔深陷呈橘皮样，局部不痛或轻度压痛。同侧腋窝淋巴结明显肿大，质硬固定。病变可迅速波及对侧乳房，一般无恶寒发热等全身症状，不化脓，血液白细胞总数及中性粒细胞比值无明显升高，抗感染治疗无效。本病进展较快，预后不良。

2. 粉刺性乳痈

粉刺性乳痈多发生于非哺乳非妊娠期，可伴有先天性乳头凹陷畸形，乳头常有白色粉渣样或油脂样物溢出。初起肿块多位于乳晕部，局部红肿热痛程度和全身症状通常比乳痈轻。溃后脓液中夹有粉渣样物质，疮口经久不敛或愈合又复发，形成多个通向乳头孔的瘘管，形成乳漏。抗感染治疗疗效不佳。

3. 哺乳期外伤性乳房血肿

哺乳期外伤性乳房血肿有乳房外伤史，局部可见红肿热痛，偶可触及边缘不清的肿块，局部穿刺吸出物为血液。

四、治疗

（一）治疗思路

急性乳腺炎是一种急性化脓性感染，根据其病因和病变过程，可分为急性炎症期、脓肿形成期和溃烂后期三个阶段，宜分别采用相应的方法治疗。

急性炎症期应积极选用青霉素等抗生素控制炎症的发展；脓肿形成期主要的措施是及时切开排脓，同时内服清热解毒、托里透脓的中药；溃烂后期除积极换药、清创外，还可应用九一丹、五五丹等提脓祛腐中药，内服清热解毒、托里透脓的汤剂。由于乳汁淤积是本病发生发展的主要因素，乳汁是细菌的良好培养基，所以在治疗过程中始终要注重促使乳汁排出通畅，控制炎症的发展。

（二）中医辨证治疗

1. 肝胃郁热证

证候：乳房肿胀疼痛，结块或有或无，皮色不变或微红，排乳不畅。伴有恶寒发热、头痛骨楚、胸闷呕恶、食欲不振、大便秘结等。舌质正常或红，苔薄白或薄黄，脉浮数或弦数。

治法：疏肝清胃，通乳消肿。

方药：瓜蒌牛蒡汤加减。

若乳汁壅滞太甚，加路路通、王不留行、漏芦、鹿角霜活络通乳；若炎性肿块较大者，加夏枯草、浙贝母软坚散结；产后恶露未净者，加益母草、当归、川芎、丹参活血祛瘀；若为断乳时乳汁壅滞或产妇不哺乳，加炒山楂、生麦芽等回乳消胀。

2. 热毒炽盛证

证候：乳房肿痛加重，结块增大，皮肤焮红灼热，继之结块中软应指。或切开排脓后引流不畅，红肿热痛不消，伴壮热不退，便秘溲赤，口渴喜饮。舌红，苔黄腻，脉洪数。

治法：清热解毒，托里透脓。

方药：五味消毒饮（《医宗金鉴》）合透脓散加减。

五味消毒饮组成：蒲公英、紫花地丁、金银花、菊花、天葵子。

透脓散组成：当归、生黄芪、川芎、皂角刺、穿山甲。

若高热不退，加生石膏、知母清热泻火；大便秘结者加生大黄、枳实泻热通腑。

3. 正虚邪滞证

证候：溃脓后乳房肿痛减轻，但疮口流脓清稀，淋漓不净，日久不愈，或乳汁从疮口溢出，形成乳漏，伴面色少华，神疲无力，或低热不退，食欲不振。舌淡，苔薄，脉弱无力。

治法：益气和营，托毒生肌。

方药：托里消毒散加减。

托里消毒散组成：人参、黄芪、白术、茯苓、炙甘草、当归、川芎、白芍、金银花、白芷、皂角刺、桔梗。

若脓腐难脱者，加路路通、王不留行、薏苡仁化瘀祛腐；若口渴、便秘者，加沙参、肉苁蓉生津通便；若漏乳，加山楂、麦芽回乳。

4. 气血凝滞证

证候：过用寒凉药后，乳房结块质硬不消，微痛不热，皮色不变或暗红，日久不消，无明显全身症状。舌正常或瘀紫，苔薄白，脉弦涩。

治法：疏肝活血，温阳散结。

方药：四逆散加鹿角片、桃仁、白芷、丹参等。

四逆散组成：柴胡、枳壳、白芍、甘草。

（三）针灸治疗

本病病位在乳房，足阳明胃经过乳房，足厥阴肝经至乳下，故本病主要与肝、胃两经关系密切。

治法：清热解毒，散结消痈。取足阳明、足厥阴经穴为主。

主穴：足三里、期门、膻中、内关、肩井、乳根。

配穴：肝郁甚配行间；胃热甚配内庭；火毒盛配厉兑、大敦。

方义：乳痈为病，多为胃热、肝郁，故取胃的下合穴足三里，以清泻阳明胃热；取肝的募穴期门，以疏通厥阴肝郁；膻中、内关远近相配，宽胸理气；肩井为治疗乳痈的经验效穴，系手足少阳、足阳明、阳维脉交会穴，所交会之经脉均行胸乳部，用之即可通调诸经经气，使少阳通则郁火散，阳明清则肿痛消，从而收“乳痈刺肩井而极效”之功；乳根疏通乳络，缓急止痛。

操作：毫针刺，用泻法。期门、肩井切忌针刺过深，以免伤及内脏；乳根、膻中均可向乳房中心方向平刺。

（四）其他治疗

三棱针：取背部肩胛区阳性反应点。反应点为大如小米粒的红色斑点，指压不褪色，稀疏散在，数个至十几个不等。用三棱针挑刺并挤压出血，刺血后可拔罐。

灸法：取肩井、乳根、曲池、手三里、足三里。用艾条温和灸患侧穴位，每次每穴灸5～10分钟，每日1～2次。或取阿是穴，用葱白或大蒜捣烂，铺于乳房患处，用艾条熏灸20分钟左右，每日1～2次。用于乳痈初期未成脓时。

耳针：取内分泌、肾上腺、胸。毫针刺法，或压丸法。

（五）外治疗法

1. 初起

皮肤红热明显者，外敷金黄散、金黄膏或玉露膏，每日一换。或用芒硝60g溶解于100mL开水中，以厚纱布或药棉蘸药液热敷患处。将仙人掌（去皮刺）适量捣烂如泥，调成糊，直接涂于患处，并保持湿润。皮色微红或不红者，用冲和膏外敷。

2. 成脓

急性乳腺炎形成脓肿后，宜切开排脓。脓肿在乳房部做放射状切口或循皮纹切开；乳晕部脓肿宜在乳晕旁做弧形切口；乳房后位脓肿宜在乳房下方皱褶部做弧形切口。若脓肿小而浅者，可用针吸穿刺抽脓，并外敷金黄膏。

3. 溃后

脓肿切开或刺络排脓后，可用八二丹或九一丹提脓祛腐，并用药线引流，外敷金黄膏；脓腔较大者可用红油膏纱布蘸八二丹或九一丹填塞；脓净后改用生肌散收口，均可以红油膏纱布盖贴。如有袋脓现象，可在脓腔下方用垫棉法加压，使脓液不致潴留。如有乳汁从疮口流出，可在患侧用垫棉法束紧，促使收口，若失败则做扩创引流。若有传囊现象，红肿疼痛明显则按初期处理；若局部已成脓，宜再做辅助切口引流或用拖线法。

4. 回乳

先减少哺乳次数以减少乳汁分泌，再用麦芽、山楂各60g，或生枇杷叶15g（包）煎汤代茶，外敷皮硝。

5. 推拿按摩

此法适用于早期乳汁淤滞阶段。患者取坐位，先在患乳部搽以少量润滑剂，以一手托起乳房，另一手五指从乳房周边向乳头方向进行揉、推、挤、抓，再用手轻轻挤压乳头数次，以扩张乳头部的输乳管，直至宿乳呈喷射状排出，结块消失、乳房松软、淤乳排净、疼痛明显减轻。治疗前如先行热敷或涂冬青油膏，效果更佳。

五、预防与调护

妊娠 5 个月后，经常用温开水洗净乳头。乳母宜心情舒畅，情绪稳定。忌食辛辣之品，不过食肥甘厚腻之品。

第二节　乳腺囊性增生病

一、概念

乳腺囊性增生病是指乳腺实质的良性增生，其病理形态复杂，增生可发生于腺管周围并伴有大小不等的囊肿形成；或腺管内表现为不同程度的乳头状增生，伴乳管囊性扩张；也有发生于小叶实质者，主要为乳管及腺泡上皮增生，是妇女多发病。由于本病的临床表现有时与乳腺癌有所混淆，因此正确认识本病十分重要。

中医上将乳腺增生病称为“乳癖”。

二、临床表现

乳腺增生的表现主要特点：生气、劳累过度可诱发或加重疼痛，有时肩、上肢、背部也有酸胀、困痛。此病发生与内分泌紊乱、月经期有关，月经来前，肿块增大，乳房胀痛，检查乳房时可摸到大小不等、形状各异的小包块，按压疼痛加重，肿块多发生在乳房外上侧，短期内迅速长大要考虑癌变的可能。

三、诊断

本病诊断要点如下：

1）临床上有一侧或两侧乳房出现单个或多个肿块，多数伴有周期性乳房疼痛，且多与情绪及月经周期有明显关系，一般月经来潮前 1 周左右症状加重，行经后肿块及疼痛明显减轻，且连续 3 个月不能自行缓解。

2）排除生理性乳房疼痛，如经前轻度乳房胀痛、青春期乳痛及仅有乳痛而无肿块的乳痛症。

3）临床体检乳房内可触及单个或多个大小不等的不规则结节，质韧，多位于外上象限，结节与周围组织无粘连，可被推动，常有轻度触痛，腋下淋巴结不大。

4）利用乳腺红光检查治疗仪、钼靶 X 线或干板摄影、B 超、热象图等辅助检测手段，必要时行肿块针吸细胞学检查及局部活组织病理检查，以排除乳腺癌、乳腺纤维腺瘤等其他良、恶性乳腺疾病。

四、治疗

（一）治疗思路

止痛与消块是治疗本病之要点。根据具体情况进行辨证论治。对于长期服药而肿块不消反而增大，且质地较硬，边缘不清，疑有恶变者，应手术切除。

（二）中医辨证治疗

1. 肝郁痰凝证

证候：多见于青壮年妇女，乳房肿块随喜怒消长，伴有胸闷胁胀，善郁易怒，失眠多梦，心烦口苦。苔薄黄，脉弦滑。

治法：疏肝解郁，化痰散结。

方药：逍遥蒌贝散加减。

逍遥蒌贝散组成：当归、白芍、柴胡、茯苓、白术、甘草、煨姜、薄荷、浙贝、瓜蒌。

2. 冲任失调证

证候：多见于中年妇女，乳房肿块月经前加重，经后缓减伴有腰酸乏力，神疲倦怠，月经失调，量少色淡，或闭经。舌淡，苔白，脉沉细。

治法：调摄冲任。

方药：二仙汤合四物汤加减。

二仙汤组成：仙茅、淫羊藿、当归、巴戟天、知母、黄柏。

四物汤组成：当归、川芎、熟地黄、白芍。

（三）外治

中药局部外敷于乳房肿块外，多为辅助疗法，如用阳和解凝膏掺黑退消散或桂麝散盖贴或以生白附子或鲜蟾蜍皮外敷，或用大黄粉以醋调敷。若对外用药过敏者，应忌用之。

（四）针灸治疗

治法：化痰散结，调理冲任。取足阳明、足厥阴经穴为主。

主穴：乳根、人迎、足三里、期门、膻中。

配穴：气滞痰凝配内关、太冲；冲任失调配血海、三阴交。

方义：乳根、人迎、足三里可疏导阳明胃经经气，疏通局部气血；足阳明胃经标在人迎，根据气街理论，胸气有街，其前在于人迎，且人迎穴近乳房，故人迎穴对本病尤为要穴；期门为肝之募穴，膻中为气之会穴，且肝经络于膻中，二穴均位近乳房，故用之既可疏肝理气，且与乳根同用，又可直接通乳络、消痰块。

操作：毫针常规刺，泻法或平补平泻法。乳根、膻中均可向乳房肿块方向斜刺或平刺，针人迎时应避开颈动脉，不宜深刺。

（五）其他治疗

（1）耳针　取内分泌、胸、内生殖器、交感、皮质下、胃、肝、脾。每次选用3～5穴，毫针刺法，或埋针法、压丸法。

（2）浮针法　通过对局部组织的扫散刺激，使局部肌肉或组织内部的微小血管和毛细血管循环障碍得到改善，恢复局部肌肉组织的灌注状态，最终纠正缺血缺氧状态，提高代谢能力，实现乳腺增生的治疗目的。

（3）火针法　以火针针刺乳腺肿块周围阿是穴，通过热力补充人体元阳，激发人体阳气，促进经络气血运行，疏理经脉壅滞，达到活血通络，软坚散结的效果。实现乳腺增生的快速消除，恢复人体常态。

（4）小针刀　是结合传统针灸手法和现代手术切割手法而形成的一种全新的非开放式微创手术。小针刀手术速度快、创伤小，通过切割松解局部紧张或粘连组织，实现疏经止痛、活血消肿的效果。

（5）刺血法　继承《灵枢》中“宛陈则除之”的治疗原则，即祛除瘀血壅滞，使经络疏通，气血畅行，疼痛自消，郁结自去。刺血疗法根据手法不同有多种类型，在乳腺增生病的治疗中，主要有三棱针刺穴放血法和刺络放血法两种。刺穴法选穴以胸中气街天宗穴，气会膻中穴及背部肝脾两俞为主，实现疏肝理脾，行气活血的目的。刺络法多选期门、日月等穴。

（6）蜂针　是比较新的针刺方法，蜂针液中含有多种酶、肽、胆碱等物质，研究表明蜂针有良好的镇痛、消炎等作用。蜂针刺后局部温热潮红，从中医角度蜂针兼具温灸、针刺两种作用。

（7）针挑法　是苗医的一种特色治疗方法，手法以用针将疼痛点的皮下纤维挑断为主。

五、预防调护

保持心情舒畅，情绪稳定，切忌愤怒、抑郁等情绪刺激。节制饮食，少食肥甘厚味之品，适当控制脂肪类食物的摄入；及时治疗月经失调等妇科疾病和其他内分泌疾病。对发病高危人群定期检查，进行有关医学知识宣教。

第三节　乳房良性肿瘤

一、概念

乳腺纤维腺瘤是青年女性最常见的一种由乳腺纤维组织和腺管构成的良性肿瘤。乳腺纤维腺瘤占乳房良性肿瘤的3/4。本病主要发生在年轻女性，绝经后妇女少见，高发年龄是20～25岁，其次为15～20岁和25～30岁，约75%为单发，少数属多发。临床特点是乳房肿块，圆形，质似硬橡皮球的弹性感，表面光滑，推之移动，肿块增长缓慢。除肿块外，病人常无明显自觉症状。月经周期对肿块的大小无明显影响。

乳管内乳头状瘤多见于经产妇，40～50岁为多。75%的病例发生在大乳管近乳头的壶腹部，瘤体很小，带蒂而有绒毛，且有很多壁薄的血管，故易出血。发生于中小乳管的乳头状瘤常位于乳房周围区域。临床特点为一般无自觉症状，常因乳头溢液污染内衣而引起注意，溢液可为血性、暗棕色或黄色液体。肿瘤小，常不能触及肿块。大乳管乳头状瘤，可在乳晕区扪及直径为数毫米的小结节，多呈圆形，质软，可推动，轻压此肿块，常可从乳头溢出液体。

中医将本病归属于“乳中结核”“乳核”等范畴。

二、临床表现

女性肿块常单个发生，或可见多个，在单侧或双侧乳房内，质地坚实，表面光滑，与周围组织无粘连，活动度大，触诊常有滑脱感。肿块一般无疼痛感，少数可有轻微胀痛，但与月经无关。一般生长缓慢，妊娠期可迅速增大，应排除恶变可能。

三、诊断

（一）诊断要点

1. 症状

（1）乳房肿块　肿块多发生于乳房外上象限，约75%为单发，少数属多发，同时或先后出现，肿块形状呈圆形或椭圆形，边界清楚，光滑，大小不一，小如黄豆、弹丸，大者如禽蛋，个别的直径可超过10cm，称为巨大纤维瘤。肿块不会化脓溃破，增长速度缓慢，可数年无变化。月经周期对肿瘤生长多无影响，但在妊娠期或哺乳期可迅速增大，若不是在前述两个时期里出现肿块突然迅速增大时，应考虑有恶变的可能。

（2）乳房轻微疼痛　大多数患者无乳痛，少数患者可有轻微刺痛或胀痛。

（3）其他症状　部分患者可有情志抑郁、心烦易怒、失眠多梦等症状。

（4）乳房触诊　乳房内可扪及单个或多个圆形或卵圆形肿块，质地坚韧，表面光滑，边缘清楚，无粘连，极易推动，触诊常有滑脱感。一般无疼痛感，少数可有轻微胀痛。患乳外观多无异常，腋窝淋巴结不肿大。

2. 辅助检查

（1）B超检查　肿瘤为圆形或卵圆形，实质性，边界清楚完整，有一层光滑的包膜，内部为均质的弱光点，后壁线完整，有侧方声影，后方回声多数增强。B超可以发现乳腺内多发肿瘤。

（2）钼靶X线摄片　可见边缘整齐的圆形或椭圆形致密肿块影，边缘清楚，光滑整齐，四周可见透亮带，偶见规整粗大的钙化点。

（3）针吸细胞学检查　乳腺纤维腺瘤针吸细胞学检查的特点是可以发现裸核细胞或有黏液，诊断符合率可达90%以上。

（4）切除活检　既是一种诊断手段，又是一种治疗手段。快速冰冻病理监测下行肿瘤切除活检，适用于患者年龄偏大或同侧腋下有肿大淋巴结者，乳腺特殊检查疑有恶性可能者，有乳腺癌家族史者，针吸细胞学有异形细胞或有可疑癌细胞者。

（二）鉴别诊断

本病需与乳岩相鉴别。乳岩多发于40～60岁妇女，乳房肿块质地坚硬如石，表面高低不平，边界不清，活动度差，常与皮肤及周围组织粘连，皮肤可呈橘皮样改变，患侧淋巴结可肿大。必要时行活组织检查进行鉴别。

四、治疗

（一）治疗思路

对单发纤维腺瘤的治疗以手术切除为宜，对多发或复发性纤维腺瘤可用中药治疗，以达到控制肿瘤生长、减少复发，甚至消除肿块的作用。

（二）中医辨证治疗

1. 肝气郁结证

证候：肿块较小，发展缓慢，不红不热，不觉疼痛，推之可移，伴胸闷、喜叹息。苔薄白，脉弦。

治法：疏肝解郁，化痰散结。

方药：逍遥散《太平惠民和剂局方》加减。

逍遥散组成：当归、白芍、柴胡、茯苓、白术、甘草、煨姜、薄荷。

若肿块坚韧者，加三棱、莪术、生牡蛎、石见穿等。

2. 血瘀痰凝证

证候：肿块较大，坚硬木实，重坠不适，伴胸胁牵痛，烦闷急躁，或月经不调、痛经。舌暗红，苔薄腻，脉弦滑或弦细。

治法：疏肝活血，化痰散结。

方药：逍遥散《太平惠民和剂局方》合桃红四物汤《医宗金鉴》加山慈菇、海藻。

逍遥散组成：当归、白芍、柴胡、茯苓、白术、甘草、煨姜、薄荷。

桃红四物汤组成：桃仁、红花、当归、川芎、熟地黄、白芍。

若月经不调者，加仙茅、淫羊藿等。

（三）针灸治疗

治法：化痰散结，调理冲任。取足阳明、足厥阴经穴为主。

主穴：乳根、人迎、足三里、期门、膻中。

配穴：气滞痰凝配内关、太冲；冲任失调配血海、三阴交。

操作：毫针常规刺，泻法或平补平泻法。乳根、膻中均可向乳房肿块方向斜刺或平刺，针人迎时应避开颈动脉，不宜深刺。

（四）外治

阳和解凝膏掺黑退消散外贴，每周换药 1 次。

五、预防与调护

调摄情志，避免郁怒。定期检查，发现肿块及时诊治。少吃厚味炙煿食物。术后可配合中药治疗，减少复发。

第四节 乳房恶性肿瘤

一、概念

乳房肉瘤（breast sarcoma）是较少见的恶性肿瘤，包括中胚叶结缔组织来源的间质肉瘤、纤维肉瘤、血管肉瘤和淋巴肉瘤等。其中叶状肿瘤（phyllode tumor）较为常见，是一种以良性上皮成分和富于细胞的间质成分组成的肿瘤，其大体标本上常表现为分叶状。按其间质成分、间质细胞分化的程度可分为良性、交界性及恶性。

临床上常见于 50 岁以上的妇女，表现为乳房肿块，体积可较大，但有明显边界，活动度较好，皮肤表面可见扩张静脉。腋淋巴结转移或远处转移很少见，可出现血行转移。治疗上一般采用局部肿物扩大切除术，多次复发或恶性叶状肿瘤可考虑单纯乳房切除。放疗或化疗的效果尚难评价。

乳腺癌（breast cancer）：是指起源于乳腺导管、小叶的恶性肿瘤。乳腺癌是女性最常见的恶性肿瘤之一，在我国占全身各种恶性肿瘤的 7%～10%，呈逐年上升趋势，在部分大城市已列居女性恶性肿瘤的首位。男性乳腺癌较罕见，其发病率占乳腺癌的 1%。

中医将本病归属为“乳岩”“石痈”“妒乳”等范畴。最早描述本病的记载见于《肘后备急方·治痈疽妒乳诸毒肿方》。《外科正宗·乳痈论》的论述较为全面，指出乳岩的病因乃“忧郁伤肝，思虑伤脾，积想在心，所愿不得志者，致经络痞涩”。

二、临床表现

1. 乳腺肿块

乳腺肿块为乳腺癌最常见的症状。早期表现常为无痛、单发的小肿块，大多数患者在无意中发现。一般单侧乳房的单发肿块较常见，肿块绝大多数位于乳房外上象限，大小不一，形态多不规则。有一些特殊型癌，因浸润较轻，即使较大的肿块，也可表现为边界较清楚及活动度较好，如髓样癌、小叶癌、高分化腺癌等。肿块质地大多为实性，质硬，甚至硬如石。但富含细胞的髓样癌及小叶癌常较软，黏液癌质地韧，囊性乳头状癌则可有波动感。与良性肿块相比，乳腺癌的活动度较差，与周围组织分界不很清楚，在乳房内不易推动。如侵犯胸大肌筋膜，则活动度更小。肿块较小时，活动度仍较大，肿块常与周围软组织一起活动，乳腺癌发展至晚期，可侵入胸肌筋膜、胸肌，以致肿瘤固定于胸壁而不易推动。如癌细胞侵入大片皮肤，可出现多个小结节，甚至彼此融合。

2. 乳头溢液和乳头改变

少数乳腺癌表现为乳头溢液。多为血性溢液，可自行溢出，亦可挤压而被动溢出。可伴有或不伴有乳腺肿块。当病灶侵犯乳头或乳晕下区时，可侵入乳管使其缩短，引起乳头偏向肿瘤一侧，进而可使乳头扁平、回缩、凹陷、糜烂等。乳头糜烂、结痂等湿疹样改变常是湿疹样乳腺癌的典型症状。

3. 乳房皮肤改变

随着肿瘤增大，其可引起乳房局部隆起。一些部位浅在的早期癌即可侵犯乳房悬韧带使其挛缩，或肿瘤与皮肤粘连使皮肤外观凹陷，酷似酒窝，临床称为“酒窝征”。肿瘤继续增大，癌细胞堵塞皮下淋巴管，引起淋巴回流障碍，可出现皮肤水肿，皮肤呈“橘皮样变”。肿瘤侵入皮内淋巴管，可在肿瘤周围形成小癌灶，称为“卫星结节”。晚期皮肤可出现完全固定甚至破溃，呈“菜花样”，经久不愈。炎性乳癌时局部皮肤呈炎症样表现，颜色由淡红到深红，开始时比较局限，不久即扩大到大部分乳腺皮肤，同时伴有皮肤水肿，触之感皮肤增厚、粗糙、皮温增高，酷似妊娠哺乳期乳腺炎，临床应注意鉴别。

4. 淋巴结肿大

乳腺癌可转移至腋窝淋巴结，表现为腋窝单发或多发淋巴结肿大，肿大淋巴结质硬、无痛、可被推动；以后数目增多，并融合成团，甚至与皮肤或深部组织粘连。而锁骨上及颈部淋巴结肿大为乳腺癌晚期症状。隐匿性乳腺癌以腋窝淋巴结肿大作为首发症状而就诊，而未找到乳腺原发灶。

某些类型乳腺癌的临床表现与一般乳腺癌不同。例如炎性乳腺癌和乳头湿疹样乳腺癌。

炎性乳腺癌并不多见，其特点是发展迅速、预后差。局部皮肤可呈炎症样表现，包括发红、水肿、增厚、粗糙、表面温度升高。

乳头湿疹样乳腺癌少见，恶性程度低、发展慢。乳头有瘙痒、烧灼感，以后出现乳头和乳晕的皮肤变粗糙、糜烂如湿疹样，进而形成溃疡，有时覆盖黄褐色鳞屑样痂皮。部分病例于乳晕区可扪及肿块。

三、诊断

（一）诊断要点

病史、体格检查以及乳腺超声、钼靶检查或 MRI 是临床诊断的重要依据。确诊乳腺癌，要通过组织活检进行病理检查。

1. 实验室检查

乳腺癌的肿瘤标志物在诊断方面只作参考。在术后复发和转移的监测方面可能有一定价值。常用的有 CA153、CEA、CA125 等。

2. 影像学检查

（1）乳腺 X 线摄影　也称为乳腺钼靶，是乳腺癌影像诊断最基本的方法，可检出临床触诊阴性的乳腺癌。常规摄片体位包括双侧乳腺内外侧斜位（MLO）及头足位（CC），必要时可采取一些特殊摄影技术，包括局部加压摄影、放大摄影或局部加压放大摄影，使病灶更好地显示。不建议对 40 岁以下、无明确乳腺癌高危因素、临床体检未发现异常的妇女进行乳腺 X 线检查。钼靶摄片可见病变部位致密的肿块影，形态不规则，边缘呈现毛刺状或结节状，密度不均匀，或有不规则块状钙化影。

美国放射学会（ACR）制定了乳腺影像报告及数据系统（BI-RADS）分类，见表 2-13-1。

（2）乳腺超声检查　超声成像简便、经济，无辐射，可用于所有怀疑为乳腺病变的人群，是评估 40 岁以下妇女，尤其是青春期、妊娠期及哺乳期妇女乳腺病变的首选影像检查方法。可同时进行腋窝超声扫描，观察是否有肿大淋巴结。典型的乳腺癌影像在超声检查可见实质性占位病变，形状不规则，边缘不齐，光点不均匀，血流丰富。

表 2-13-1 BI-RADS 分类

分类	说明
BI-RADS 0 类	需要结合其他检查
BI-RADS 1 类	阴性
BI-RADS 2 类	良性
BI-RADS 3 类	良性可能，需短期随访
BI-RADS 4 类	可疑恶性，建议活检
4A	低度可疑
4B	中度可疑
4C	高度可疑，但不肯定
BI-RADS 5 类	高度恶性
BI-RADS 6 类	已经病理证实恶性

（3）*磁共振检查* 除观察肿块形态外，造影剂的使用更增加了影像诊断的准确性。

（4）*细胞学及病理组织检查* ①细胞学及组织学检查：对乳头溢液做细胞学涂片检查，乳头糜烂疑为佩吉特病时可行糜烂部位的刮片或印片细胞学检查；细针穿刺吸取细胞学检查简便易行，应用广泛，假阳性率约为 1%。针吸细胞学检查对预后无影响。活组织检查分切除和切取活检。除非肿瘤很大，一般均应做切除活检。②粗针穿刺组织学检查：可在 B 超、乳腺 X 线引导下进行，粗针穿刺检查可获得组织学证据，并可进行 ER、PR、Her-2、ki-67 等免疫组化检测，为制订治疗计划提供依据。病理检查是乳腺癌的最终确诊的依据。

（二）鉴别诊断

1. 浆细胞性乳腺炎

浆细胞性乳腺炎是乳腺的无菌性炎症，炎症细胞中以浆细胞为主。临床上 60%呈急性炎症表现，病变进展迅速，乳腺弥散性肿胀，肿块增长速度较乳腺癌快，肿块大时皮肤可呈橘皮样改变。40%患者开始即为慢性炎症，表现为乳腺肿块，边界不清，可有皮肤粘连和乳头凹陷。伴炎症表现，反复发病，缠绵不愈。急性期应予抗炎治疗，炎症消退后若肿块仍存在，可考虑手术切除。

2. 乳腺增生病

乳腺增生病好发于 30～40 岁女性，有程度不等的自觉疼痛或触痛，其症状、体征常随月经周期而变化。亦可引起乳房腺体增厚和数个颗粒样、片块样结节，质不硬，不与皮肤及胸壁粘连，一般无腋窝淋巴结肿大。钼靶 X 线摄片及组织或细胞学检查可鉴别。

3. 乳腺纤维腺瘤

乳腺纤维腺瘤多发于 20～25 岁年轻妇女。肿块缓慢增大，多数单发，其形态大多呈圆形或椭圆形，部分为结节状，边界清楚，表面光滑而有包膜感，活动度大，质地韧而呈橡皮感，发展缓慢，一般易于诊断。

4. 乳腺结核

乳腺结核多发生于 20～40 岁女性，常有结核病史及结核病症状，抗结核治疗有效。如果脓肿尚未形成，肿块质地坚硬，边界不清。往往与皮肤有粘连，有时可有乳头内陷、乳头溢液、橘皮样变及同侧腋窝淋巴结肿大等。包块成脓后变软，溃破后形成瘘管，经久不愈。病理学检查可明确诊断。

四、治疗

（一）治疗思路

乳腺癌是一种全身性疾病。根据病程不同，其治疗重点亦异。早期诊断是乳腺癌治疗的关键，应以局部手术治疗为主，全身治疗为辅；晚期乳腺癌常发生远处转移，此时应以全身治疗为主，兼局部姑息治疗。乳腺癌是否复发和转移，取决于肿瘤细胞的活性，也与机体免疫能力有关。临床要处理好扶正与祛邪的关系。针对局部癌灶和亚临床型转移灶，采取局部和全身治疗方法，杀灭癌细胞，可以达到抗癌的目的，但也要考虑这些措施对机体的免疫功能和抗病力的影响，通过中医药疗法、免疫疗法及支持疗法，扶正与祛邪相结合，攻补兼施，可达到祛邪不伤正、扶正能祛邪的治疗目的，提高生命质量，延长生存期。

（二）中医辨证治疗

1. 肝郁痰凝证

证候：乳房部肿块皮色不变，质硬而边界不清；情志抑郁，或性情急躁，胸闷胁胀，或伴经前乳房作胀或少腹作胀。苔薄，脉弦。

治法：疏肝解郁，化痰散结。

方药：神效瓜蒌散合开郁散加减。

神效瓜蒌散组成：瓜蒌、当归、甘草、乳香、没药。

开郁散组成：柴胡、当归、白芍、白术、茯苓、香附、天葵草、全蝎、白芥子、炙甘草。

若经前乳痛者加石见穿、乳香、没药。

2. 冲任失调证

证候：乳房结块坚硬；经期紊乱，素有经前期乳房胀痛，或婚后从未生育，或有多次流产史。舌淡，苔薄，脉弦细。

治法：调摄冲任，理气散结。

方药：二仙汤（《中医方剂临床手册》）合开郁散加减。

二仙汤组成：仙茅、淫羊藿、当归、巴戟天、知母、黄柏。

月经紊乱者，加当归、丹参、香附、郁金等；肿块坚硬者，加山慈菇、制南星、莪术、石见穿、半枝莲。

3. 正虚毒盛证

证候：乳房肿块扩大，溃后愈坚，渗流血水，不痛或剧痛；精神萎靡，面色晦暗或苍白，饮食少进，心悸失眠。舌紫或有瘀斑，苔黄，脉弱无力。

治法：调补气血，清热解毒。

方药：八珍汤加减。

八珍汤组成：当归、川芎、熟地黄、白芍药、人参、炙甘草、茯苓、白术。

肿块溃破出血者，加茜草、仙鹤草等；心悸失眠者，加五味子、川芎、麦冬、灵芝等。

4. 气血两亏证

证候：多见于癌肿晚期或手术、放化疗后，患者形体消瘦，面色萎黄或㿠白，头晕目眩，神倦无力，少气懒言；术后切口皮瓣坏死糜烂，时流渗液，皮肤灰白，腐肉色暗不鲜。舌淡，苔薄白，脉沉细。

治法：补益气血，养心安神。

方药：人参养荣汤（《太平惠民和剂局方》）加味。

人参养荣汤组成：人参、黄芪、桂心、陈皮、熟地黄、当归、白芍、白术、茯苓、五味子、远志、生姜、大枣。

疮口不愈合者加生黄芪、党参。

5. 脾虚胃弱证

证候：手术或放化疗后，食欲不振，神疲肢软，恶心欲呕，肢肿倦怠。舌淡，苔薄白，脉细弱。

治法：健脾和胃。

方药：参苓白术散（《太平惠民和剂局方》）或理中汤（《伤寒论》）加减。

参苓白术散组成：人参、茯苓、白术、扁豆、陈皮、莲子肉、山药、砂仁、薏苡仁、桔梗、甘草。

理中丸组成：党参、白术、干姜、炙甘草。

食欲不振者加炒麦芽、鸡内金、炒山楂；恶心呕吐者加姜半夏、姜竹茹、陈皮；口腔黏膜糜烂、牙龈出血者加黄连、生地；胃脘胀满者加莱菔子；便溏者加薏苡仁、山药等。

6. 气阴两虚证

证候：多见于手术、放化疗后，形体消瘦，气短自汗或潮热盗汗，口干欲饮，纳谷不香，夜寐易醒。舌红少苔，脉细或细数。

治法：益气健脾，养阴清热。

方药：生脉散（《内外伤辨惑论》）加减。

生脉散组成：人参、五味子、麦冬。

口干欲饮者加生地黄、南沙参；纳谷不香者加炒麦芽、鸡内金、六神曲。

（三）针灸治疗

针灸治疗通常只作为乳腺癌的辅助治疗，可以起到改善症状、减轻疼痛、降低放化疗不良反应等作用。

治法：化痰散结，调理冲任。取足阳明、足厥阴经穴为主。

主穴：屋翳、天宗、足三里、期门、膻中、肩井、丰隆。

配穴：肝郁痰凝配内关、太冲；冲任失调配血海、三阴交；正虚毒盛配百会；气血两亏配脾俞、足三里；脾胃虚弱配足三里、百会；气阴两虚配三阴交；邪毒旁窜配内庭、行间。

操作：毫针常规刺，泻法或平补平泻法。

（四）外治法

外治法适用于有手术禁忌证，或已远处广泛转移，不适宜手术者。初起用太乙膏掺阿魏膏粉或黑退消散贴敷；溃后用海浮散或红油膏外敷；坏死组织脱落后改用生肌玉红膏、生肌散外敷。

五、预防与调护

保持心情舒畅，避免精神刺激；饮食清淡，营养合理；提倡产后母乳喂养，谨慎使用避孕药；普及防癌知识，推广和普及乳房自我检查。重视乳腺癌高危人群的定期检查，积极治疗乳腺良性疾病，术后要注意对侧乳房的保健，术后 5 年内禁止怀孕。